굿 다이어터에게 힘을 주는 세상의 모든 지식

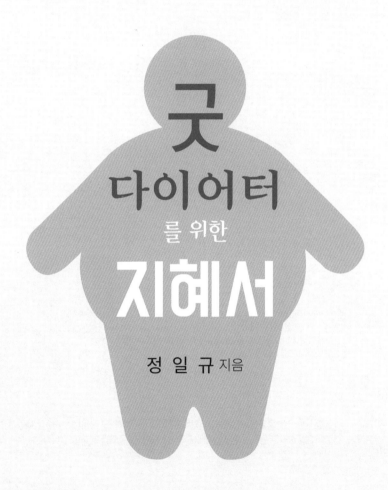

굿
다이어터
를 위한
지혜서

정 일 규 지음

dkb
대경북스

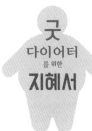

굿
다이어터 를 위한
지혜서

초판인쇄/2018년 3월 20일

초판발행/2018년 3월 26일

발행인/민유정

발행처/대경북스

ISBN/978-89-5676-624-9

「이 도서의 국립중앙도서관 출판예정도서목록(CIP)은 서지정보유통
지원시스템 홈페이지(http://seoji.nl.go.kr)와 국가자료공동목록시스템
(http://www.nl.go.kr/kolisnet)에서 이용하실 수 있습니다.
(CIP제어번호: CIP2018008524)」

dcb
대경북스

등록번호 제 1-1003호
서울시 강동구 천중로42길 45(길동 379-15) 2F
전화: (02)485-1988, 485-2586~87 · 팩스: (02)485-1488
e-mail: dkbooks@chol.com · http://www.dkbooks.co.kr

머/리/말
머리 안에 다이어트 책장을 만들자

필자가 약 10여 년간 '운동과 웰빙'이라는 교양과목을 강의하면서 느낀 것은 초등학교부터 대학을 졸업할 때까지 바르게 먹고, 올바르게 운동하는 기본적인 방법을 배우지 못한 사람이 대부분이라는 점입니다. 사실 건강이나 다이어트는 살아가는 데 매우 필요하고 중요한 지식체계임에도 불구하고 교육과정을 통하여 제대로 배울 기회를 갖지 못한 것이 현실입니다.

그러다 보니 학교를 졸업해서도 공중파 TV나 케이블 방송의 광고 등을 통해서 접하게 되는 무수히 많은 건강관련 정보의 홍수 속에서 정말 필요한 정보가 무엇인지, 옳은 정보가 무엇인지를 구분하지 못하게 됩니다. 이 책을 쓰게 된 동기가 바로 여기에 있습니다. 어렵지 않게 읽으면서도 다이어트의 원리를 깨닫고, 그 원리를 통해 스스로를 평가할 수 있는 능력을 기르고, 새로운 습관을 형성할 수 있는 능력을 기르기 위한 체계적인 다이어트 학습서가 필요하다고 생각했습니다.

아무리 유익한 정보나 지식에 접하게 되더라도 내 머리 안에 가지런히 정돈된 지식체계를 갖고 있지 않는다면 그 정보는 머리에 저장되지 못합니다. 즉 나의 머리는 그 새로운 정보를 받아들이지 못하고, 설사 받아들이더라도 혼란을 주거나 다시 빠져나가게 됩니다.

제 연구실의 책장을 예로 들겠습니다. 한 달쯤 지나면 새로 구입하거나, 꺼내 본 책, 학술지, 각종 자료들이 책상에는 물론이고 여기저기 정신 사납게 수북하게 쌓여 있게 됩니다. 그러다 연례행사처럼 날을 잡아서 정리하게 되는데, 사정이 이러다 보니 부끄럽지만 10년이 넘도록 한 번도 꺼내보지 않은 책도 있습니다.

어쨌든 들어오는 책들을 나름대로 분류한 카테고리에 따라 책장에 꽂아 정리하는 일이 필요한데, 그 일은 바로 지식을 체계화시키는 과정으로 비유할 수 있습니다.

다이어트 원리를 이해하기 위해서는 먼저 책장을 구입하고 나름의 분류법에 따라 책을 책장에 꽂아 넣는 것처럼 머리 속에 정리하는 과정이 필요합니다. 이렇게 해야 새로운 지식이나 정보를 받아들일 때마다 그 정보가 머리 안 책장의 위에서부터, 또는 오른쪽에서 몇 번째 칸에 들어가야 하는지를 알게 됩니다.

이렇게 가지런히 잘 정리된 책장을 가질수록 그 책(정보)이 자신의 것이 됩니다. 또 잘 정리된 지식체계 안에서 새로운 정보가 들어오면 이것을 어디에 넣어야 할지 알게 되고, 콘텐츠가 점점 풍부해집니다. 즉 매스미디어 등을 통해서 무차별적으로 내게 전해지는 정보들의 가치를 제대로 평가하고 골라내서 선별적으로 저장하고, 실제 생활에 적용할 수 있는 능력을 갖게 되는 것입니다.

　아무리 훌륭한 기억력을 갖고 있어도 잘 카테고리화된 책장을 갖고 있지 않다면, 새로 접하는 지식이 기억의 창고에 저장되지 못하고, 또 필요할 때 쉽게 꺼내 쓸 수 없습니다.

　책장이 없을 때, 즉 정리된 지식의 체계가 없을 때 나타날 수 있는 더 큰 부작용은 우연히 접하게 된 특정 정보가 정리되지 않은 머리 속을 완전히 점령하게 되는 일입니다. 예를 들면 광고나 지인을 통해서 소개받은 특정 식물이나 영양소를 먹기만 하면 면역력이 획기적으로 증가하여 모든 암이나 각종 나쁜 질병으로부터 몸을 지키고 건강 문제가 모두 해결된다는 환상에 사로잡히는 것입니다. 마치 무협지에서 절벽 아래로 떨어져 죽어가던 주인공이 우연히 신비한 영약을 먹어서 내공이 몇 배로 증진된다는 이야기와 별반 다를 것이 없습니다.

　필자는 교양과목을 강의하면서 학생들에게 매 학기 배운 내용을 바탕으로 자신의 생활습관, 즉 먹는 습관과 운동습관, 마음먹기 습관 등을 스스로 관찰하여 문제점을 발견하고, 수정하기 위한 계획을 작성하는 보고서를 제출하도록 합니다. 그럼으로써 이것이 단순히 학점을 따기 위한 일이 아니라 자신의 문제점을 자각하고 실제 행동 수정을 통한 습관의 변화를 일으키는 계기가 된다는 사실을 학생들 스스로 발견하게 됩니다.

　머리 속에 잘 정리된 책장을 갖는 것은 자신의 생활을 성찰할 수 있는 명확한 준거를 갖게 됨을 의미합니다. 즉 평소에는 모르고 지내던 자신의 먹는 습관, 노는 습관, 운동습관, 마음먹기 습관 등에서 스스로의 모습을 발견할 수 있습니다. 나아가 그러한 습관 중에서 무엇이 문제이고, 왜 그것을 고쳐야 하는지 깨닫게 됩니다. 이 책의 제목을 『굿다이어터를 위한 지혜서』로 정한 이유가 여기에 있습니다.

부디 이 책이 다이어트를 시도하는 분들의 머리 안에 잘 분류된 책장을 제공할 수 있기를, 또 그것을 통해 각자가 지혜롭게 새로운 습관을 몸에 익히는 계기가 되기를 기원합니다.

끝으로 운동 동작과 자세 교정에 대해 조언을 해준 제자 신영륜 박사와 모델로 참여해 준 손은비 학생에게 고마운 마음을 전합니다. 그리고 이 책이 나오기까지 편집 과정 등에서 많은 피드백을 주시고 도와주신 대경북스의 민유정 대표님, 그리고 김영대 전무님의 수고에 깊은 감사를 드립니다.

2018년 2월

저 자 씀

일러두기

상식+

표준체중의 함정

체성분이 아니라 체중만을 목표로 삼을 때 사람에 따라서는 엉뚱하거나 너무 무리한 목표를 설정할 위험성도 있습니다. 예를 들면 일반적으로 널리 알려진 표준체중을 구하는 방법이 있지요. 표준체중을 구하는 일반적인 방법은 자신의 키(cm)에서 100을 뺀 값에 0.9를 곱하여 얻습니다.

본문의 내용에 더하여 추가적인 설명을 통해 상식을 넓히거나 궁금증을 해소하기 위한 코너입니다.

Diet Master

장 내의 염증전쟁과 다이어트

장 내에서 시작되어 우리 몸 안에서 벌어지는 염증반응의 과정을 그림을 이용하여 좀 더 상세히 설명하면 다음과 같습니다. 전문적이고 어려운 내용이어서 필요한 분만 보면 되겠습니다.

우리의 장 내로 들어온 여러 가지 독성인자, 즉 리포다당류(LPS), 암모니아 개스, 알코올 등이 분해되면서 나오는 중간산물인 아세트알데하이드와 같은 물질이 체내로 들어오면 그림에서와 같이 간에서 쿠퍼세포의 NFκB와 같은

전문적이고 심화된 내용이나 최근의 학술연구 동향 등을 소개하는 코너입니다.

부록

부록 1. 자세와 움직임 다이어트의 궁극적인 완성인 '몸매 만들기'를 위하여 소홀히 하기 쉬운 자세의 문제점을 지적하고, 기능적 움직임을 위한 교정운동을 제시하고 있습니다.

부록 2. 다이어트를 위한 셀프 운동처방 심폐기능 향상, 근육량 증대, 근력 향상 등에 필요한 셀프 운동처방 및 평가방법을 제시하고 있습니다.

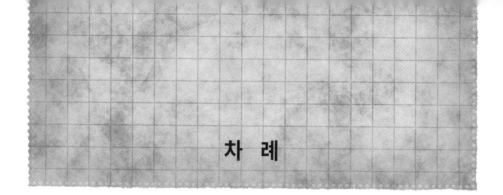

차 례

Good Dieter **일곱, 먹거리 더 이해하기**

Good Dieter **여덟, 살이 더 찌는 체질이란**

Good Dieter **아홉, 다이어트 운동의 원리와 실전 다이어트**

Good Dieter 열, 유행성 다이어트

Good Dieter 부록

하나, 다이어트 첫걸음

자! 이제 다이어트를 향한 첫 걸음마를 시작하도록 하지요. 먼저 '나를 돌아보기'입니다. 먼저 "내가 살을 빼려는 궁극적인 목적은 무엇인가?"에 대한 물음을 통해 스스로 주체적인 동기를 발견하고 다이어트를 시작하여야 합니다. 스스로의 동기를 명확히 하고 이를 바탕으로 현재 자신의 여러 생활습관 중에서 문제점을 발견할 수 있는 능력을 길러야 합니다. 그 능력은 예를 들어 '음식일기'처럼 귀찮게 느껴지지만 막상 해보면 어렵지 않은 행동을 실천함으로써 얻어지게 됩니다.

이 장에서는 유행성 다이어트가 매년 되풀이되는 이유, 그리고 다이어트와 관련해서 무심코 넘어가기 쉬운 잘못된 편견들(스튜핏 다이어트)에 대해서, 또 인류학적 관점에서 다이어트가 현대인에게 왜 어려울 수밖에 없는지에 대해, 그리고 식이조절과 운동이라는 두 가지 다이어트 수단을 둘러싼 논쟁과 편견에 대해서 설명합니다.

또한 다이어트에 성공하기 위한 기본 요소인 SLEEPing을 소개합니다.

다이어트의 시작은 나를 돌아보기부터

많은 사람들은 다이어트라고 하면 일단 칼로리 제한(calorie cutting)만을 연상합니다. 그리고 조미되지 않은 맛없는 음식과 퍽퍽하고 밋밋한 닭가슴살을 먹는 것을 다이어트라고 생각합니다.

다이어트는 반드시 맛없는 음식을 억지로 먹거나 무조건 참아야 하는 인내의 과정이 아니라, 좀 더 건강한 방향을 찾아서 즐기면서 먹어야 합니다. 이러한 마음으로 다이어트를 시작하여야 전에는 미처 생각하지 못한 음식의 다양한 스펙트럼과 선택의 재미를 발견할 수 있습니다. 이때 그 스펙트럼의 폭과 선택의 여지는 "아는 만큼 보인다."는 불변의 원칙에 의해서 결정됩니다.

단순히 체중만이 아니라 스스로 다이어트를 해야 하는 이유를 발견하여 주체적으로 동기화되어야 보다 장기적인 계획을 갖고 다이어트를 실행할 수 있습니다. 그리고 더욱 건강한 다이어트법을 추구하게 되고, 매번 성패에 대해 섣부른 판단의 잣대를 대기보다는 그것을 실행하는 과정에서 의미와 가치를 찾고 즐거움을 찾을 수 있게 됩니다. 따라서 다이어트를 단순히 체중을 줄이거나 일정 기간 동안 하는 이벤트로 여길 것이 아니라, 일생을 통한 삶의 질 향상으로 연결시킬 수 있게 됩니다.

그렇다면 다이어트를 시작할 때 어떻게 하여야 스스로 주체적인 동기를 발견하고, 효과적이면서도 건강한 다이어트법을 행할 수 있을까요? 그러기 위해서는 다이어트의 기본원리를 바탕으로 살찌게 만드는 다음과 같은 요인들을 발견하고 그 원인을 고쳐나가야 합니다.

"나를 살찌게 하는 먹는 습관은 무엇인지?"

"수면습관이나 놀이습관에는 문제가 없는지?"

"나의 소화기 상태는 어떠한지?"

"심리적으로는 어떠한 상태에 있는지?"

등을 먼저 알아야 합니다.

이 책의 제목을 『굿 다이어터를 위한 지혜서』로 정한 이유도 여기에 있습니다. 다이어트의 원리를 알고, 그것을 바탕으로 구체적인 실천전략을 이해하게 되면 일상에서 무심히 넘어갔던 자신의 문제점을 깨닫게 됩니다.

그러므로 살찌게 하는 여러 습관들에는 무엇이 있는지, 나를 둘러싼 환경적 요인들이 체중에는 어떻게 작용하는지, 또 그러한 습관들이 왜 살을 찌우게 하는지를 알아보고, 어떻게 바람직한 습관을 형성해 나갈 수 있는지에 대해 설명하겠습니다.

음식일기의 효과

　자신을 돌아보기는 삶의 모든 과정에서 필요한 일이지만, 특히 다이어트에 적용할 수 있을 것 같습니다. 다음은 미국 국립보건원에서 2009년 비만자를 대상으로 실시한 대규모 연구(지원자 1,600명) 결과입니다. 그 연구에서는 대상자들에게 자신이 하루에 먹는 것을 기록하도록 하였습니다. 일주일에 하루만이라도 자신이 먹은 음식을 적도록 한 결과는 매우 놀라왔습니다. 6개월 후에 음식일기를 기록한 집단이 그렇지 않은 집단보다 2배나 많은 체중을 뺀 것입니다. 물론 연구진은 먹는 것을 적도록 한 것 이외에는 다른 어떤 요구도 하지 않았습니다.

　이 연구 결과를 보면 평소에 알지 못한 자신의 모습을 자각하는 것이 얼마나 중요한지를 알 수 있습니다. 자신도 알지 못하는 사이에 입으로 가져가는 음식을 자각함으로써 스스로를 반성하고, 식단계획을 세워 구체적으로 실천하려고 노력하게 된 것입니다. 실험에 참가한 어떤 비만자는 이렇게 말했습니다.

"시간이 좀 지나자 음식일기가 제 머릿속에 들어왔습니다. 그때부터 식사의 개념을 달리 생각하게 되었죠. 음식일기는 제게 부담을 주기는커녕 음식에 대해 체계적으로 생각할 기회를 주었습니다."

(신 박사의 『일취월장』에서 인용. p.93)

어떤 다이어트법이라도 성공사례는 꼭 있다

2017년 11월 6일 정부는 「2016년 국민건강영양조사」에서 충격적이라고 할 수 있는 결과를 발표했습니다. 그것은 우리나라 성인 남성 비만율이 처음으로 40%를 돌파해 42.3%를 기록했다는 것입니다. 여성의 비만율은 26.4%였습니다. 남성 비만율은 1998년은 25.1%였다가 2015년에는 39.7%에 이르렀고, 마침내 2016년에 40%를 넘은 것입니다.

거의 매년 유행처럼 새로운 다이어트법이 소개되고, 사회 전체가 들썩일 정도로 다이어트 열풍이 휩쓸고 지나가며, 여기저기서 성공사례들이 매스컴과 인터넷, SNS를 통해서 쏟아져 나옵니다. 그런데 어찌된 일인지 비만율은 매년 수그러들 줄 모르고 무서운 기세로 증가하고 있습니다.

사실 어떤 다이어트법이라고 해도 성공사례는 있기 마련입니다. 아무리 황당한 다이어트법이라도 성공사례가 없으면 소개될 리 없겠지요. 예를 들어 '햄버거 다이어트법'이 미국에서 소개되었을 때 큰 화제를 불러일으켰습니다. 우리나라에서 십 수년 전 '반창고 다이어트'가 소개되어 큰 유행을 일으킨 적도 있습니다. 손가락에 반창고를 감고 자면 배둘레가 줄어든다는 것이 방송을 통해 소개되어 약국에서 반창고 매출액이 급증하였다는 괴담같은 실화도 있었습니다. 또 지금도 인터넷이나 방송을 통해서 발가락에 반창고를 감고 걷거나, 배꼽 아래의 경혈에 반창고를 붙이면 배둘레가 감소한다는 신종 반창고 다이어트법도 소개되고 있습니다. 이러한 다이어트법이 소개되면 여기저기서 성공했다는 사람이 나타납니다. 또 나름 그럴듯한 꽤 과학적으로 들리는 근거까지 제시됩니다.

그렇다면 그 다이어트에 성공했다는 사람들이 다 거짓말을 하는 것일까요? 물론 그렇지는 않습니다. 그들은 십중팔구 그 다이어트법을 통해 실제로 체중감량을 경험하였거나 성공했다고 생각하고 있을 것입니다. 그런데 문제는 그 다이어트법을 시도했던 모든 사람이 다 성공한 것은 아니라는 사실입니다.

예를 들어 백 명의 사람이 그 다이어트법을 시도해서 그중 열 명만 성공해도 매스컴과 SNS를 통해서 매우 성공적인 다이어트법으로 소개되어 확산될 수 있습니다. 성공한 열 명 중에 그 새로운(?) 다이어트법을 소개하는 자신의 이론이나 학설이 맞기를 열렬히 바라는 한두 명의 전문가가 끼어 있다면 신뢰도는 더욱 높아집니다. 또 일반에 잘 알려진 인기 연예인이 한 명쯤 여기에 포함된다면 금상첨화인 셈입니다.

쉽게 체중 줄이기를 원하는 사람들에게는 특정 식품을 마음껏 먹으면서도 체중을 감량할 수 있다는 소식보다 희소식은 없겠지요. 지금까지 각종 매스컴을 통해 다이어트에 좋다는 식품들은 수도 없이 소개되었는데, 과연 그 식품들을 몇 가지라도 기억하고 있는 사람이 몇 명이나 될까요? 결국 어느 특정 식품이나 음료를 통해서 체중을 감량한다는 다이어트법은 잘못된 접근법이라고 할 수 있습니다.

그렇다면 해답은 어디에 있을까요? 결국 다이어트에는 이런저런 음식이 좋다는 식의 단편적 지식보다는 다이어트의 원리를 이해하는 것이 중요합니다. 사람에 따라서 처해 있는 환경, 직업이나 성별, 나이, 식습관, 음식에 대한 선호도, 유전이나 체질 등과 같이 살이 찌거나 빠지는 데 관여하는 변인이 너무나 많습니다. 그렇기 때문에 누구에게나 다 통용되는 다이어트법은 사실상 없다고 할 수 있습니다.

다이어트의 원리는 우리가 어떻게 식욕을 느끼며, 또 식욕은 어떻게 조절되고 있으며, 어느 경우에 포만감을 잘 느끼지 못하게 되는지 등을 이해하는 것에서 출발합니다. 또 섭취한 음식이 체내에 들어와서 어떻게 에너지원으로 쓰이는지, 어떤 경우에 축적되는지에 대해 이해한다면 스스로가 자신의 식습관이나 생활습관의 문제점을 판단할 수 있게 됩니다.

"살을 빼려면 적게 먹고 많이 움직이면 된다."는 누구나 다 아는 말을 막연히 되뇌이는 것과 실제로 살이 찌고 빠지는 구체적 원리를 이해하는 것은 큰 차이가 있습니다. 그 원리를 잘 이해하게 되면 스스로에게 가장 적합한 다이어트법을 알고 실제로 자신의 생활에 적용할 수 있는 능력을 갖추게 됩니다.

다이어트의 원리를 이해하게 되면 스스로 몸의 지휘자가 되어 건강하고 기분 좋은 상태로 먹는 것, 노는 것, 자는 것 등을 조절하고 즐길 수 있는 능력을 갖추게 됩니다.

유행성 다이어트법이 성공하는 진짜 이유

유행성 다이어트법에서 성공사례가 나타나는 내막은 이렇습니다. 그 특별한 다이어트 프로젝트의 참여자나 개별적으로 시도하는 사람들은 체중을 줄이려는 동기가 어느 누구보다 강한 상태입니다. 그러므로 그들은 새로운 각오로 단단히 무장하고 체중감량 프로그램에 임하게 됩니다.

그런데 다른 생활상의 변인들을 엄격하게 통제하는 과학적 실험과는 달리 단순한 체험 위주의 다이어트 프로그램들은 식이조절이나 생활요인들을 정확하게 통제하지 않습니다. 그렇지 않더라도 남다른 각오로 프로그램에 임하는 참가자에게는 스스로의 절제 모드가 작동하게 됩니다.

말하자면 체중감량에 성공하더라도 순수하게 그 다이어트법에 의해서 체중감량이 이루어진 것인지, 아니면 그밖의 다른 생활요인의 복합적인 변화에 의해서 체중감량이 이루어진 것인지 모호합니다. 즉 새롭고 특별한 다이어트법에 참가한 것이 심리적이고 환경적인 변화를 일으키는 하나의 계기를 제공했을 뿐이고, 그 다이어트법 자체에 의한 체중감량이라기보다는 일상생활의 전반적인 변화로 인한 것임을 간과하기 쉽습니다.

특히 '원푸드 다이어트'나 '3대영양소의 섭취비율을 극단적으로 변화시킨 다이어트법'을 통해서 다이어트에 성공했다고 하지만, 사실은 그와 동시에 전체 칼로리 섭취량을 줄였기 때문에 체중이 감량된 경우가 많습니다. '황제 다이어트'나 '덴마크 다이어트', '레몬 디톡스 다이어트' 등이 바로 그러한 유행성 다이어트의 예라고 할 수 있습니다.

스튜핏 다이어트 vs 그레잇 다이어트

요즘 크게 유행하는 스튜핏(stupid)과 그레잇(great)이라는 말이 있습니다. TV에서 인기리에 방영된 프로그램에서 나온 유행어인데, 그것은 알뜰하게 소비하여 재테크하자는 취지의 유쾌하고 재미있는 프로그램입니다. 소비하는 패턴을 분석하여 불필요하고 낭비적인 소비를 어리석다는 의미의 '스튜핏'(stupid)이라고 하고, 현명한 소비를 '그레잇'(great)이라고 부릅니다.

다이어트만큼 스튜핏한 방법이 널리 퍼져 있는 경우는 흔하지 않습니다. 다이어트에 전혀 도움도 안 되고 불필요할 뿐만 아니라 건강을 해칠 수도 있는 잘못된 다이어트법이 너무나 많습니다. 이에 반해서 다이어트의 원리를 제대로 이해하고 실천하는 그레잇 다이어트는 상대적으로 어렵고 접근하기 힘들게 느껴집니다.

이 책은 여러 가지 스튜핏 다이어트를 제4장 '먹는 습관을 체크하라'와 제5장 '살찌게 하는 생활습관'에서, 그리고 제7장 '먹거리 더 이해하기' 등에서 다루고 있습니다. 다이어트법을 둘러싼 지식들만큼 서로 모순되거나 상반되는 주장이 많은 것도 드뭅니다. 어느 날 방송매체를 통하여 '지금까지 우리는 속고 살았다'는 식의 기존 학설을 완전히 뒤집는 획기적인 다이어트법이 발표되면, 이러한 신선한(?) 주장은 사람들의 머리 속에 깊게 각인됩니다. 이에 대해 논쟁이 벌어지고, 승자가 없는 그 논쟁에서 진위를 알 수 없는 사람들은 더 이상 생각하기를 포기하고 그 다이어트법은 불씨를 간직한 채 깊숙한 미궁 안에 봉인됩니다. 왜냐하면 학자들도 결론을 못 내리는 문제를 이해한다는 것은 불가능해 보이기 때문입니다. 이해하지 못하는 것을 실천하는 것은 더더욱 피곤하고 어렵습니다.

다만 이런저런 골치 아픈 논쟁거리에 신경을 쓰기보다는 그래도 가장 공신력이 있어 보이는 방송매체의 말에 귀를 기울이게 됩니다. 그런데 방송매체를 통해서는 어떤 일관된, 체계화된 지식의 이해보다는 단편적인 정보만이 제공된다는 데 문제가 있습니다. 또한 방송의 저널리즘적인 특성상 특정 정보만이 지나치게 강조되거나 과장되어 시청자에게 전달되기도 합니다.

이 책에서는 잘못된 식습관이나 운동방법을 많은 지면을 할애하여 설명할 것입니다. 어떤 식습관은 왜 문제가 있고, 어떤 식습관이 바람직한지 그 이유를 설명하는 데 중점을 두었습니다. '왜' 그러한지를 이해하여야 비로소 자연스럽게 일관된 원리를 깨닫게 되어, 자신의 식습관이나 생활습관에 적용하고 실천할 수 있기 때문입니다.

'스튜핏한 다이어트'와 '그레잇한 다이어트'의 예를 들면 다음과 같습니다. 이러한 다이어트가 왜 잘못된 것인지는 앞으로 배워 나가도록 하지요.

😠 스튜핏 다이어트

👎 다이어트를 끼니거르기와 동일시한다. 즉 다이어트를 하려면 끼니부터 걸러야 한다는 고정관념을 갖고 있다.

👎 다이어트의 성공 여부는 레슬링 선수처럼 단기간에 얼마나 체중을 많이 줄이느냐에 달려 있다고 생각하고 있다.

👎 운동에 따른 칼로리 소비는 비스켓 몇 개에 해당하는 빈약한 수준이므로 운동이 다이어트에는 도움이 되지 않는다고 생각한다.

👎 팔뚝살을 뺀다고, 또는 복부지방을 뺀다고 열심히 그 부위를 마사지하거나 스트레칭한다.

👎 찜질방을 다녀와서 체중의 변화를 보고 기뻐하거나 실망한다.

👎 간단히 끼니를 때운다는 생각으로 스낵류나 빵과 함께 탄산음료 등을 마신다.

👎 TV 광고에서 멋진 몸매의 모델이 소개하는 뱃살 빼는 전기 자극 기구를 구입할까 생각한다.

👎 어딘가에 체지방을 분해하는 아직까지 잘 알려지지 않은 특별한 식물이 있다고 믿는다.

👎 인터넷이나 SNS에서 선전하는 다이어트 제품을 해외직구로 구입하는 것이 안전하고 믿을만하다고 생각한다.

👎 음식을 섭취하는 유일한 목적은 배고픔을 해소하는 것이라고 생각한다.

👎 다이어트의 성공 여부는 오직 자신의 의지력에 달려 있다고 믿는다.

- 자신은 물만 먹어도 살찌는 체질이라고 생각하고 물도 잘 마시지 않는다.
- 과일도 많이 먹으면 다이어트의 적이라는 말을 듣고 수박이나 사과와 같은 과일을 멀리한다.
- 살이 빠지는 것으로 믿고 피트니스클럽의 진동벨트에 많은 시간을 할애한다.
- 여성의 경우 근력운동을 하면 몸매가 더 뚱뚱해보일까 걱정한다.
- 키와 몸무게를 이용하여 구한 표준체중을 절대적 기준으로 삼고 달성해야 할 목표로 세운다.
- 방송에 소개된 특정 음식을 먹으면 다른 습관의 변화가 없어도 체중 문제는 해결될 것이라고 생각한다
- 하루 한두 시간 운동을 하면서 근육을 키우기 위해 단백질 보충제를 먹는다.
- 근육을 빨리 멋있게 키우기 위해 스테로이드 주사약을 사용한다(초특급 스튜핏!)
- 고구마가 섬유질이 많은 다이어트 식품이라는 말을 듣고, 식사 대용이 아니라 식사 사이의 간식 또는 야식으로 먹는다.
- 끼니마다 식단에 10여 가지 반찬이 골고루 포함된 육천 원짜리 백반보다 만 원에 가까운 스페셜 버거 세트에 더 끌린다.
- 하루 5분의 시간을 내어 칼로리 일지를 쓰는 일은 너무 번거롭고 귀찮다고 생각한다.

👄 그레잇 다이어트

👍 자신이 먹는 음식물의 칼로리를 스마트폰 앱을 통해 확인하는 방법을 안다.

👍 구매하는 식품의 칼로리와 영양성분 등을 먼저 본다.

👍 체중과 체성분(body composition)의 차이에 대한 기본적인 개념을 알고 있다.

👍 음식을 먹을 때에는 그 고유한 맛을 끄집어내어 음미하듯이 잘 씹어서 먹는다.

👍 칼로리원이 되는 탄수화물, 지방, 단백질 식품이 무엇인지 알고 있다.

👍 식욕조절에 관련된 기본적인 지식을 갖고 있다.

👍 먹는 것뿐만 아니라 마음의 상태나 수면습관 등이 다이어트와 관련되어 있음을 알고 있다

👍 비만율이 높아지는 가장 근본적인 원인이 전분 가공식품에 있음을 이해하고 있다.

👍 체중만을 신경 쓰는 것이 아니라, 체력이나 컨디셔닝의 중요성을 인식하고 있다.

👍 다이어트를 위해 칼로리 일지 등을 쓰는 것이 당연하다고 생각한다.

다이어트는 왜 어려울까

    대부분의 사람들은 한두 번씩 다이어트를 시도한 경험을 갖고 있습니다. 그런데 결과적으로 다이어트에 성공했다는 사람은 많지 않습니다. 왜 그럴까요? 그만큼 다이어트는 인간의 본능적 욕구에 반하는 일이기 때문입니다. 즉 다이어트란 되도록 에너지의 소비는 줄이고, 섭취한 에너지를 저장하려는 오랜 기간 적응된 인체의 생리적 보호반응을 거스르는 일이기 때문입니다.

    과거 수렵채취 시절에는 살아가는 데 필요한 에너지를 얻기 위해서 써야하는 에너지소비량이 매우 많았지요. 즉 동물을 사냥하기 위해 장거리를 달리거나 창을 던져야 했으며, 나무의 열매를 채취하기 위해서 먼 거리를 걷고 나무에 기어올라야 했습니다. 이러한 생활환경에 적응하기 위하여 사람은 섭취한 에너지를 최대한 절약하고, 효율적으로 소비하는 방향으로 살아왔습니다.

    사실 사냥을 하는 경우 치타, 사자 등과 비교할 때 인간이 가진 가장 큰 장점은 지구력입니다. 치타는 최대 500m는 엄청난 속도로 질주할 수 있는 스피드와 순발력을 갖고 있지만 그 이상은 달리지 못합니다. 그래서 가젤을 그 거리 안에서 잡지 못하면 쉬어야 합니다. 체온이 순식간에 올라가 뇌를 손상시킬 수도 있기 때문입니다. 그러나 털이 없는 인간은 수십 킬로미터를 땀을 증발시키고 피부온도를 밖으로 전도시키는 방법으로 체온을 유지하면서 가젤을 추적할 수 있었지요. 물론 협업하는 지능이 가장 중요한 요인이겠지만, 지구력이야말로 고양이과의 대형 육식동물과 달리 초기 인간이 갖고 있던 가장 훌륭한 사냥능력이었습니다. 그러나 그 지구력은 음식을 얻기 위해 많은 에너지소비를 대가로 요구합니다.

인간의 생활이 현재와 같은 모습으로 변하게 된 것은 초기 인류의 긴 역사에 비한다면 정말 눈깜짝할 순간에 지나지 않습니다. 현대인들은 너나 할 것 없이 컴퓨터 모니터 앞에 앉아 있거나, 자동차를 몰고 다니거나, 지하철에 앉아 스마트폰을 들여다보는데, 이러한 모습은 불과 백년 전에는 상상하기조차 어려웠던 일이었습니다.

한편 대규모 할인마트나 슈퍼에는 갖가지 식품이 산더미처럼 쌓여 소비자를 기다리고 있습니다. 다양한 상표를 붙인 각종 가공식품이나 대량으로 생산된 인스턴트식품은 손만 뻗으면 얼마든지 구입할 수 있는 시대가 되었지요.

갑작스런 인간생활의 대변혁에 우리 인체가 적응하기에는 1~2백 년은 너무나 짧은 시간이라고 할 수 있습니다. 한마디로 인간생활의 급격한 변화에 대해서 우리 인체는 대처할 만한 충분한 시간을 갖지 못한 것입니다. 다이어트라는 누구나 관심을 갖고 한번쯤 시도하는 이 도전이 힘들 수밖에 없는 이유가 여기에 있습니다.

다이어트의 성공은 작은 습관의 변화로부터

다이어트를 처음 시작해서 체중의 5~10% 감량에 성공한 사람들도 거의 대부분 2년 내에 원래의 체중으로 돌아가게 된다는 것이 일반적인 역학조사 결과입니다. 그런데 실패한 사람들은 대부분 일정 기간의 칼로리 제한만을 다이어트의 방법으로 택한 사람들이었습니다. 2년 후에도 체중을 유지하는 데 성공한 사람들은 다이어트 중에 섭취하는 칼로리도 제한하였지만, 그것에만 의지한 것이 아니라 여러 가지 생활습관 중에서 적어도 한두 가지 이상은 실질적으로 변화시킨 사람들이었습니다. 또 그들 중 대다수는 규칙적인 운동을 새로운 습관으로 만들었습니다.

다이어트를 무조건 섭취량을 줄이는 행위로 생각하기보다는 기존의 습관을 고치고 새로운 습관을 정착하는 과정으로 생각해야 하는 당위성이 여기에 있습니다. 우리가 건강한 다이어트를 추구해야 하는 이유는 너무나 많습니다. 많은 사람들이 다이어트를 하려는 동기는 외모 때문이지만, 사실 다이어트는 외관상의 문제 이외에도 건강이나 삶의 질 문제, 자존감의 회복 등과 연결되어 있습니다. 사람에 따라서는 그 중요성을 인식하면서 다이어트를 되풀이하지만, 그때마다 실패를 거듭하는 경우가 많습니다.

이러한 실패의 경험이 쌓이면서 자존감이 떨어지고 자포자기의 심정이 되는 것이 큰 문제가 아닐 수 없습니다. 그러므로 처음부터 큰 목표를 정하기보다는 사소한 습관 한두 가지부터 고치는 것에서 다이어트를 시작하기 바랍니다.

SLEEPing─다이어트 성공을 위한 조건

다이어트에 성공하기 위한 조건을 영문 첫 글자로 만든 조어가 바로 SLEEPing입니다. 다음 그림은 다이어트의 성공조건을 나타냅니다.

먼저 대문자로 표시한 SLEEP에서 S는 잘 자는 것을 의미하며 (Sleep well), L은 섭취 칼로리를 줄이는 것이며(Lower calorie), E는 건강하게 먹는 것을 말하고(Eating well), 다음 E는 정기적으로 운동하는 것을 말하며(Exercise regularly), 마지막 P는 심리적으로 안정된 상태 (Psychological stability)를 의미합니다.

그리고 추가적인 요인은 소문자 ing로 표시하였습니다. 소문자 i는 소화기계의 상태, 특히 창자(intestine) 내에 서식하는 유익한 미생물의 상태를 뜻하고, n은 음식이나 체중조절·건강 등에 대한 편견이 없는 상태(none bias)를, 그리고 마지막 g는 자신의 유전적 성향이나 한계에 대한 이해(genetics)가 다이어트에 도움을 줄 수 있음을 의미합니다.

지금부터 SLEEPing에서 대문자 SLEEP에 관하여 설명하겠습니다.

첫 번째, 잘 자는 것(Sleep well)이 중요합니다. 잘못된 수면습관은 살

Sleep well
잠을 잘 잘 것

Lower calorie
칼로리를 낮출 것

Eating well
건강하게 먹을 것

i : intestine(probiotics)
장의 건강상태(미생물)

Exercise regularly
정기적으로 운동할 것

n : none bias
편견이 없을 것

Psychological stability
심리적으로 안정될 것

g : genetics
유전적 한계를 이해할 것

다이어트 성공을 위한 조건들(SLEEPing)

찌는 중요한 요인이며 다이어트의 가장 큰 장애물 중 하나입니다. 이 수면습관이 왜, 그리고 어떻게 살을 찌우는 원인이 되는지, 또 다이어트에 성공하기 위해서 건강한 수면패턴이 왜 반드시 필요한지는 '수면부족과 수면이상(158~167쪽)'에서 설명하겠습니다.

두 번째, 다이어트의 가장 기본조건은 섭취하는 칼로리를 줄이는 것(Lower calorie)입니다. 유행처럼 지나가는 여러 다이어트법들은 3대영양소라고 하는 에너지원의 섭취비율을 변화시키거나, 식품의 특정한 성분을 지나치게 강조하다보니 마치 먹는 양 또는 칼로리는 줄이지 않더라도 그러한 방법을 통해 살을 뺄 수 있는 것처럼 오해를 불러일으키는 경우가 많습니다. 그러나 섭취하는 총에너지량을 줄이는 것이 가장 중요한 다이어트의 한 조건임에 틀림없습니다.

세 번째, 건강하게 먹어야 한다는 것(Eating well)입니다. 다이어트를 하는 많은 사람들이 이 점을 잊고 단지 칼로리만 줄여서 먹으면 된다는 생각으로 다이어트를 한 나머지 영양상 불균형하고 건강에 해로운 방법을 시도하는 경우가 많습니다. 예를 들어 다이어트를 한다면서 끼니를 거르고 대신 스낵류나 패스트푸드, 빵류를 먹으면서 간단히 끼니를 때웠다는 생각을 하는 경우가 많습니다. 이는 살을 빼기는커녕 더욱 살을 찌게 하는 동시에 건강을 위협하는 가장 잘못된 방법입니다.

네 번째, 정기적으로 운동을 할 것(Exercise regularly)입니다. 요즘 운동의 필요성에 대해 공감하지 않는 사람은 없습니다. 그런데 막상 다이어트의 한 수단으로서 운동이 왜 필요한지, 실제로 운동을 어떻게 해야 하는지에 대해서는 잘 모르고 있을 뿐만 아니라 운동에 대해 많은 오해가 있습니다. 이 책에서는 다이어트에 왜 운동이 절대적으로 필요한지, 그리고 다이어트를 위한 효과적인 운동의 원리는 무엇인지를 설명합니다.

다섯 번째, 심리적 안정성(Psychological stability)이 다이어트에 성공하기 위한 매우 중요한 전제조건입니다. 과거의 인류가 수렵이나 채취의 생활을 하면서 생명의 위협에 직접 노출될 때 받던 즉시적이고 직접적인 스트레스에 비해서, 현대인은 보다 간접적이고 복잡하며 만성적인 형태의 스트레스를 일상적으로 받고 있습니다. 즉 수렵채취 생활을 하던 인류가 일상적으로 맞부딪치게 되는 생존과 직결된 비상 상황에 대처하기 위해 인체는 즉각적으로 에너지 총동원령을 내리는 반응기제를 발달시켜 왔습니다.

반면에 현대인은 긴 인류의 역사에 비하면 매우 짧은 시간 내에 완전히 성격이 다른 스트레스 상황에 노출되었습니다. 이러한 급작스런 스트레스 환경의 변화에 대해 인체는 적절하게 대응할 수 있는 충분한 시간을 갖지 못했다고 할 수 있습니다. 즉 우리는 생리적인 측면에서 볼 때 이 새로운 형태의 스트레스에 대해 예전 그대로의 반응기제를 사용하여 대처하고 있는 셈입니다. 이것이 스트레스가 대부분의 성인병 또는 만성퇴행성 질환의 주된 원인으로 작용하는 이유입니다. 오늘날 인류를 괴롭히는 비만을 포함하는 수많은 질병들의 발단을 스트레스에 대한 인간의 반응과정에서 찾을 수 있습니다.

한편 SLEEPing에서 첫 번째 소문자 i는 창자(intestine)를 포함한 소화기관의 건강상태를 뜻하는데, 그중에서도 장 내 미생물(probiotics)의 상태가 중요하다는 것입니다. 우리의 소화기관은 외부로부터 섭취한 음식에서 필요한 영양소를 일차적으로 처리하고 받아들이는 관문 역할을 합니다. 특히 소장과 대장은 수많은 미생물의 서식처이어서 어떠한 미생물들이 살고 있으며, 그 미생물들의 분포가 얼마나 건전한지가 다이어트의 중요한 요인이라는 점이 최근 여러 연구들을 통해 밝혀지고 있습니다.

두 번째 소문자 n은 편견이 없는 상태(none bias)를 뜻하는데, 이는 다이어트를 시작하는 사람에게는 그 어떤 요인보다 중요하다고 할 수 있습니다. 다이어트와 관련하여, 특히 먹는 음식이나 운동방법과 관련하여 쏟아져 나오는 잘못된 상식과 오해가 얼마나 판을 치고 있는지를 보면 입을 다물기 힘들 정도입니다. 매년 새로운 다이어트법이 매스컴 등을 통해서 소개되고, 커다란 열풍이 불어대듯이 온사회가 들썩이는 현상을 연례행사처럼 볼 수 있습니다. 이것을 '유행성 다이어트법'이라고 합니다. 이러한 다이어트법의 문제는 한바탕 항간을 시끄럽게 하다가 슬그머니 사라지며, 이로 인한 소수의 성공담과는 별도로 그 부작용을 제대로 이해하는 사람은 거의 없으며 책임지는 사람은 아무도 없다는 것입니다.

마지막 소문자 g는 유전적 요인(genetic factor)을 뜻하는데, 분명 똑같이 먹고 똑같이 움직여도 더 살이 찌는 체질이 존재합니다. 이러한 현상 중 일부에는 유전적 요인이 작용한다고 볼 수 있습니다. 따라서 자신의 유전적 요인에 대한 이해와 한계를 인식하여야 다이어트 방향을 제대로 잡아갈 수 있으며, 성공 가능성을 높일 수 있습니다.

다이어트, 식이조절이냐 운동이냐

　다이어트를 할 때 먹는 것과 운동 중에 어느 것이 중요한지에 대해 전공의 배경이 다른 사람 사이에 묘한 신경전이 있는 것을 느낄 수 있습니다. 어떤 책은 '다이어트는 운동 1할, 식사 9할'이라는 자극적인 제목을 달고 극단적 주장을 하기도 합니다.

　필자는 운동생리학과 스포츠영양학을 전공한 사람으로서 이러한 극단적 주장에 동의할 수 없지만, 다이어트의 목적을 단지 '체중을 줄이는 것'에 한정시킨다면 그 말을 한 이유를 이해할 수는 있습니다.

　그렇지만 '체중을 왜 줄이려고 하는지' 그 본래의 목적을 생각해보면 그러한 주장이 매우 본질에서 벗어났다는 것을 알 수 있습니다. 즉 다이어트의 본래 목적은 '체중'을 줄이는 데 있는 것이 아니라 '몸매'를 보기 좋게 가꾸는 데 있습니다. 물론 다이어트에 외관상의 목적 말고도 건강이나 몸의 기능적 측면의 개선, 컨디셔닝 등의 의미를 부여한다면 말할 나위도 없지만, 순수하게 외관상의 목적만으로 다이어트를 한다고 해도 체중감량이 최종목적은 아닙니다.

　궁극적으로는 보기 좋은 몸매를 만드는 것이 다이어트의 본래 목적입니다. 네. 맞는 말입니다. 체중감량은 몸매를 보기 좋게 하는 하나의 방법은 될 수 있지만, 절대적이고 유일한 방법이라는 착각에서 벗어나야 합니다. 바로 다음 장에서 체중과 체성분의 차이, 그리고 좋은 몸매와의 관계에 대한 설명을 읽어보면 그 차이를 명확히 구별할 수 있게 될 것입니다.

　엉뚱한 상상이지만 누군가 필자 앞에서 총을 들고 몇 주 또는 몇 개월 안에 10kg을 빼라고 생명을 위협하면서, 그 조건으로 식사량을 줄이든지 운동을 하든지 두 가지 중에서 하나만 선택하라고 한다면, 저는 당연히 식사량을 줄일 것입니다.

　이 말은 양자택일의 상황에서 정해진 기간 안에 정해진 '체중감량'을 달성하려면 식이조절이 유리하다는 뜻입니다. 그러나 기간을 특정하지 않고 '제대로 된 체중감량'을 하려면, 즉 체중감량이라는 목표에 '제대로'라는 조건이 붙는다면 당연히 운동에 손을 들어주겠습니다. 여기서 '제대로'라는 것은 앞서 말했듯이 체중감량의 본래 목적, 즉 보기 좋은 몸매를 만드는 데 더해서 요요의 위험성을 줄이면서 건강하게 체중을 감량하는 것을 의미합니다.

　하지만 분명히 해야 할 점은 이 문제는 양자택일의 문제가 아니라는 것입니다. 이 비유가 적절한지는 모르지만 마치 우리 사회가 진보와 보수로 나뉘어져 있는데, 어느 한 쪽만을 택해야 발전한다고 말하는 것과 같습니다. 사실 사회가 이 둘 중의 한 방향으로만 독주한다면 그것은 독재가 될 것입니다. 그리고 이 사회는 병이 들고 맙니다. 사실은 두 개의 가치가 사회 안에서 각자 건강한 상태로 공존할 때 그 사회가 발전하게 되는 이치와 같다고 생각합니다.

이러한 이유에서 다이어트의 궁극적인 성공을 위해서 식이조절과 운동이 모두 필수적이라는 점을 강조합니다. 식이조절을 하지 않고 운동만으로 다이어트를 한다는 것은 일반적으로는 힘이 더 들 수밖에 없습니다. 또 운동은 하지 않고 식이조절만으로 체중을 빼는 것은 단기적으로는 가능하지만, 장기적인 측면에서 요요없이 건강하게 체중을 빼기는 어렵습니다.

다이어트를 계획할 때 가장 먼저 고려해야 할 일은 자신의 잘못된 식습관을 먼저 체크하고 이를 수정하는 것입니다. 그러나 식이조절을 강조한답시고 '운동을 죽어라 해도 그 소비열량은 스낵 한 봉지의 열량도 안 된다'거나 '30분간 하는 걷기운동의 소비열량은 비스켓 몇 개에 불과하다'고 말하는 것은 하나만 알고 둘은 모르는 무지의 소치일 뿐입니다. 왜 그러한지는 이 책의 제9장 '다이어트 운동의 원리와 실전 다이어트'에서 자세히 설명했습니다.

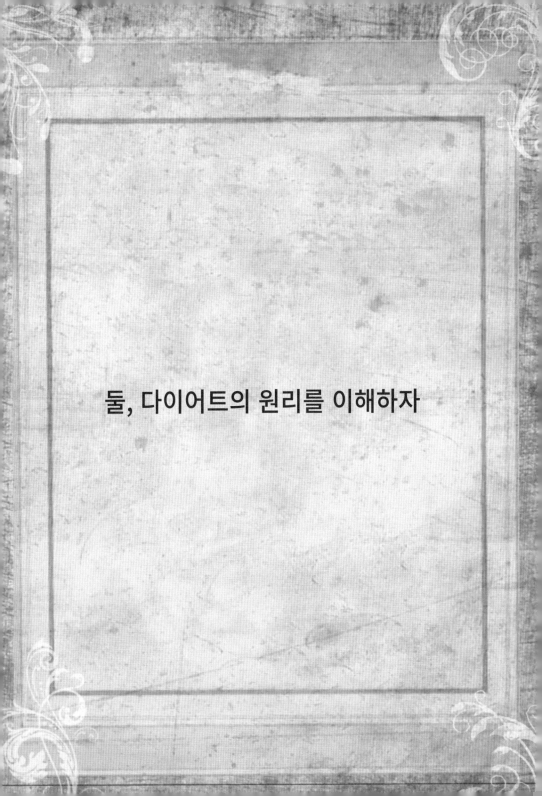

둘, 다이어트의 원리를 이해하자

이번 장은 다이어트의 원리를 먼저 이해하고 다이어트를 시작해야 하는 이유를 설명하고 있습니다.

　많은 사람들이 다이어트를 하면서 간과하고 있는 것이 다이어트를 단순히 '체중을 줄이는 것'으로만 생각한다는 것입니다. 이 책에서는 다이어트의 목적이 원래는 '몸무게'를 줄이는 것이 아니라 '몸매'를 만드는 것이었다는 점을 상기시키고자 합니다. 일정 기간 내에 체중을 줄이는 것만을 목표로 하는 사람은 레슬링과 같은 체급별 선수와 다름 없으며, 다이어트를 하고 있는 것이 아닙니다.

　이를 이해하기 위해서 비만의 정확한 정의에 대해서, 몸매와 체구성의 관계에 대해서, 체중과 체성분의 차이에 대해서 설명합니다.

　또 다이어트에 성공하기 위해서는 우리가 안팎으로 처한 상황을 이해해야 합니다. 즉 내 몸 안에서 '식욕'이라는 녀석이 어떻게 일어나고 조절되고 있는지 알 필요가 있습니다. 또 환경적 측면에서는 식품의 산업화가 점점 가속화되고 있고, 전분질 가공식품의 홍수 속에서 살고 있다는 사실입니다.

다이어트를 기본부터 배워보자

　다이어트에 성공할 가능성이 가장 높은 사람은 자신을 냉정하게 평가할 줄 아는 사람입니다. 정확하게 자신을 평가하기 위해 필요한 일은 다이어트에 대한 체계화된 상식을 갖추는 것입니다. 문제는 대부분의 사람들이 초등학교에서 대학을 졸업할 때까지 그러한 상식을 제대로 배워볼 기회를 갖지 못하는 데 있습니다.

　우리나라의 교육과정은 터무니없이 빈약하여 바르게 먹고 올바르게 운동하는 데 필요한 기본적인 지식을 갖추고 판단할 수 있는 능력을 기르는 데 전혀 기여하지 못하고 있습니다. 다이어트가 건강하게 살아갈 수 있는 가장 기본적이며 중요한 지식체계임에도 불구하고, 전체 교육과정의 대부분을 영어·수학을 배우는 데 집중시킨 결과 이러한 상식을 배울 기회는 뒷전으로 밀려나고 말았습니다.

　대신에 나이 먹어서 비로소 관심을 갖고 보게 되는 여러 방송매체의 건강프로그램을 통해서 단편적으로 전해지는 정보를 얻는 것이 전부입니다. 그러다 보니 전체적인 맥락 안에서 건강이나 다이어트를 이해하기보다는 단순히 살 빼는 데 어떤 특정 식품이 좋더라는 식으로만 다이어트를 바라보게 됩니다.

예를 들어 한 건강관련 인기 TV 프로그램을 통하여 매주 소개되는 건강에 좋다는 식품목록은 프로그램이 지속되면서 늘어나서 지금까지 백 개를 넘겼습니다. 그것 자체는 유익함을 갖고 있지만, 그 긴 식품목록을 기억하고 식품을 선택하는 사람은 아무도 없을 것입니다.

자신이 처한 환경에서 최선의 건강한 식단을 스스로 판단하고 먹는 일에 본격적인 영양학적 지식이 필요하다는 말이 아닙니다. 일상생활에서 매일 접하게 되는 먹는 것과 관련된 기본적인 상식을 체계화시키는 약간의 노력이 필요하다는 것입니다. 이 책은 주로 이러한 관점에서 내용을 구성하였습니다.

운동에 대한 정보도 마찬가지입니다. 많은 분들이 제게 살 빼는 데 좋은 운동이 무엇인지에 대해 물어봅니다. 이렇게 막연한 질문을 받으면 난감한 기분이 들 때가 많습니다. 왜냐하면 이 질문을 통해 얻기를 원하는 답변은 '살 빼는 데 좋은 특정 운동종목'이라고 할 수 있는데, 사실 살 빼는 데 더 좋은 운동종목을 꼭 집어서 말하는 것은 가능하지도 않고, 말해주어도 별 도움이 되지 않기 때문입니다.

사실 수십 가지의 운동종목 중에서 어느 특정종목이 살 빼는 데 좋다기보다는 그 운동을 어떻게 활용하고 실시할 것인지가 더 중요합니다. 즉 살을 빼기 위한 수단으로 운동을 택할 때 자신의 주변환경이나 접근성, 생활여건이나 패턴, 자신의 건강과 체력수준 등에 맞추어 어떤 종목이든지 제대로 된 원리에 입각하여 운동하는 것이 더 중요합니다.

다이어트의 원래 목적은 몸무게가 아니라 몸매

비만이란 '키에 비해 몸무게가 기준값 이상으로 많이 나가는 것'이라고 생각한다면, 이것은 비만을 잘못 이해하고 있는 것입니다. 비만을 보다 정확하게 정의하면 '체중에서 체지방량의 무게가 차지하는 비율, 즉 체지방률이 임상기준(남:25%, 여:30%)을 넘는 것'을 의미합니다.

예전과는 달리 지금은 체지방률의 개념을 대부분 알고 있지만, 여전히 많은 사람들이 다이어트를 계획하면서 이 차이를 간과하는 경우가 많습니다. 모든 일이 먼저 목표가 분명하게 정해져야 그 목표를 달성하기 위한 정확한 방법이 결정되듯이, 다이어트도 마찬가지입니다.

다이어트의 분명한 목표를 체중으로 정한다면 이는 목표를 제대로 잡지 못한 것이므로 다이어트의 방법도 잘못될 위험성이 높습니다. 다이어트의 분명한 목표는 '체중'이 아니라 '체지방'입니다. 이 두 가지 목표는 언뜻 차이가 없는 것 같지만 사실은 많은 차이가 있습니다.

예를 들어서 목표를 체중에만 둔다면 찜질방이나 사우나에 가서 다이어트를 시도하거나, 원푸드 다이어트와 같은 잘못된 방법에 의존하는 경우가 생기게 됩니다. 목표를 잘못 잡으니 방법도 잘못되는 것입니다.

그러므로 '체중'보다 '체성분'이 더욱 중요하다는 인식이 필요합니다. 다음 사진은 아놀드 슈워제네거가 보디빌더로 활약하던 젊을 때의 모습과 나이를 먹었을 때의 모습을 보여주고 있습니다. 아놀드 슈워제네거에게는 미안하지만 유명인이므로 예를 들겠습니다.

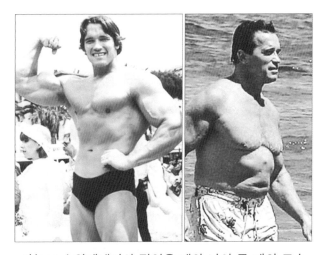

아놀드 슈워제네거의 젊었을 때와 나이 든 때의 모습

왼쪽 사진은 아놀드 슈워제네거의 젊을 때 모습입니다. 이때가 보디빌딩 세계챔피언이었을 때이고, 오른쪽은 영화배우를 거쳐 캘리포니아 주지사까지 지낸 후 나이를 먹은 때의 모습입니다. 여러분은 당연히 왼쪽과 같은 모습을 갖고 싶겠지요.

그런데 젊을 때와 나이 먹은 후 어느 때의 체중이 더 많이 나갈까요? 키가 188cm인 아놀드 슈워제네거가 한창 대회에 출전할 때의 체중은

107kg이었습니다. 시즌 오프일 때의 체중은 그보다 더 나가서 120kg 정도였습니다. 그런데 나이를 먹고 나서 슈워제네거의 체중은 그보다 훨씬 적은 90kg 대 후반입니다. 젊었을 때보다 근육량은 현저히 줄어든 대신 멋지던 복부의 식스팩을 피하지방이 덮어버리고 말았습니다.

이 사진을 통해서 하고 싶은 말은 다이어트를 하려는 본래의 목표는 대부분 몸매를 위해서라는 것입니다. 또 몸매를 멋있게 보이려면 '체중' 이 중요한 것이 아니라 '체성분'이 보다 중요하다는 점입니다.

다시 말해서 몸매를 멋있게 보이기 위한 첫 번째 전제조건은 '체중'이 아니라 '체성분'입니다. 즉 좋은 몸매를 갖기 위해서는 적절한 체지방과 근육량이 필요하다는 것입니다. 원래 다이어트를 시작한 이유가 몸매를 멋있게 하기 위한 것인데, 이것을 잊어버리고 자꾸만 체중계 위의 숫자 에 집착하면서 스트레스를 받지 말라는 이야기입니다.

너무 특수한 예를 들었다고요? 아닙니다. 다이어트를 시도하는 모든 사람은 먼저 이 점을 잘 이해하여야 제대로 방향을 잡을 수 있습니다. 이 말은 '체중'을 전혀 무시하라는 말이 아닙니다. 다이어트를 할 때 체 중은 당연히 중요한 참조치가 되어야 하겠지요. 그러나 '체중' 자체를 절 대적인 목표로 삼지는 말라는 뜻입니다.

표준체중의 함정

체성분이 아니라 체중만을 목표로 삼을 때 사람에 따라서는 엉뚱하거나 너무 무리한 목표를 설정할 위험성도 있습니다. 예를 들면 일반적으로 널리 알려진 표준체중을 구하는 방법이 있지요. 표준체중을 구하는 일반적인 방법은 자신의 키(cm)에서 100을 뺀 값에 0.9를 곱하여 얻습니다.

이 방식을 젊은 시절의 슈워제네거에게 적용하면 그의 표준체중은 (188cm－100)×0.9＝79.2kg 입니다. 이것을 기준값으로 정하면 그의 체중은 표준체중보다 무려 27.8~40.8kg을 오버하는 심한 비만으로 낙인찍힙니다. 이런 식으로 표준체중을 적용하면 오히려 나이를 먹어서 많이 좋아진 것으로 판정하게 됩니다. 실물이나 사진을 직접 보기 전까지는 말이죠.

대부분의 사람에게 위의 공식을 적용하여 구한 표준체중은 실제로 자신이 추구하는 근육이 적절하게 발달한 멋있는 몸매보다는 많이 마른 소위 '멸치체형'을 의미합니다. 그러므로 표준체중을 절대적 기준으로 삼는 것은 대체로 잘못된 일입니다.

체중과 체성분의 차이 – 수중체중측정법의 원리

    현재까지 알려진 체지방률을 측정하는 가장 정확한 방법 중의 하나는 수중체중측정법입니다. 그 측정원리를 이해하면 체중과 체성분의 차이를 보다 명확히 알 수 있습니다.

    예를 들어 철수와 봉식이는 체중이 똑같이 70kg인데, 두 사람의 체지방률을 측정하기 위하여 그림과 같이 수중체중을 측정하였습니다. 그 결과 철수의 수중체중은 1.5kg이고, 봉식의 수중체중은 2kg이었습니다.

    그렇다면 철수와 봉식이 중에서 과연 누가 더 몸에 체지방을 많이 가지고 있을까요? 정답은 철수입니다. 즉 수중체중이 적게 나간 철수가 몸에 더 많은 지방이 있습니다. 또 외관상으로도 철수가 더 뚱뚱해 보입니다.

    철수의 수중체중이 적게 나가는 이유는 몸의 밀도가 더 낮기 때문입니다. 같은 체중이지만 밀도가 더 낮은 이유는 몸에 체지방량이 많기 때문입니다. 지방은 인체의 다른 구성성분보다 밀도가 낮습니다. 지방(기름)이 물에 가라앉지 않고 언제나 물 표면에 떠 있는 이유는 지방의 밀도가 물의 밀도보다 낮기 때문이지요.

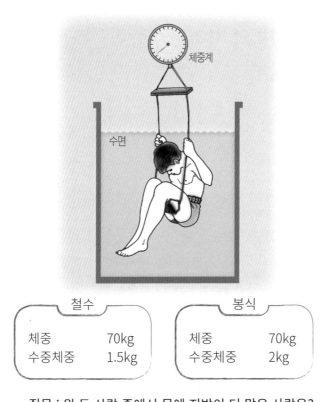

질문 : 위 두 사람 중에서 몸에 지방이 더 많은 사람은?

수중체중측정법(액체정력학적 측정법)에 의한 체중 측정

다시 말해서 몸에 지방이 많을수록 몸의 밀도는 떨어지고, 몸의 밀도
가 떨어질수록 같은 무게라도 몸의 부피는 커지게 되지요. 같은 1kg이
라도 스치로폼은 부피가 크고 물에 뜨지만, 같은 무게의 돌은 부피가 작
고 물속으로 가라앉습니다. 마찬가지로 몸에 지방이 많으면 몸의 부피
는 더 커지고 물속에서는 부력을 더 많이 받아서 수중체중은 적게 나가

게 되지요. 즉 체중이 같더라도 체내에 지방을 더 많이 가지고 있는 철수가 수중체중이 적게 나가고, 외견상으로도 훨씬 뚱뚱하게 보이는 것입니다.

결국 다이어트의 궁극적인 목적이 외관상 멋진 몸매를 갖는 것이라면 체중이 아니라 체밀도를 높여야 제대로 목표를 달성할 수 있습니다.

수중체중측정법

수중체중측정법은 체지방률의 기준값을 제공하려는 연구목적을 가진 측정방법으로 액체정력학적 측정법이라고도 합니다.

측정 절차는 앞의 그림과 같이 특수하게 제작된 수조에 물을 채우고, 그 안에 사람이 완전히 잠수한 상태에서 체중을 측정합니다. 이때 피측정자는 완전한 잠수상태를 유지하기 위해 납으로 된 허리띠 등을 허리에 부착하고 잠수하게 합니다. 체중계는 납의 무게를 포함해서 0kg으로 세팅합니다. 부력을 최대한 제거하기 위해서 숨을 완전히 내쉰 상태에서 잠수하였을 때에 체중계에 표시되는 수중체중을 측정합니다.

이렇게 수중체중을 측정하는 이유는 아르키메데스의 원리를 이용하여 피측정자의 체표면적(부피)을 구하기 위해서입니다. 체표면적을 구하면 체중을 체표면적으로 나누어 체밀도를 구할 수 있습니다. 체밀도를 구하면 이를 이용하여 기존에 사체를 분석해서 만들어진 공식을 이용하여 체지방률을 구하게 됩니다. 실험실에서 이루어지는 정확한 측정절차는 잔기량 측정과 같이 보다 복잡한 절차가 요구되는데, 그 자세한 설명은 생략하겠습니다.

'2주만에 5kg 책임 감량'이라는 광고 문구

다이어트의 궁극적인 목표를 보기 좋은 몸매를 갖는 데 둔다면, 체성분을 건전하게 갖기 위한 노력이 필요합니다. 즉 몸에 체지방이 너무 많다면 체지방을 줄이고, 근육량이 적으면 근육량을 증가시키려는 양 방향의 노력을 해야만 멋진 몸매를 가질 수 있습니다. 몸짱이라고 하면 당연히 식스팩을 연상하게 되지만, 식스팩은 사실 바람직한 체성분을 나타내는 한 가지 지표가 될 수는 있어도 그것 자체가 목표는 아닙니다.

다음 그림을 보면 인체의 지방조직은 크게는 피하지방과 내장지방으로 나뉘며, 일부 지방은 등허리쪽 척추 뒤에 '복막후지방'으로 존재하고 있습니다. 피하지방은 온몸에 걸쳐서 피부밑 근육(막)과의 사이에 있는 지방입니다. 내장지방은 복부와 가슴 안의 내장 사이에 있는 지방을 말하며, 주로 위와 창자를 덮고 있는 그물망조직에 저장되어 있습니다.

다이어트를 통해서 감소시켜야 할 지방이 바로 내장지방과 피하지방입니다. 우리가 살을 뺀다고 할 때 그 살은 바로 내장지방과 피하지방인데, 간혹 우리는 진짜 목표를 깜박 잃어버리고 체중계가 나타내는 숫

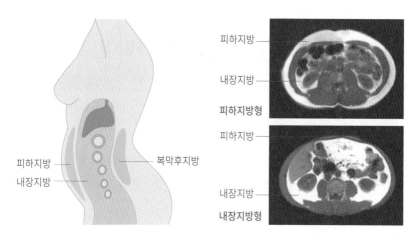

복부의 피하지방과 내장지방, 복막후지방의 위치

자에 일희일비하는 경우가 많습니다. 수분이나 근육을 빼고 체중계 위에서 기분이 좋아지거나, 실제로 체지방은 감소했지만 대신 체내 수분량이 늘어나서 체중계의 숫자에 변화가 없다고 실망한 나머지 포기하는 사람도 많습니다.

우리는 인터넷 등을 통해서 '2주만에 5kg 책임 감량'과 같은 다이어트 식품이나 다이어트법을 소개하는 광고를 쉽게 접할 수 있습니다. 매우 획기적인 방법으로 보이지요. 그러나 이렇게 단기간에 많은 양의 체중을 줄여주겠다는 광고일수록 신뢰하기 어렵습니다. 이러한 광고일수록 실제로 잘못된 목표와 방법을 동원하는 경우가 많습니다. 물론 그중에는 제대로 된 방법을 통해서 실제로 체지방을 감소시키기도 하지만, 별다른 노력없이 특정한 식품이나 식이요법에 의존해서 쉽게 체중을 감소시킨다는 광고는 대부분 장삿속의 사탕발림에 불과합니다.

레슬링 선수의 체중감량법과 다이어트의 오해

　　레슬링 선수를 예로 들어 보겠습니다. 제가 근무하는 대학에도 레슬링부가 있는데, 무제한급 선수를 제외하고는 자신의 체급을 맞추기 위하여 평소보다 체중을 줄여서 경기에 출전하게 됩니다. 사람마다 차이는 있지만 약 5~10kg 정도 체중을 감량한 후에 경기에 나갑니다. 그런데

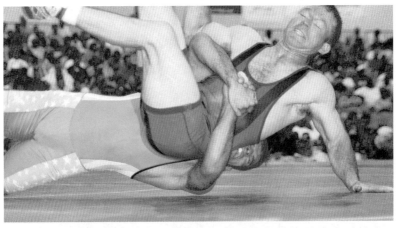

다이어트는 레슬링 선수처럼 계체량을 통과하기 위한 감량이 아니다!

이 정도의 체중을 줄이는 데 얼마간의 기간이 필요할까요?

놀라지 마십시오. 대부분 시합을 5~7일 정도 앞두고 체중을 감량합니다. 길게 잡아도 열흘을 넘지 않습니다. 대부분의 선수들이 체중을 감량하는 방법은 운동량도 늘리지만 그보다는 식사량을 대폭 줄이고, 시합날이 다가오면 땀복이나 사우나를 이용해서 수분을 배출하는 방법을 택합니다.

레슬링 선수는 어떻게 단기간에 체중을 그만큼 줄일 수 있을까요? 이때 지방을 빼는 것은 분명 아닙니다. 왜냐하면 엘리트 레슬링 선수들의 체지방률은 거의 10% 이내의 매우 낮은 수준이어서 더 이상 뺄 지방이 몸에 남아 있지도 않기 때문입니다.

레슬링 선수들이 단기간에 체중을 감량할 수 있는 이유는 체내의 수분을 배출시키기 때문입니다. 거기에 더하여 금식을 통해 근육에 저장된 글리코겐을 추가적으로 감소시키고, 그것과 결합된 수분을 추가적으로 배출함으로써 2~3kg 정도는 추가적으로 더 감량시킬 수 있습니다. 단련되고 근육량이 많은 레슬링 선수는 일반인보다 몸에 훨씬 많은 수분을 갖고 있어서 이렇게 단기간에 체중을 큰 타격없이 줄이는 데 유리합니다.

지방조직은 수분을 20% 정도 포함하고 있지만, 근육조직의 수분함유량은 70% 정도입니다. 그래서 몸에 체지방이 적고 근육량이 많은 사람일수록 체내 수분을 더 많이 가지고 있습니다. 다음 그림과 같이 지방이 많은 비만한 사람에 비해 근육이 많은 단련된 사람은 몸에 수분을 더 많이 가지고 있습니다. 그래서 같은 양의 수분을 손실해도 몸이 탈수상태가 될 위험은 상대적으로 더 적습니다. 또 땀 등에 의한 수분 배출을 통해서 더 쉽게 체중을 줄일 수 있습니다.

뚱뚱한 사람을 물살이라고 놀리는 경우가 있지만, 엄밀히 이야기하면 근육질인 사람이 물살인 셈입니다.

레슬링 선수의 이야기로 돌아가서 레슬링 선수는 경기를 하루 앞둔 체중측정 시점까지 단 5~7일만에 체중을 5~10kg 줄여서 계체량을 통과합니다. 계체량을 통과하고 나서는 정상적인 식사와 수분을 섭취하여 다음 날의 경기에 대비합니다. 그리고 경기장 매트에 서서 상대와 마주할 때에는 거의 감량 전의 체중으로 돌아갑니다. 감량된 체중을 하루만에 거의 회복한 것이지요.

이 말은 레슬링 선수처럼 체중을 줄여서는 다이어트 효과가 없다는 뜻

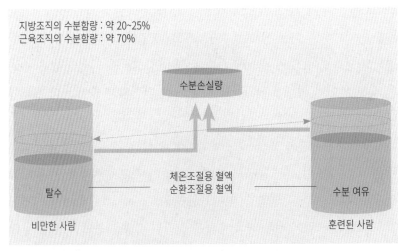

비만한 사람과 훈련된 사람의 체내 수분의 차이

입니다. 또 그렇게 체중을 줄이기도 어렵지만, 그러한 방법을 다이어트 법으로 따라서 한다면 몸은 매우 커다란 생리적 부담을 받게 되고, 혈전 등이 발생하여 급성 심근경색증이나 뇌졸중(중풍)의 위험도 높아질 것입 니다.

간혹 레슬링 선수처럼 체중을 줄이는 것을 다이어트 성공의 큰 무용담 처럼 말하는 모습을 보면서 속으로 실소할 때가 있습니다. 다이어트의 궁극적인 목적은 체중계 위의 숫자가 아니라 '몸매'라는 것을 다시 한 번 일깨워주는 예라고 할 수 있습니다.

식욕중추에 영향을 미치는 환경과 습관

다이어트에 가장 큰 도움이 되는 일은 '식욕'에 대한 이해입니다. 같은 칼로리를 가진 음식을 먹어도 어떤 음식은 먹을 때만 포만감을 주고, 어떤 음식은 포만감을 지속시키는 데 도움을 줍니다.

또 어떤 식품이나 생활습관은 식욕을 억제하는 데 도움을 주지만, 또 다른 식품이나 생활습관은 지속적으로 식욕을 유발하여 늦은 밤 TV 앞에서 '수요미식회'나 '식신로드'와 같은 먹방 방송을 보고 있는 우리를 안절부절하게 만듭니다. 우리 뇌에서 벌어지는 이 식욕과의 치열한 싸움을 순전히 우리의 굳센 '의지'에만 맡긴다면, 그것은 이미 실패를 예약한 것이나 마찬가지입니다.

우리의 뇌에 위치한 식욕중추에는 오늘도 식욕을 억제하거나 식욕을 촉진하는 많은 식습관, 수면습관, 운동습관, 심리적 요인 등이 입력(input)되고 있습니다. 또 때때로 교묘하게 위장하여 가짜공복감을 일으키는 요인들도 우리를 수시로 현혹시키고 있습니다.

이 책에서는 이렇게 우리의 식욕중추에 영향을 주는 환경이나 습관에는 어떤 것들이 있고, 작용하는 방법을 소개합니다. 자세한 내용은 책의 본문에서 구체적으로 설명하기로 하고, 한 가지 예만을 들겠습니다.

컴퓨터 앞에서 몇 시간 동안 요즘말로 열공하거나 게임에 몰두하고 나서 느끼는 허기증은 누구나 경험하는 일입니다. 분명한 것은 이 허기증이 우리가 많은 양의 에너지를 소비했기 때문에 나타난 현상이 아니라는 점입니다. 우리는 부지불식간의 높은 식욕이 많은 에너지를 소비한 자연스런 결과라는 인과관계로 착각하는 경우가 많습니다.

이러한 착각은 사실 우리의 본능적인 반응에서 비롯된 것입니다. 이 책의 앞부분에서 말했듯이 수렵채취 생활을 하던 인류에게는 '허기증'이란 '많은 에너지 소비의 결과'라는 등식이 대체로 들어맞습니다.

그러나 수만 년이라는 오랜 기간 동안 인간의 몸에 학습(?)된 이 등식은 돌연히 나타난 눈깜짝할 순간적인 변화로 인해 전혀 들어맞지 않게 되었습니다. 수만 년은 고사하고 아주 최근(?)인 오백 년 전의 우리 조상에게도 컴퓨터라는 요상한 물건 앞에 앉아서 세 시간 동안 손가락으로 무언가를 두들기는 후손의 모습을 상상하는 것은 불가능한 일이었지요. 혹시라도 후손의 뇌에서 벌어지는 뇌신경 상호간에 엄청난 양과 속도로 이루어지는 신경자극의 전도, 다른 말로 정보의 교통이 이루어지는 모습을 모니터로 볼 수 있었다면 벌린 입을 다물지 못하겠지요.

그렇게 앉아 있는 동안에는 대근육 활동은 전혀 이루어지지 않고 에너지소비량은 아주 소량에 그치게 됩니다. 손가락만 부지런히 컴퓨터 자판을 두드리는데 에너지가 많이 소비될 리가 없지요. 대신에 우리의 머리는 부지런히 혈당을 먹어치우게 됩니다. 왜냐하면 혈당이 뇌의 유일한 연료이기 때문입니다. 이렇게 활발한 두뇌활동을 서너 시간 하고 난 다음에는 심한 공복감이 찾아오기 마련입니다.

이때 허기증이 심하다고 해서 에너지를 많이 소모한 것은 결코 아닙니다. 실제로 에너지는 별로 소비하지 않았지만 혈당이 낮은 상태가 되었기 때문에 뇌는 더욱 배고픔을 느끼게 됩니다. 왜 다이어트에서 대근육을 움직이는 운동이 중요한지를 말해주는 한 이유가 되기도 하겠지요.

한 가지를 예로 들었지만, 이처럼 우리의 식욕중추를 중심으로 하는 식욕조절 기전을 잘 이해한다는 것은 캄캄한 야간전투에서 야간투시경을 갖고 적군과 아군을 명확하게 식별할 수 있는 능력을 갖고 있는 것과 마찬가지라고 생각합니다. 이러한 식욕조절 과정을 정확히 이해하여야 자신이 스스로 먹는 것을 선택하고, 생활습관을 수정해나가는 능력을 갖게 됩니다.

주변 환경의 변화를 이해하자-식품의 산업화

　우리 주변을 둘러싸고 있는 식생활 환경은 점점 뚜렷하게 변화하고 있습니다. 이러한 변화가 갖는 의미를 모른 채 자신의 생활습관을 그 흐름에 그냥 맡겨버리면 어느새 나의 내장과 피하의 지방조직이라는 에너지 저장창고는 확장 공사에 들어가게 됩니다.

　최근 우리나라에는 햄버거 열풍이 거세게 불고 있지요. 맥세권(맥도날드 배달 가능 지역을 역세권에 빗대 맥세권이라 부르는 신조어), 벅세권(햄버거의 버거와 역세권을 합성한 신조어)이라는 신조어가 생길 만큼 우리나라에서 현재 대단한 성장세를 보이고 있는 것이 햄버거 가게나 도넛 가게들입니다. 이처럼 거대 자본의 패스트푸드점이 들어서면 그 주변의 상권도 함께 살아난다고 하니 패스트푸드 산업과 자본의 위력

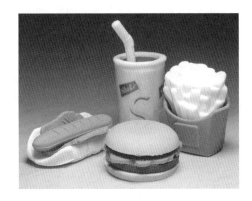

이 어느 정도인지 실감하게 됩니다. 패스트푸드 산업자본의 확산이 전 세계적인 현상이라고는 하지만, 오래 전부터 강의실에서 그 문제점을 지적해왔던 터라 씁쓸한 느낌을 버릴 수 없습니다.

오랜 식문화의 전통을 갖고 있는 한국인의 입맛도 결국 새로운 생활패턴과 환경의 변화에 따라서 급격하게 변화되고 있는 것을 느낄 수 있습니다. 과연 이래도 괜찮을 것인지에 대해 심각하게 고민하는 모습은 어느덧 사라진 것 같아서 걱정입니다.

우리나라 사람들은 오랜 기간 농경 정착생활을 하면서 독특한 식문화를 발달시켜왔습니다. 다양한 식물자원을 요리하여 먹고, 동식물에서 우려낸 국물을 밥상에서 빼놓지 않는 '습식문화'의 특성을 갖고 있습니다. 이에 반하여 유목민들의 식문화 전통은 음식의 조리와 운반 · 보관이 쉽도록 육포 등으로 음식을 만들어 먹는 '건식문화'입니다. 물론 서구에서도 농경문화를 발달시켜왔지만, 우리와는 달리 빵과 육류를 바탕으로 하는 건식문화의 배경을 갖고 있습니다.

문제는 수천 년간 전해져 내려온 습식문화에 맞도록 적응된 우리의 몸이 불과 십 수년 사이에 급격하게 확산되는 건식문화의 물결에 적응할 시간을 전혀 갖지 못했다는 점입니다. 그 예로서 한국인은 유전적으로 지질분해효소(LPL)의 활성이 서구인에 비해 떨어져서(Apo A5 유전자 변이) 식후에 중성지방의 감소율이 낮다고 보고되고 있으며, 같은 비만도에서 당뇨병과 같은 대사질환의 위험도가 서구인에 비해 높은 것으로 밝혀졌습니다.

패스트푸드는 건식문화가 현대인의 바쁜 생활에 맞추어 극도로 적응된 형태라고도 생각할 수 있습니다. 우리나라에서도 수년 전부터 차를 타고 지나가면서 주문하면 주문한 음식을 바로 받는 '드라이브 스루(Drive through)'가 늘어나고 있습니다. 차 안에서 햄버거를 먹는 모습이 과거 말등에 앉아 육포를 씹어 먹던 유목민의 생활을 연상시킵니다. 말을 타고 양을 치거나 이동하면서 육포와 같은 말린 음식을 먹던 전형적인 유목민들의 건식문화가 바쁜 현대인의 생활에 맞추어 다시금 전성기를 맞이한 것으로 보입니다.

40년 전의 경고 – 맥거번 보고서

　미국에서는 일찍부터 식품의 산업화와 그로 인한 질병패턴의 변화에 대해 경고한 중요한 사건이 있었습니다. 그것은 1975년부터 1977년까지 활동하였던 미국 상원 '영양문제특별위원회'의 활동입니다. 수년 동안 세계 각국의 전문가를 초빙하여 식생활의 패턴과 질병과의 관계 등을 본격적으로 조사한 결과를 5,000쪽에 달하는 방대한 보고서에 담아 1977년 1월 4일 미국 의회에 제출하게 됩니다. 그 보고서가 제출될 당시의 위원장이었던 맥거번 상원의원의 이름을 딴 「맥거번 보고서」입니다.

　그 보고서의 내용 중 일부를 그대로 옮기면 "지금 미국에는 3,000만 명의 비만자가 있다. 그리고 그 가운데 반은 비만 때문에 수명이 단축될 것이다."라고 경고하고 있습니다. 미국에서는 이미 40여 년 전에 비만 문제를 심각하게 제기하였던 것입니다. 이어서 그러한 문제의 원인을 다음과 같이 지적하고 있습니다.

　"구미 스타일의 잘못된 식생활은 구미 선진국을 질병선진국으로 만들고 있다. … 중략 … 식품의 산업화는 질병을 대량생산하여 의료산업화

시대를 열었다."라고 하여 식품의 산업화를 비만을 비롯한 여러 질병의
가장 큰 원인으로 지목하고 있습니다.

이 보고서에서 흥미로운 내용은 우리나라나 이웃 일본에 대해서도 다
음과 같이 언급하고 있습니다. "이러한 서구의 부정적 경향은 후발선진
국인 일본이나 개발도상국인 한국에도 옮겨와…"라고 하여 이미 40년
전에 식품의 산업화에 따른 문제가 당시에는 개발도상국이었던 우리나
라에도 이미 시작되고 있음을 지적하고 있습니다.

맥거번 보고서가 발표된 지 10여 년만인 1988년 미국 질병통제센터
(CDC: center for disease control and prevention)에서는 미국 전역에서 비만도
를 조사하였습니다. 그 이후 매년 미국 50개 주의 비만도 조사 결과를
발표해왔는데, 다음 그림들은 1988년 이후 30여 년간 미국인이 얼마나
극적으로 뚱뚱해졌는지를 충격적으로 보여주고 있습니다.

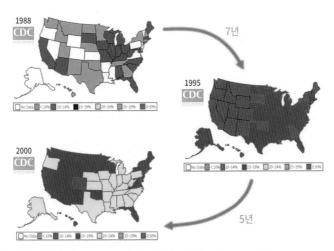

미국 질병통제센터(CDC) 발표 미국 50개 주의 비만율(1988~2000년)

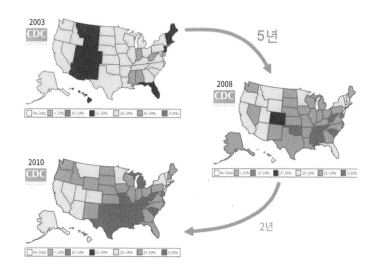

미국 질병통제센터(CDC) 발표 미국 50개 주의 비만율(2003~2010년)

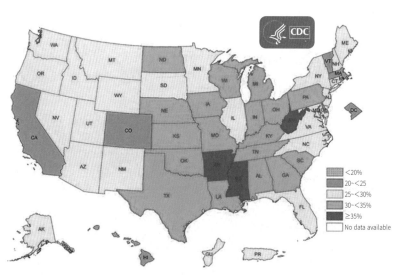

미국 질병통제센터(CDC) 발표 미국 50개 주의 비만율(2014년)

　이 그림을 보면 1995년도까지는 비만인의 인구비율이 20%를 넘는 주는 하나도 존재하지 않았음을 알 수 있습니다. 그런데 해가 갈수록 20%, 25% 이상으로 표시되는 주들이 늘어나면서 2008년도에 이르러서는 콜로라도 한 주를 제외한 모든 주가 20%를 넘게 됩니다.

　그러다가 2010년대에 들어서면 모든 주에서 비만인구의 비율이 20%를 넘고, 심지어는 미국 중남부 대부분의 주에서는 비만인구의 비율이 30%를 넘게 됩니다. 그리고 2014년도에 들어서서는 19개 주가 비만인구의 비율이 30~35% 사이에 해당하고, 세 개의 주(미시시피, 알칸사스, 웨스트버지니아)는 심지어 35%를 넘는 상황이 되었습니다.

　처음 맥거번 보고서가 발표될 때 미국은 당시 비만인이 3,000만 명이나 되는 현상을 심각한 문제로 지적하였지만, 40여 년이 지난 2014년 현재 미국의 비만인구는 1억 1천만 명으로서 전체인구의 34.9%가 비만인이 되고 말았습니다.

　이는 미국 정부까지 나선 전 국가적인 노력이 식품의 산업화·식품의 상업주의에 의해 철저하게 패배한 결과라고 할 수 있습니다. 이러한 패배의 근저에는 의심할 바 없이 미국인의 식탁을 맥도널드와 던킨도넛으로 대표되는 패스트푸드가 점령하였기 때문이라고 할 수 있습니다.

　다음 표는 패스트푸드의 대명사라고 할 수 있는 맥도널드사의 프렌치프라이(감자튀김) 사이즈가 어떻게 변화해왔는지를 보여주고 있습니다. 이 회사가 처음 사업을 시작할 때인 1950년대 감자튀김은 200칼로리를 제공하는 단 하나의 사이즈만이 있었습니다. 그러나 1970년대에 들어서면서 200칼로리는 스몰 사이즈로 되고, 레귤러, 라지 사이즈가 만들

M사의 감자튀김(프렌치프라이) **크기의 변화**

1955년	Only size	200cal	
1970년대	Small Medium Large	200cal 320cal 400cal	
1990년대	Regular Medium Large Super size	200cal 320cal 450cal 610cal	

어졌습니다. 그리고 1990년대에 이르러서는 무려 610칼로리를 제공하는 슈퍼 사이즈가 만들어져서 오늘날에 이르고 있습니다. 맥도날드사에게 모든 책임을 돌릴 수는 없지만, 미국인이 어떻게 해서 점점 살이 찌게 되었는지를 상징적으로 보여주는 예라고 생각됩니다.

현재 레귤러 사이즈의 햄버거와 프랜치프라이, 그리고 탄산음료 세트의 총칼로리는 최소 1,000kcal를 넘습니다. 게다가 미국에서 탄산음료는 무한리필까지 됩니다. 많은 사람들이 패스트푸드점에서 식사를 간단하게 때운다고 생각하지만, 이는 정말 엉뚱한 착각이 아닐 수 없습니다. 사실은 매우 고밀도의 전분을 농축시킨 과도한 칼로리가 포함된 무거운 식사일 뿐만 아니라 영양학적으로도 매우 빈약하고 불균형한 식사인 셈입니다.

패스트푸드점의 비상한 마케팅전략

패스트푸드점의 마케팅전략을 보면 감탄을 금할 수 없습니다. 예를 들어 어린이 세트에 아주 그럴싸한 '해피밀'과 같은 이름을 붙인 매우 싼 가격의 어린이 세트를 만들어 공급합니다. 그리고 디즈니만화의 캐릭터나 포켓몬, 디지몬시리즈, 슈퍼마리오 등 그때그때 어린이들에게 인기가 높은 캐릭터상품을 세트상품의 사은품으로 제공합니다. 이러한 캐릭터들을 모으면서 아이들의 입맛이 자연히 길들여지고, 미래의 고객이 확보됩니다.

더 큰 문제는 이러한 음식에 대해 무의식적으로 형성된 개념입니다. 아마 기성세대들은 과거에 생일이나 졸업식과 같은 특별한 날에 먹는 음식으로 '짜장면'이나 '탕수육'을 기억하겠지요. 그러나 지금 젊은 세대들은 이렇게 특별한 날에 먹는 음식으로 패스트푸드를 기억하게 되었습니다. 어느새 패스트푸드는 해피하고 좋은 날에 먹는 세련되고 왠지 '기분 좋은 음식'이라는 이미지를 갖게 된 것입니다.

비만의 원흉-전분질 식품의 상업화

　식품의 산업화가 고도로 진행되면서 가장 쉽게 접하게 된 것이 전분을 이용한 식품입니다. 지구상의 인구를 획기적으로 증가시킨 사건은 바로 농경생활을 시작하게 된 것입니다. 안정적인 식량원이 확보되면서 획기적으로 출산율이 높아지게 되었지요. 또 수렵 채취생활로부터 농경 정착생활로 전환하게 되면서 곡물을 재배하여 얻는 전분질(녹말)이 주식이 되었습니다. 그렇지만 농경생활을 시작한 이후에도 오랜 기간 동안 대부분의 인류에게는 풍족한 전분을 섭취할 기회가 주어지지 않습니다.

　획기적인 전환점을 맞이한 것은 지금부터 불과 200여 년 전에 불과합

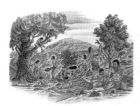 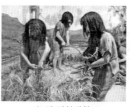 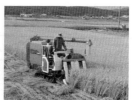

수렵과 채취　　　　　농경 정착생활　　　　대규모 기계화농업
농업의 발전

니다. 영국에서부터 일어난 산업혁명 이후 전분의 생산량이 획기적으로 증가하였습니다. 산업혁명의 결과로 트랙터와 같은 영농기계가 만들어지고 비료가 생산·보급되면서 쌀, 밀, 옥수수와 같은 전분질 식물을 대규모로 재배·생산하게 된 것입니다.

또 이렇게 대규모로 생산된 전분을 가공하여 유통하는 식품의 산업화가 진행됨에 따라 일반대중은 싼 값에 이 전분질 식품을 쉽게 얻게 되었지요. 우리나라의 경우 전쟁이 끝나고 1950년대에 설탕과 밀가루를 미국 원조에 의존하여 얻었던 시절을 생각해보면 정말 상전벽해의 변화가 아닐 수 없습니다.

이제는 거대한 할인마켓에서부터 동네 슈퍼에 이르기까지 진열대에는 수많은 전분질 가공식품으로 가득 채워져 있습니다. 밀가루, 옥수수, 감자 등의 전분을 이용한 다양한 스낵류와 제빵류가 다른 식품에 비해 압도적이라고 할 만큼 넘치고 있습니다. 그 이유는 무엇일까요?

소비자의 입장에서 보면 전분질 식품은 입맛을 아주 잘 만족시키고, 혈당을 빨리 상승시켜서 공복감을 빨리 해소시키는 장점을 갖고 있습니다. 공급자의 입장에서 보면 이 전분을 가공하여 파는 것이 상업적인 이윤창출에 가장 유리합니다. 전분을 가공하여 파는 것은 육류를 가공하여 파는 것에 비해 보다 저비용으로 대량생산이 가능하고, 마진율도 높기 때문입니다. 그래서 팝콘이나 감자스낵, 옥수수스낵과 같이 순수한 전분질 식품은 물론이고, 소시지나 치킨과 같이 고기에 전분질 튀김옷을 입혀 파는 것이 폭발적인 인기를 누리게 되었습니다.

마지막으로 오세영 시인의 「햄버거를 먹으며」라는 시를 소개합니다.

보기에 따라서는 기호에 따른 혐오나 국수주의적인 배타주의로 느낄 수
도 있으나 순수한 영양학적 측면에서 보면 시사점이 많은 시(詩)여서 소
개합니다.

> 사료와 음식의 차이는
> 무엇일까
> 먹이는 것과 먹는 것 혹은
> 만들어져 있는 것과 자신이 만드는 것
> 사람은
> 제 입맛에 맞춰 음식을 만들어 먹지만
> 가축은
> 싫든 좋든 이미 배합된 재료의 음식만을
> 먹어야 한다.
> 김치와 두부와 멸치와 장조림과
> 한 상 가득 차려 놓고
> 이것저것 골라 자신이 만들어 먹는 음식
> 그러나 나는 지금
> 햄과 치즈와 토막 난 토마토와
> 빵과 방부제가 일률적으로 배합된
> 아메리카의 사료를 먹고 있다.
> 재료를 넣고 뺄 수도
> 젓가락을 댈 수도
> 마음대로 선택할 수도 없는
> 맨손으로 한 입 덥석 물어야 하는 저
> 음식의 독재

녹말의 풍요와 우리나라의 비만율

이 시대는 '녹말의 풍요' 시대라고 특징지을 수 있습니다. 이렇게 전분질 가공식품이 대세를 이루고 있는 식품의 산업화는 인류를 기아의 수렁에서 건져냈다고도 할 수 있습니다. 적어도 저개발 상태를 벗어난 대부분의 국가가 여기에 해당됩니다. 그런데 이들 국가에서 녹말의 풍요로 인한 혜택(?)을 입은 저소득층을 중심으로 비만율이 급속하게 증가하게 되었습니다. 이제 전분질 가공식품은 인류를 기아의 수렁에서 건져내어 '비만'의 수렁으로 밀어 넣고 있다고도 합니다.

그렇다면 현재 우리나라의 상황은 어떠한가요? 당연히 적어도 절대 다수의 사람은 굶는 걱정은 하지 않게 되었습니다. 대신에 많은 사람들이 비만을 걱정하는 상황에 이르게 되었지요.

현재 한국 사회는 고령화에 못지 않게 비만율이 빠르게 증가하고 있는 것으로 조사되고 있습니다. 2016년도의 국민영양조사 결과 한국 성인남자의 비만율이 처음으로 40%를 돌파했다는 충격적인 소식이 전해지고 있습니다. 40여 년 전「맥거번 보고서」에서 식품산업화의 영향권 안에 들어가기 시작한 당시 개발도상국인 한국에 대해 경고한 것처럼 이제 대한민국은 심각한 비만의 위협 속에 놓여 있게 된 셈입니다. 더구나 지난 십 수년 동안 우리나라에서 패스트푸드 산업이 거두고 있는 폭발적인 성공을 볼 때, 앞으로 대두될 40년의 상황에 대해서 걱정하지 않을 수 없습니다.

더구나 똑같이 비만하더라도 우리나라 사람은 구미인에 비해 더 쉽게 당뇨병과 같은 대사질환에 걸리기 쉽고, 심장질환이나 뇌졸중과 같은 순환계질환에 더 취약하다는 점이 분명해지고 있습니다.

셋, 먹거리와 식욕조절 이해하기

이 장에서는 우리가 매일 먹는 먹거리들(에너지원)을 어떻게 얻게 되는지를 설명하고 있습니다. 그리고 이렇게 얻은 먹거리들, 특히 탄수화물이 몸 안에 들어와서 어떻게 쓰여지고, 저장되는지 최대한 쉽게 설명합니다.

여기에서 우리는 '혈당'의 개념을 이해하게 됩니다. 그리고 혈당과 '인슐린'이라는 특별한 호르몬의 관계에 대해서도 확실히 배우게 됩니다. 이러한 관계를 바탕으로 '인슐린저항성'이란 무엇인지, 그리고 인슐린저항성이 어떻게 악순환을 일으켜서 당뇨병을 비롯한 수많은 성인병의 원인이 되는지, 또 운동을 하면 인슐린저항성이 어떻게 개선되는지 알게 됩니다.

또 혈당지수(GI)와 당부하지수(GL)에 대해 설명하고 있는데, 이는 식품을 선택하는 중요한 기준으로 다이어트를 하는 사람이라면 꼭 알아야할 기본적인 정보입니다.

마지막으로는 지방조직에서 분비되는 '렙틴'이나 위에서 분비되는 '그렐린'을 비롯하여 식욕중추를 중심으로 일어나는 식욕조절의 기전에 대해 설명하였습니다. 이러한 식욕조절에 대한 이해를 바탕으로 식품의 선택, 수면습관, 스트레스, 장 내 환경 등의 요인이 다이어트에 어떻게 영향을 미치는지 이해하게 됨으로써 다이어트원리를 이해하는 데 한 걸음 더 나아가게 될 것입니다.

우린 매일 어떻게 에너지원을 얻고 있는가

방송이나 건강관련 잡지, SNS 등을 통해 다이어트에 좋다고 소개되는 수많은 식품들을 일일이 찾아서 먹는 것은 가능하지 않고 바람직하지도 않습니다. 왜냐하면 개인이 처해 있는 상황과 외부 여건이 모두 다르고, 특정 식품에 대한 개개인의 생리적 반응도 다르기 때문입니다. 살이 찌거나 빠지는 과정에 관여하는 요인은 너무나 많고 다양하기 때문에 특정 다이어트에 좋다는 특정 식품을 먹는다고 해결되지는 않습니다.

가장 바람직한 것은 다이어트의 원리를 이해함으로써 스스로 먹는 것을 선택하고 조절하는 능력을 갖추는 일입니다. 원리를 이해한다는 것이 언뜻 막연하고 어려운 말처럼 들리지만, 사실 그것이 가장 쉽고 정확한 방법입니다.

물론 원리를 이해하기 위해서는 관련된 배경지식이 필요합니다. 배경지식을 갖추는 것이 반드시 어려운 일은 아닙니다. 보다 흥미를 가지고 차근차근 단계적인 성취감을 느끼면서 마치 책장의 빈칸에 정해진 목록에 따라 차근차근 책을 넣는다는 생각으로 읽다보면 지식이 체계화되어

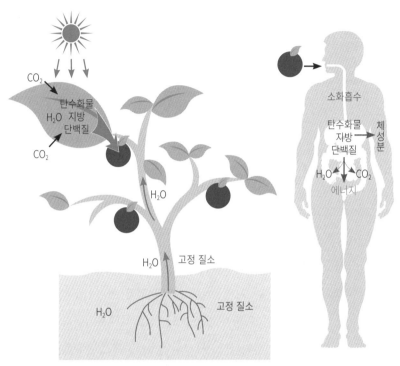

식물의 광합성을 통한 3대영양소의 생산

이해하기 쉬워집니다.

자! 그러면 지금부터 과연 인체의 에너지원이 되는 3대영양소, 즉 탄수화물, 지방, 단백질이 무엇인지에 대한 이야기를 시작하지요.

우리는 어떻게 에너지원을 얻고 있을까요? 물론 매일 먹는 식물성이나 동물성의 음식으로부터 에너지를 얻고 있습니다. 중학교 생물시간에 배웠지만 까마득하게 잊어버렸을 수도 있는 내용을 잠깐 끄집어내 보겠습니다.

앞의 그림은 식물이 어떻게 에너지원을 합성해서 저장하는지를 보여주고 있습니다. 사실 우리는 이처럼 여러 가지 식물이 만들어 놓은 탄수화물, 지방, 단백질을 통해서 매일 에너지를 얻고 있습니다. 즉 쌀·보리·밀·옥수수와 같은 곡류, 감자·고구마와 같은 뿌리채소, 바나나·사과·밤과 같은 과일류를 통해서 에너지원을 얻습니다.

식물들은 그림과 같이 뿌리로부터는 물(H_2O)를 끌어올리고 공기 중에서 이산화탄소(CO_2)를 받아들여서 에너지원인 탄수화물, 지방을 만듭니다. 단백질은 뿌리로부터 물뿐만 아니라 고정 질소(N)도 끌어올려서 합성하여 만듭니다. 이 에너지원을 합성하는 과정에는 태양빛이라는 빛에너지가 사용되므로 이 과정을 광합성(光合成)이라고 합니다. 이렇게 식물은 잎에 있는 엽록소에서 만든 에너지원을 열매나 뿌리에 저장합니다. 그리고 우리는 이 열매와 뿌리를 먹습니다. 우리는 이런 방식으로 식물이 만들어 놓은 에너지원(탄수화물, 지방, 단백질)을 섭취하여 체내에서 에너지원으로 이용하거나, 인체를 구성을 하는 데 사용합니다.

다음 그림은 우리가 얻고 있는 에너지원의 명확한 근원을 나타내고 있습니다. 옥수수, 감자, 콩과 같은 식물은 물과 이산화탄소를 재료로 해서 광합성 작용을 통해 탄수화물과 지방을 만들어내는 것을 알 수 있습니다. 거기에 질소(NH_2) 성분을 추가해서 단백질도 만들어냅니다.

물론 우리는 식물뿐만 아니라 동물로부터도 에너지원을 얻습니다. 탄수화물은 대부분 식물로부터 얻으며, 동물로부터는 주로 단백질과 지방을 얻습니다.

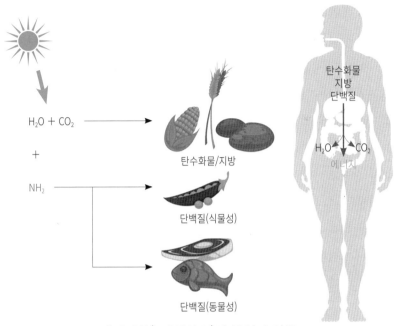

$H_2O + CO_2$

$+$

NH_2

탄수화물/지방

단백질(식물성)

단백질(동물성)

탄수화물
지방
단백질

H_2O CO_2

에너지

에너지원(3대영양소)의 급원과 이용

몸 안에 들어오는 탄수화물, 그리고 혈당

그러면 먼저 탄수화물은 인체에 들어와서 어떻게 되는지 다음 그림을 보면서 알아보도록 하지요. 언뜻 보기엔 복잡해 보이지만 사실 그림에 제시한 탄수화물의 종류만을 대략적으로 알면 전체적인 탄수화물의 체내 이용과 저장과정에 대한 윤곽을 잡을 수 있습니다.

그림을 보면 바게트빵, 감자, 식빵이 그려져 있는데, 이것들은 우리가 매일 주식으로 먹고 있는 전분이라는 탄수화물입니다. 전분은 포도당이라고 하는 단당류가 수십, 수백 개 촘촘히 결합되어 있는 형태입니다.

포도당은 인체의 가장 기본적인 에너지원으로 쓰입니다. 예를 들어 사람이 의식이 없는 상태거나 소화기계에 이상이 있어 스스로 소화흡수를 할 수 없는 상태이면 병원에서 포도당 주사를 놓지요. 바로 그 포도당입니다. 사람은 이 포도당을 가장 기본적인 에너지원으로 쓰고 있습니다. 즉 우리 몸이 탄수화물을 에너지원으로 이용한다는 것은 바로 이 포도당을 연소시키는 것으로 이해하면 됩니다. 다시 말해서 이 포도당이 촘촘하게 결합된 것이 전분이지요.

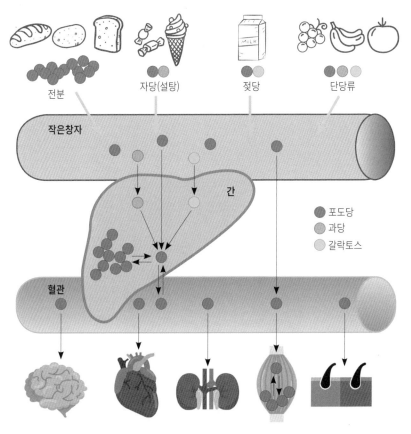

전분

자당(설탕)

젖당

단당류

작은창자

간

포도당
과당
갈락토스

혈관

탄수화물의 여러 종류와 흡수된 후 체내에서의 이동경로

또 한 가지 단당류는 과당으로서 과일에 많은 당이므로 과당이라고 합니다. 과당의 함유량이 높을수록 과일은 달아서 맛이 좋습니다. 이 두 가지 단당류, 즉 포도당과 과당이 하나씩 결합된 것이 사탕수수와 사탕무우에서 추출하는 자당이라는 이당류입니다. 이 자당을 공업적으로 처리한 것이 바로 설탕입니다.

그림의 오른쪽을 보면 갈락토스라고 하는 단당류가 있습니다. 갈락토스는 포도당과 결합하여 젖당이라는 이당류를 구성하는데, 이것은 모유나 동물의 젖(우유, 염소유, 산양유 등)에 들어 있습니다. 이것으로 우리가 일상생활에서 주로 먹게 되는 대부분의 탄수화물 종류를 소개했습니다.

자, 여러분은 지금 뷔페식당에 있다고 상상해보기 바랍니다. 과연 어떤 종류의 탄수화물을 어떻게 먹고 있는지요.

뷔페식당에서 여러분은 밥, 국수, 감자전이나 고구마튀김, 빵, 피자, 파스타 등을 통해서 포도당 덩어리인 전분을 먹고 있습니다. 또 매우 다양한 음식을 요리할 때 사용하는 이당류인 설탕도 함께 먹게 됩니다. 설탕은 케이크나 탄산음료, 아이스크림 등의 디저트를 통해서 추가적으로 먹게 되지요. 또 우유나 요구르트도 한 잔 정도 마신다면 이당류인 젖당도 먹게 되겠지요. 마지막으로 식사를 마치고 귤이나 포도 등의 과일을 먹는다면 과일에 많은 과당을 먹게 됩니다.

어쨌든 이 음식들을 모두 섭취하면, 이 음식에 포함된 탄수화물들은 소화기관을 통과하면서 점차 작은 단위로 나뉘어져 최종적으로 단당류로 분해됩니다. 즉 작은창자에 이르러서 최종적으로 단당류로 분해되어 창자의 벽을 통하여 체내로 흡수되고, 바로 간으로 보내집니다.

간으로 보내진 포도당은 그대로 간에 저장되거나 혈류로 보내집니다. 그리고 과당과 갈락토스는 인체의 필요에 의해서 포도당으로 전환됩니다. 같은 단당류인 과당이나 갈락토스는 포도당과 매우 유사하므로 간에서는 이들을 쉽게 기본적인 에너지원인 포도당으로 전환할 수 있습니다.

결론적으로, 우리가 섭취하는 대부분의 탄수화물은 간을 거치면서 포도당의 형태로 혈액 중으로 나가게 됩니다. 혈액 중에 있는 포도당을 간단히 '혈당'이라고 부릅니다. 이 혈당이 어느 기준값 이상으로 높으면 고혈당이고, 낮으면 저혈당이라고 합니다. 이렇게 인체의 여러 조직세포는 혈중 포도당, 즉 혈당의 형태로 에너지원을 공급받고 있습니다.

단순당류(simple sugar)란?

세 가지 단당류, 즉 포도당, 과당, 갈락토스는 모두 탄소원소가 6개로 이루어져 있어서 6탄당이라고 하며, 분자식은 $C_6H_{12}O_6$로 모두 같습니다. 다만 탄소, 수소 등 원소가 결합하는 방식, 즉 구조식이 약간 다를 뿐입니다.

이렇게 세 가지 단당류의 분자식이 같기 때문에 간에서는 필요하다면 과당이나 갈락토스를 기본 에너지원인 포도당으로 쉽게 전환시킵니다. 포도당, 과당, 갈락토스의 세 가지 단당류 중에서 같거나 다른 단당류 두 개가 모인 것을 이당류라고 합니다. 단당류와 이당류를 가리켜 단순당류(simple sugar)라고 합니다.

포도당과 과당이 결합한 것을 자당이라고 하며, 사탕수수나 사탕무우에서 추출합니다. 이것을 공업적으로 가공한 것이 설탕이므로 설탕은 이당류(포도당＋과당)입니다. 또 모유나 우유에는 젖당이라는 탄수화물(이당류)이 5~7% 정도 들어 있는데, 이 젖당은 포도당＋갈락토스로 되어 있습니다.

몸 안에 들어온 탄수화물의 운명

　여러 종류의 탄수화물이 소화과정을 통해서 단당류 형태로 몸 안에 들어온 다음에는 어떤 운명이 기다리고 있을까요? 어디로 보내지고 이용되거나 저장되는지 잘 이해하려면 다음 그림을 주목하기 바랍니다. 아침을 먹기 전 혈액 중 정상적인 혈당농도는 혈액 100ml 중에서 약 80~100mg입니다. 이때의 혈당을 12시간 공복시혈당이라고 합니다. 정상범위보다 높은 혈당을 '고혈당'이라고 하고, 정상범위 이하의 혈당을 '저혈당'이라고 합니다.

　식사를 하면 소화흡수의 과정을 거치면서 혈액 중 포도당의 농도, 즉 혈당은 점차 상승하여 140~170mg/㎗ 정도에 이르게 됩니다. 이렇게 탄수화물의 섭취로 인해 상승하는 혈당은 인체의 모든 조직세포에 전달되어 에너지원으로 쓰입니다. 즉 혈당은 뇌, 심장, 신장(콩팥), 근육 등 여러 말초조직세포가 사용합니다.

　그런데 한 가지 꼭 기억해야 할 중요한 사실은 간과 근육만이 이 포도당을 서로 결합시켜서 저장할 수 있다는 점입니다. 간과 근육세포는 자

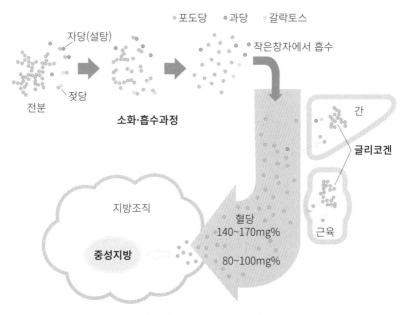

포도당 · 과당 · 갈락토스

자당(설탕)

작은창자에서 흡수

전분

젖당

소화·흡수과정

간

글리코겐

근육

지방조직

중성지방

혈당
140~170mg%

80~100mg%

탄수화물의 소화 · 흡수 · 이동경로와 체내 저장경로

신에게 보내진 혈당, 즉 포도당을 그림과 같이 다시 묶어서 원래의 전분과 같은 형태로 다시 저장하는데, 이를 글리코겐이라고 합니다.

다시 말해서 우리가 섭취한 탄수화물은 간과 근육에 '글리코겐'의 형태로 저장됩니다. 글리코겐은 간이나 근육으로 유입된 포도당이 다시 촘촘히 결합된 것으로 전분과 비슷한 형태라고 할 수 있습니다. 우리의 간과 근육은 글리코겐 의 최대 저장고로서, 간에는 100~150g 정도, 근육에는 250~350g 정도, 최대 500g 정도만을 저장할 수 있습니다.

간과 근육이 저장할 수 있는 최대 저장량을 초과하여 과잉하게 섭취한 탄수화물은 어떻게 될까요? 바로 지방조직으로 보내집니다. 즉 밥솥(근육)과 찬장(간)의 저장 공간이 차서 더 이상 넣어둘 수 없게 된 넘치는 혈당은 결국 창고(지방조직)로 보내서 저장하게 됩니다.

문제는 창고(지방조직)로 보내진 혈당은 탄수화물인 글리코겐으로 저장되는 것이 아니라 지방(중성지방=지방의 저장형태)으로 전환되어 저장된다는 데 있습니다. 그런데 탄수화물이라는 에너지원이 밥솥과 찬장을 넘쳐서 자꾸만 창고(지방조직)로 들어오게 되면 어떻게 될까요? 그러면 이 창고의 창고지기(지방세포의 DNA라고 할 수 있습니다)는 창고를 확장하거나, 창고를 새로 지어 수용능력을 늘리려고 하겠지요. 남자는 주로 배둘레에 창고를 확장하고, 여자는 힙과 허벅지에 창고를 짓게 됩니다. 성인기에는 주로 창고를 확장하는 방식이 사용되지만, 한참 성장기에는 창고를 새로 짓게(활발한 지방세포의 분열을 통해서) 되므로 더욱 조심해야겠지요.

중성지방체형과 글리코겐체형

인체는 간과 근육에 글리코겐의 형태로 탄수화물을 저장하는데, 이 탄수화물은 지방에 비해서 상대적으로 고급연료(휘발유)라고 할 수 있습니다. 왜냐하면 탄수화물은 지방에 비해서 단위시간당 높은 출력을 낼 수 있는 연료이기 때문입니다.

그런데 아쉬운 점은 우리는 글리코겐을 간과 근육에 아주 소량(약 500g)만 저장할 수 있다는 것입니다. 간과 근육의 저장고를 넘치는 탄수화물은 지방으로 전환되어 인체의 창고(지방조직)에 저장됩니다. 동물 중에서 이 글리코겐을 가장 많이 저장하고 있는 동물은 바로 말입니다. 말은 자신의 근육 내에 매우 많은 글리코겐을 저장할 수 있어서 '천리마'와 같은 명칭에서 알 수 있듯이 장시간 동안 높은 속도로 지속해서 달릴 수 있는 능력을 갖게 됩니다.

반면에 돼지는 지방조직이 발달되어 있어서 많은 양의 중성지방을 큰 창고인 지방조직에 저장하고 있지요.

사람도 상대적으로 체력 수준이 높거나 근육이 잘 발달된 사람은 자신의 근육에 더 많은 글리코겐을 저장할 수 있는 능력을 갖고 있습니다. 이러한 사람은 '글리코겐체형'이라고 할 수 있습니다. 반면에 체내에 글리코겐을 저장할 수 있는 능력보다 지방을 더 많이 저장하고 있다면, 이는 건강상으로나 외관상 바람직하지 않으며, 체형도 '중성지방체형'입니다.

혈당의 출입문, 열쇠와 자물쇠

탄수화물이 체내에 들어와서 어떠한 경로로 이용되는지를 보다 잘 이해하려면 혈당과 인슐린의 관계를 잘 이해할 필요가 있습니다. 다음 그림은 식사를 할 때 소화흡수 과정을 거치면서 혈당이 점차 상승하는 과정을 설명하고 있습니다. 식사 후에 혈당이 상승하면 췌장(이자)에서는 인슐린을 분비합니다. 인슐린은 혈당이 상승하면 분비되고, 혈당이 저하되면 분비가 억제됩니다. 혈당이 많이 상승할수록 췌장에서는 그것에 맞추어 더 많은 인슐린을 생산하여 분비합니다.

인슐린은 인체의 모든 세포막으로 가서 혈당(혈중 포도당)이 들어가도록 문을 열어주는 열쇠 역할을 합니다. 그림에서 인슐린을 열쇠로 표현하였는데, 인슐린이라는 열쇠가 없다면 혈당은 세포막에 위치하고 있는 문을 통해서 세포 안으로 잘 들어갈 수 없게 됩니다.

우리가 밥을 먹으면 혈당은 소화흡수 과정이 진행됨에 따라서 서서히 상승합니다. 아침 식전의 12시간 공복상태일 때의 혈당은 80~100mg/dℓ 정도이지만, 밥을 먹으면 140~170mg/dℓ 정도까지 상승합니다. 혈

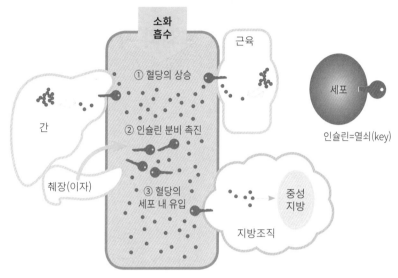

식후 혈당의 상승과 그에 따른 인슐린의 분비와 작용

당이 상승하면 이에 자극을 받아 췌장(이자)에서 인슐린을 분비합니다. 이 인슐린의 도움을 받아 혈당은 인체의 여러 세포막을 통해서 순조롭게 들어갈 수 있게 됩니다. 그래서 아침을 먹으면 올라갔던 혈당이 점심시간이 다가오면 다시 공복 시의 혈당값 정도까지 감소합니다.

그런데 췌장에서 인슐린(열쇠)을 잘 만들어서 분비하더라도 세포 안으로 혈당이 들어가는 문이 잘 열리지 못하는 상황이 발생할 수 있는데, 이것을 '인슐린저항성'이라고 합니다.

다음 그림은 인슐린저항성을 구체적으로 설명하고 있습니다. 즉 췌장에서 분비되는 인슐린이 열쇠(key)라면, 세포막에 위치하면서 인슐린과 결합하는 '인슐린수용체'라는 특수한 단백질은 자물쇠(lock)라고 할 수 있습니다. 그래서 열쇠인 인슐린이 자물쇠인 인슐린수용체에 결합되면 문이 열리면서 혈당이 세포 안으로 들어갈 수 있게 됩니다.

그런데 췌장에서 인슐린을 제대로 생산하더라도 이 인슐린이라는 열쇠가 인슐린수용체(자물쇠)에 잘 맞지 않거나, 인슐린과 인슐린수용체가 결합하더라도 문이 잘 열리지 않는 상황이 발생할 수 있습니다. 이러한 경우를 '인슐린저항성'이라고 표현합니다.

이렇게 인슐린저항성이 생기면 인슐린이 정상적으로 분비되더라도 혈당이 여러 세포 안으로 순조롭게 들어갈 수 없게 되지요. 그래서 원래는 식사 후에 시간이 경과함에 따라서 혈당이 서서히 감소하여야 하지만, 인슐린저항성이 생긴 경우에는 식후에 시간이 지나도 혈당이 여전히 높

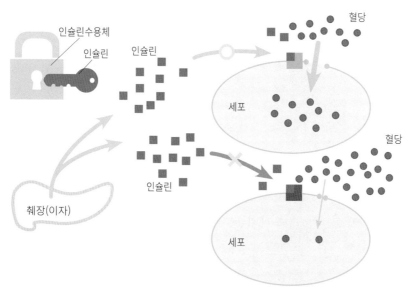

인슐린(열쇠)과 인슐린수용체(자물쇠)의 작용과 인슐린저항성

은 상태, 즉 고혈당이 지속됩니다.

만일 고혈당이 오랜 기간 지속되고 혈당이 조절되지 않는 상태로 방치되면 결국 당뇨병으로 진행되어 인체의 크고 작은 여러 혈관을 망가뜨려 여러 가지 합병증을 일으킵니다. 이때 큰 혈관(대동맥 등)이 망가지면 심장병 · 뇌혈관질환 · 신장질환 등이 생기며, 작은 혈관들이 망가지면 시력손상 · 백내장 · 손발이 썩는 당뇨병성 괴저 등이 생길 수 있습니다.

인슐린저항성은 당뇨병의 전조단계에서 나타날 뿐만 아니라 심장질환, 뇌졸중, 신부전(콩팥기능상실), 이상지질혈증(고지질혈증), 고혈압 등과 같은 광범위한 질병군의 뿌리 역할을 합니다.

이 인슐린저항성을 일으키는 가장 중요한 두 요인은 무엇일까요? 그것은 바로 '비만과 운동부족'입니다. 이에 대해서는 앞으로 더 자세히 다루도록 하겠습니다. 이것이 우리가 살이 찌지 않도록 식사에 조심하고, 또 운동을 해야 하는 이유입니다.

Diet Master

허벅지근육과 인슐린저항성의 악순환

　운동부족이나 복부비만 등에 의해서 인슐린저항성이 생긴 상태에서 생활습관을 바꾸지 않고 지내다보면, 고혈당과 인슐린 과잉분비의 악순환에 빠지게 될 위험성이 높아집니다. 다음 그림은 운동부족과 비만에 의해 인슐린수용체의 민감도 저하에 따른 악순환을 보여주고 있습니다. 즉 인슐린수용체의 민감도가 저하하면 식사 후에 혈당이 높은 상태가 지속되고, 이렇게 혈당이 높은 상태가 지속되면 췌장(이자)은 더욱 많은 인슐린을 생산하여 분비하도록 자극받습니다.

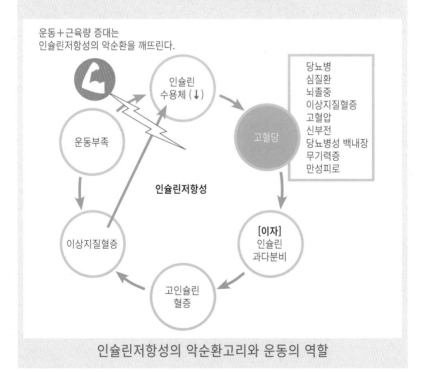

인슐린저항성의 악순환고리와 운동의 역할

이로 인해서 생리적으로 필요한 양 이상으로 생산된 인슐린(고인슐린혈증)때문에 인슐린수용체의 민감도는 더욱 떨어져서 인슐린저항성이 높아집니다. 또 혈액 중 과잉한 인슐린은 혈당을 중성지방으로 전환시키기 때문에 이상지질혈증을 일으키는 원인이 되는데, 이것도 인슐린수용체의 민감도를 더욱 떨어뜨립니다.

인슐린수용체의 민감도가 더욱 떨어져 고혈당 현상이 반복적으로 일어나면, 가장 힘든 것이 췌장입니다. 혈당이 자꾸만 높은 상태가 되므로 점점 더 많은 인슐린을 만들기 위해 췌장은 밤낮으로 일해야 하고, 마침내 마른 수건에서 물을 짜내듯 인슐린을 만들어내다가 완전히 녹초가 되어버립니다. 결국 인슐린을 생산하는 기능이 마침내 상실됩니다.

이러한 상태가 되면 식사 때마다 외부로부터 인슐린주사나 인슐린패치 등으로 인슐린을 공급받아야 하는 인슐린의존형 당뇨병으로 진행됩니다.

그러므로 이렇게 되기 전에 반드시 악순환의 고리를 끊어야 하는데, 이때 가장 먼저 필요한 것이 근육입니다. 요즈음 허벅지근육이 특히 강조되고 있습니다. 운동 중에서도 특히 저항운동으로 근육을 강화시키는 것이 이러한 악순환의 고리를 끊는 가장 좋은 방법이라고 할 수 있습니다.

혈당지수와 당부하지수의 이해

　탄수화물 식품을 선택할 때 먼저 고려할 일은 그 식품이 얼마나 빨리 혈당을 상승시키는가입니다. 어떤 식품을 섭취할 때 얼마나 혈당을 빨리 상승시키는지를 나타내는 것이 바로 혈당지수(GI:Glycemic Index)입니다. 당연히 단순당류(단당류나 이당류) 형태일수록 GI가 높으며, 정제당을 사용하는 패스트푸드나 가공인스턴트 식품은 GI가 높기 마련입니다. 반면에 섬유소를 많이 포함한 복합탄수화물은 상대적으로 GI가 낮은 경향을 보입니다.

　GI가 70 이상인 식품을 고혈당식품이라고 하며, GI가 55 이하인 식품은 저혈당식품이라고 합니다. 다이어트를 위해서는 가급적 GI가 높은 식품은 피하는 것이 좋습니다. 왜냐하면 GI가 높은 식품은 그만큼 혈당을 빨리 올려 췌장의 인슐린 분비 부담을 가중시키기 때문입니다.

　즉 같은 양의 탄수화물을 섭취하더라도 서서히 흡수되어 혈당을 서서히 상승시키면 췌장에서 필요한 만큼의 인슐린을 생산하여 분비할 수 있습니다. 그러나 짧은 시간에 혈당이 급격히 올라가면 췌장에서는 필

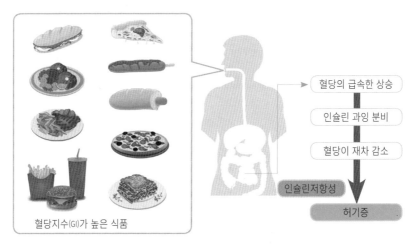

혈당지수(GI)가 높은 식품

혈당지수(GI)가 높은 식품의 섭취와 인슐린저항성의 진행

요한 양 이상으로 인슐린을 과잉생산하여 분비해야 합니다. 과잉생산된 인슐린은 높아진 혈당을 다시 급격히 감소시키고, 이로 인해 허기증을 유발하는 악순환을 초래할 위험성이 있습니다.

더구나 회식 등을 통해 가끔씩 배가 터질 정도의 과식을 병행한다면 췌장에서는 더욱 인슐린생산량을 늘려야 합니다. 이렇게 혈액 중으로 과잉 분비된 인슐린에 '인슐린수용체'가 반복적으로 노출되면 수용체의 민감도가 저하될 수밖에 없습니다. 즉 인슐린저항성이 생기게 되는 것입니다.

학생들을 보면 간혹 다이어트를 한다면서 점심을 ○○파이로 간단히 때운다고 하는데, 절대로 점심을 그런 식으로 때우면 안 되는 이유가 여기에 있습니다. 식사를 간단히 때운다고 하지만, 결코 말처럼 간단히 때우는 것이 아닙니다. 오히려 매우 헤비(heavy)한 식사를 하는 셈이 되지요.

다음 표는 여러 가지 식품의 혈당지수(GI)를 보여주고 있습니다. 여기

여러 가지 식품의 혈당지수(GI : Glycemic Index)

고혈당식품(70 이상)		중간혈당식품(56~69)		저혈당식품(55 이하)	
백 미	70~90	현 미	50~60	콩	18
흰 식 빵	70	보 리 빵	65	전 곡 빵	30~45
감 자	80~100	요 구 르 트	64	우 유	27
콘플레이크	84	잡곡플레이크	66	복 숭 아	41
수 박	70	바 나 나	56	사 과	36

에서 주목할 일은 우리가 주식으로 먹고 있는 백미 즉 흰쌀밥의 GI가 상당히 높다는 것입니다. 현미나 바나나 등은 중간혈당식품이라고 할 수 있으며, 콩·우유·전곡빵 등은 GI가 상대적으로 낮습니다.

그런데 GI가 마치 다이어트를 위한 식품 선택의 유일한 기준인 것처럼 생각해서 다이어트를 하는 데 혼선을 빚는 경우가 많습니다. 예를 들면 수박의 GI는 70으로 매우 높습니다. 그렇다면 "다이어트를 위해서 수박은 무조건 피해야 하는 것인가?"라는 의문을 갖게 됩니다.

당연한 말이지만 수박을 많이 먹어도 살이 찌지는 않습니다. 그 안에 들어 있는 탄수화물의 밀도, 즉 단위무게당 탄수화물의 양 자체가 매우 적기 때문입니다.

또 고구마는 GI가 55 정도로 낮기 때문에 다이어트 식품으로 각광을 받고 있습니다. 과연 고구마는 다이어트에 좋기만 한 식품일까요? 고구마의 GI는 낮은 편이지만 100g 당 칼로리가 130kcal로 탄수화물 밀도가 꽤 높은 식품이라고 할 수 있습니다. 그러므로 정식끼니로서 밥과 같은 주식의 대용으로 먹으면 모를까, 이것을 간식용으로 따로 먹는다면 다이어트에는 그다지 도움이 되지 않겠지요.

그러므로 다이어트를 위한 식품을 선택할 때는 GI 뿐만 아니라 탄수화물의 밀도까지 포함하는 당부하지수(GL:glycemic load)를 고려해야 합니다. GL은 식품의 흡수속도와 식품 내 탄수화물의 밀도를 모두 고려한 지수라고 할 수 있습니다. 이를 수식으로 나타내면 다음과 같습니다.

$$GL = (GI \times 식품\ 100g\ 당\ 탄수화물의\ 함량) \div 100$$

위의 식을 통해서 구한 GL이 20 이상이면 GL이 높은 식품이고, 10 이하이면 GL이 낮은 식품으로 평가할 수 있습니다. 사과를 예로 들면 사과의 GI는 36이고, 사과무게 100g 당 탄수화물의 함량은 15g 입니다. 사과의 GL을 구하면 5.4(GL=36×15÷100)로서 매우 낮은 편입니다. 즉 사과는 아무리 많이 먹어도 그것으로 인해 다이어트에 문제가 되지는 않습니다. 더구나 사과에는 섬유소가 풍부하고 비타민 C 나 플라보노이드(flavonoid)와 같은 생리적으로 유익한 활성을 갖는 물질, 즉 파이토케미컬(phytochemical)이 풍부합니다.

다음 표는 여러 식품의 GI와 GL입니다. 이 두 가지 지수가 모두 높은 식품은 다이어트를 위해서는 피해야 합니다. 예를 들어 표를 보면 으깬 감자는 GI와 GL이 최고로 높은 수준을 보입니다. 감자 자체로도 탄수화물 밀도가 높은데, 여기에 설탕과 같은 단순당류를 가미해서 만든 것이 으깬감자이므로 GI와 GL이 당연히 높을 수밖에 없습니다.

또 흰쌀밥은 GI는 72이고, GL은 25로서 두 지수가 모두 상당히 높은 편에 속합니다. 따라서 다이어트를 시작할 때 지나친 흰쌀밥 위주의 식

여러 가지 식품의 혈당지수(GI)와 당부하지수(GL)

음식	1회분량	당질함량 g	GI	GL
흰 쌀 밥	1컵(반공기)	35	72	25
흰 빵	2개	28	100	28
으 깬 감 자	1컵	37	104	38
고 구 마	작은 것 2개	50	55	27
현 미 밥	1컵(반공기)	33	56	18
바 나 나	중간크기 1개	23	56	13
대 두	1컵	5	18	1
수 박	1컵	10	70	7
사 과	중간크기 1개	15	36	5
강 낭 콩	1컵	5	27	1
오 렌 지	중간크기 1개	10	43	4

사를 지양하고, 가급적 콩이나 조, 수수, 보리 등을 섞어서 먹는 것이 유리합니다.

한편 수박과 같은 과일은 GI가 높지만 탄수화물 밀도가 낮아서 GL은 매우 낮습니다. 따라서 특별히 혈당을 조절해야할 필요가 있는 당뇨병환자가 아니라면 다이어트를 위해서 많이 먹어도 문제가 전혀 없다고 할 수 있습니다.

다시 한 번 강조하지만 다이어트를 할 때 절대 피해야 할 식품은 GI와 GL이 함께 높은 식품입니다. 대부분의 밀가루 음식에 여기에 해당하며 스낵류, 빵류, 탄산음료, 아이스크림 등이 여기에 속한다고 볼 수 있습니다. 고기에 전분을 입혀 튀긴 튀김류는 순순한 전분질 식품보다는 GI가 대체로 약간 낮지만, 높은 탄수화물 밀도와 함께 지방을 듬뿍 먹는 것이므로 요즘 유행하는 말로 '칼로리 폭탄'임에는 틀림없습니다.

쇼콜라케이크의 역설

GI를 기준으로 식품을 선택하는 다이어트법을 인슐린 다이어트법이라고도 합니다. 가급적 인슐린 분비를 자극하지 않는 식품 위주로 선택한다는 의미입니다. 그러나 GI만을 기준으로 하는 것은 다음과 같은 문제를 갖고 있습니다.

쇼콜라케이크의 레시피는 밀가루, 코코아파우더, 베이킹파우더, 버터, 초콜릿, 생크림, 달걀노른자, 꿀, 설탕 등입니다. 그런데 보기만 해도 칼로리가 엄청날 것 같은 '쇼콜라케이크'가 웬만한 과일보다 GI가 낮습니다. 이것을 소위 '쇼콜라케이크의 역설'이라고 합니다.

수박의 GI는 70이고, 파인애플의 GI는 65 정도인 데 비하여 쇼콜라케이크의 GI는 40~50 정도로 예상보다 매우 낮습니다. 당근의 GI는 90 정도로 매우 높습니다. 그러나 당근의 탄수화물 함량은 매우 낮습니다. 쇼콜라케이크의 GI가 낮은 이유는 그 안에 들어 있는 버터 등의 지방성분이 사람의 장에서 당 흡수를 지연시키기 때문입니다.

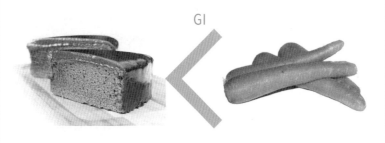

쇼콜라케이크의 역설(쇼콜라케이크의 GI가 당근보다 낮음)

식욕은 어떻게 조절되는가

　다음 그림은 뇌의 식욕중추에서 두 가지 상반된 작용을 하는 호르몬을 보여주고 있습니다. 하나는 지방조직에서 분비되는 렙틴(leptin)이라는 호르몬으로, 식욕중추에 작용해서 식욕을 억제하는 작용을 합니다. 다른 하나는 위에서 분비되는 그렐린(ghrelin)이라는 호르몬으로 30분 정도마다 분비되어 배고픔을 느끼게 합니다.

　또한 뇌의 시상하부에 위치하고 있는 식욕중추(또는 포만중추)에서도 서로 상반된 작용을 하는 신경전달물질이 분비됩니다. 하나는 CART(cocaine amphetamine regulatory transcript)로서, 식욕을 억제하고 포만감을 느끼도록 합니다. 다른 하나는 NPY(neuropeptide Y)로서, CART와는 정반대로 식욕을 촉진시키는 작용을 합니다.

　지방조직이나 장에서 분비되는 렙틴은 CART의 분비를 촉진시켜 식욕을 억제시킵니다. 반대로 위에서 분비되는 그렐린은 위가 채워질 때까지 30분 간격으로 지속적으로 분비되어 시상하부에서 NPY 분비를 촉진함으로써 식욕을 더욱 일으키는 작용을 합니다. 위가 빈 상태일수

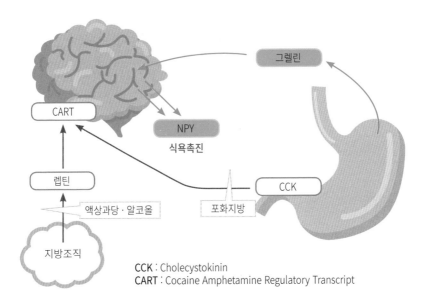

CCK : Cholecystokinin
CART : Cocaine Amphetamine Regulatory Transcript

식욕조절 호르몬과 신경전달물질들

록 그렐린의 분비 간격은 더욱 짧아지고, 많이 분비됩니다.

우리가 굶으면서 다이어트를 하면 할수록 더욱 강력한 메시지가 그렐린을 통해서 식욕중추에 보내집니다. 이 때문에 갈수록 허기증을 참기 어려운 상태가 되지요.

그림을 보면 액상과당과 알코올은 지방조직으로부터 식욕을 억제하는 호르몬인 렙틴의 분비를 방해합니다. 액상과당(고과당콘시럽)은 광범위한 가공식품에 사용되므로 우리가 탄산음료, 아이스크림, 스낵류와 결별하지 않는 이상 액상과당의 섭취를 피할 길이 없습니다. 액상과당은 옥수수 전분을 효소처리하여 만든 것으로 다음 챕터인 '먹는 습관을 체크하라'에서 더 자세히 설명하겠습니다. 가공 인스턴트식품은 대체로 혈당지수(GI)가 높습니다. 따라서 이러한 식품을 섭취하면 인슐린을 과잉분비시켜 먹고 나서 얼마 되지 않아도 혈당을 다시 급격히 떨어뜨립니다.

이 때문에 시간이 얼마 지나지 않아서 다시 허기증을 느끼는 악순환을 불러일으킵니다. 이에 더하여 액상과당은 지방조직에 쉽게 저장되면서도 렙틴의 분비를 방해합니다. 따라서 인스턴트식품을 먹으면서 다이어트를 한다는 것은 어불성설이라고 할 수 있습니다.

알코올은 그 자체의 칼로리 외에 안주를 통해서 추가적인 칼로리를 섭취하는 원인이 됩니다. 그런데 알코올이 다이어트에 더 방해가 되는 이유는 렙틴의 분비를 억제하는 작용 때문입니다. 그래서 술과 함께 안주를 잔뜩 먹고도 집에 돌아와서 라면을 끓여먹고 싶은 욕구를 일으키게 됩니다.

배고픔에 대항하고 있는 또 하나의 물질은 위의 하부에서 분비되는 콜레시스토키닌(CCK：cholecystokin)이라는 화학물질입니다. CCK는 혈액을 통하지 않고 직접 미주신경을 통해 뇌에 포만감의 메시지를 전달하는 역할을 합니다. 음식물이 위를 떠나서 십이지장을 거쳐 작은창자에 이르면, 위에서 십이지장으로 연결되는 부위인 유문이 닫히게 됩니다. 이와 동시에 위의 하부에서 CCK가 분비되는데, 이 CCK는 배가 꽉 차서 더 이상 음식이 들어올 수 없다는 신호를 뇌의 포만중추에 보내는 역할을 합니다.

한 가지 기억할 것은 포화지방이 많이 함유된 음식은 CCK를 분비하는 민감도를 떨어뜨려서 포만감 신호가 잘 전달되지 않도록 한다는 점입니다. 삼겹살구이를 잔뜩 먹고 나서도 여전히 허전하여 냉면이나 잔치국수, 공깃밥에 된장찌개를 먹어야 하는 이유라고 할 수 있습니다. 즉 삼겹살만 먹어서는 혈당이 빨리 오르지 않기 때문이기도 하지만, 이 CCK의 민감도가 저하되는 것도 한 원인이 됩니다.

같은 지방이지만 오메가3와 같은 필수지방은 오히려 CCK 분비를 촉진함으로써 포만감을 증가시킬 수 있습니다. 그러므로 허기증을 느낄 때 이를 달래기 위해서 적당량의 호두나 아몬드, 땅콩과 같은 견과류를 먹는 것은 다이어트에 도움을 줄 수 있습니다.

지금까지 설명한 식욕중추에 작용하는 호르몬과 신경전달물질을 정리하면 다음과 같습니다.

■ **렙틴(leptin)** 지방조직과 장에서 분비되는 호르몬으로서, 지방조직에 에너지원이 저장되면 이에 자극을 받아 혈액 중으로 분비됩니다. 뇌의 시상하부에서 CART의 분비를 자극하여 포만감을 주고 신진대사를 촉진하는 작용을 합니다.

■ **그렐린(ghrelin)** 위에서 분비되는 호르몬으로서, 역시 혈액 중으로 분비되어 뇌 시상하부에서 신경펩타이드 Y(NPY: neuropeptide Y)의 분비를 촉진하여 배고픔을 느끼게 하고 신진대사를 떨어뜨리는 작용을 합니다. 위에 음식물이 채워지면 그렐린의 분비가 감소하고, 이어서 NPY의 분비가 억제됨으로써 포만감을 느끼게 됩니다.

■ **CART(cocaine amphetamine regulatory transcript)** 뇌의 신경전달물질로서, 시상하부에 있는 포만중추에 신호를 보내 포만감을

느끼게 합니다. 렙틴은 이 신경전달물질의 분비를 촉진시키는데, 이로 인해 식욕이 억제되며 신진대사가 촉진됩니다.

■ **NPY(neuropeptide Y)** 뇌 포만중추의 작용을 억제하여 배고픔을 유발시키는 신경전달물질로서, CART와 상반된 작용을 합니다. 위에서 분비되는 그렐린은 NPY 분비를 자극하며, 기타 스트레스나 갈증, 추위에 의해서도 분비가 자극될 수 있습니다.

■ **CCK(cholecytokinin)** 위에 들어온 음식이 십이지장을 거쳐 작은 창자로 넘어갈 즈음이면 위 하부에서 분비되는 물질입니다. 미주신경을 활성화시켜 뇌의 포만중추에 신호를 보내 포만감을 느끼게 합니다.

Diet Master

렙틴저항성과 식욕조절의 이상

복부에 지방이 늘어날수록 인슐린저항성과 함께 렙틴저항성이 증가합니다. 원래 렙틴은 뇌시상하부에서 CART 생성을 자극하고 NPY 생성을 억제함으로써 식욕을 억제하고, 지방조직에서 중성지방의 분해를 촉진하는 작용을 합니다. 정상적으로는 칼로리섭취가 늘어나고 체지방이 증가하면 지방세포로부터 렙틴의 생성이 증가하여 더 이상 음식을 섭취하고 싶은 생각이 들지 않도록 합니다.

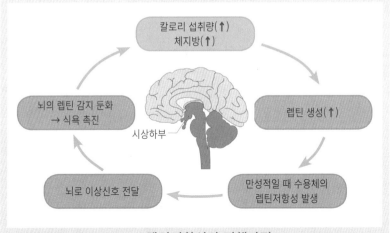

렙틴저항성의 진행과정

그러나 비만한 사람은 만성적으로 혈중 렙틴 수준이 상승한 상태가 지속되기 때문에 시상하부에서 렙틴과 결합하는 렙틴수용체의 민감도가 떨어지게 되며, 이로 인해 식욕이 잘 억제되지 못하는 상황이 벌어집니다. 이와 같은 것을 렙틴저항성이라고 합니다.

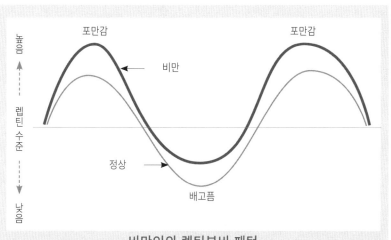

비만인의 렙틴분비 패턴

이렇게 렙틴저항성이 생기면 다음 그림과 같이 렙틴의 혈중 수준이 항상 높은 상태로 나타납니다. 따라서 음식을 먹을 때 정상적인 상태보다 렙틴의 수준이 떨어져도 심한 허기증을 호소하게 됩니다.

혈중 렙틴 수준은 약 2~3주 동안의 정기적인 운동, 즉 주당 3회 이상 하루 30분 이상의 가벼운 운동에 의해서도 현저히 개선됩니다. 그렇지만 렙틴저항성의 손아귀에서 완전히 벗어나기 위해서는 적어도 6개월 이상 꾸준한 운동과 식이조절이 필요합니다.

다이어트를 하는 사람들의 대부분은 2~3개월 동안 체중감량에 성공하였다가 이후에 다시 점점 살이 찌게 되는 이유가 이것 때문입니다. 2~3개월만에 체중이 5kg 또는 10kg 감량된 것만으로 다이어트에 성공했다고 생각해서 느슨하게 대처하면 렙틴저항성의 영향력에서 완전히 벗어나지 못하여 점차 다시 살이 찌게 됩니다.

넷, 먹는 습관을 체크하라

여기에서는 우리의 먹는 습관 가운데 살을 찌도록 만드는 습관은 무엇인지에 대해 살펴봅니다. 우리들 대부분은 자신의 습관에 대해 알고 있지만 심각하게 생각하지 않고, 또 왜 그러한 습관이 살을 찌게 하는지 정확하게 알지 못하는 까닭에 그 습관을 고치려 하지 않습니다.

　이 장에서는 인체의 식욕조절 과정과 관련하여 별 것 아닌 것처럼 보이는 습관들이 왜 살을 찌우는 원인이 되는지 설명합니다. 오래 씹지 않고 삼키는 습관과 끼니를 자주 거르는 습관이 왜 살을 찌게 만드는지 그 이유를 알아보고, 장에 서식하는 미생물의 중요성을 이해하게 되며, 이처럼 유익한 장 내 미생물인 프로바이오틱스가 서식하기 좋은 환경을 만들려면 어떻게 해야 하는지 알게 됩니다. 그리고 인스턴트식품 의존도가 높아지거나 탄수화물 중독이 왜 위험한지를 '슈거 스파이크'나 '소모지현상'과 관련하여 이해하게 됩니다.

　또 혈액이 끈적거리면 왜 냉장고문을 열게 되는지, 그리고 과음을 한 후 밤 늦게 라면을 끓여먹게 되는 이유에 대해서도 이해하게 됩니다.

나의 식습관 체크

    다이어트를 시작하기 전에 자신의 먹는 습관 중에서 무엇이 문제인지를 아는 것만으로도 다이어트의 반은 성공하였다고 할 수 있습니다. 다음과 같은 습관이 있는지 스스로 체크해보기 바랍니다.

> 🖐 평소에 씹는 횟수가 적고, 10분 이내에 식사를 마친다.
> 🖐 때때로 속이 거북할 정도로 과식할 때가 있다.
> 🖐 가공 인스턴트 식품이나 간편식(햄버거 등)을 자주 먹는다.
> 🖐 밤에 늦게 잠자리에 들며, 야식을 자주 먹는다.
> 🖐 끼니를 거를 때가 많다. 특히 아침을 거른다.
> 🖐 밀가루 음식(국수, 빵, 라면, 자장면 등)을 주 3회 이상 먹는다.

    위에 제시한 습관을 대부분 갖고 있다면 꽤 심각한 상태입니다. 다이어트를 시작하겠다고 마음을 먹는다면 이러한 잘못된 습관을 고쳐나가는 것부터 시작해야 합니다. 만일 위에 제시한 여러 습관을 거의 다 가지고 있다면, 그것을 한꺼번에 일시에 고치려고 하기 보다는 실천 가능한 것부터 하나둘씩 고쳐나가려는 마음가짐이 바람직합니다. 여러 잘못된 식습관 중에서 한두 개만 고쳐나가도 효과적으로 살을 뺄 수 있습니다. 그러면 이 습관들이 왜 살찌게 하는지 알아보도록 하겠습니다.

살찌는 식습관 1 :
빨리 먹는 것과 포만중추의 역설

밥을 빨리 먹는 것이 살찌는 것과 무슨 관계가 있을까요? 비만한 사람에게서 공통적으로 보이는 식습관은 식사에 할애하는 시간이 짧다는 것입니다. 비만한 사람들을 보면 의외로 성격이 급한 사람이 많습니다. 할일을 생각하느라 먹는 시간이 아까워서 빨리 식사를 마치려고 합니다. 역설적이지만 비만한 사람들 중에 미식가는 거의 없습니다. 즉 음식의 맛을 음미하면서 천천히 먹기보다는 음식을 먹는 본래의 목적, 즉 포만감을 되도록 빨리 충족시키는 데 집중하는 모습을 보입니다.

그러다보니 혈당을 빨리 올릴 수 있는 단순당류나 탄수화물 가공식품에 더 끌리게 됩니다. 정상적인 식사를 할 때에도 10분 이내에 마칩니다. 심지어 5분 이내에 밥을 후다닥 먹어치우는 모습도 쉽게 볼 수 있습니다. 이렇게 잘 씹지 않고 위로 넘어간 음식은 위에 채워져서 일차적으로 당장 급한 허기증을 완화시키는 데는 도움을 줍니다.

그러나 소화의 초등 단계, 즉 씹는 단계를 소홀히 하였기 때문에 소화기관 중에서도 음식을 더 작은 단위로 나누는 위 이후의 소화기관에 더

많은 부담을 줍니다. 결국 체내로 영양소가 흡수되기까지 더 많은 시간
이 걸리게 됩니다. 우리의 뇌 시상하부에 있는 포만중추를 만족시키기
위해서는 위에 음식물이 채워져 있어야 하며 혈당이 일정 수준까지 상
승하고 지방조직에서 분비된 렙틴의 작용도 필요합니다. 그림과 같이
포만중추에는 사람마다 포만감을 느끼는 혈당의 기준값(set point)이 설정
되어 있습니다.

그런데 소화의 초등 단계를 소홀히 하면 음식의 소화흡수에 걸리는 시
간이 오히려 길어집니다. 또 위 하부에서 분비되어 포만중추를 자극하는
또 하나의 신경전달물질인 콜레시스토키닌(CCK)의 작용까지 더하여 만족
감을 느끼기까지는 적어도 20분 정도 소요됩니다. 그래서 식사를 마친
후 시간이 조금 지나서야 비로소 배가 부르다는 느낌을 갖게 되지요. 그

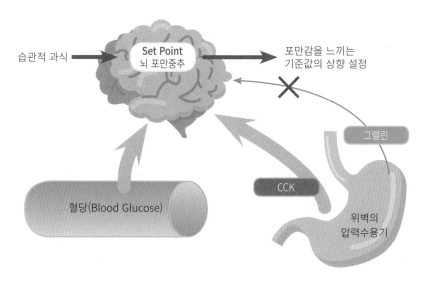

과식에 의한 뇌 포만중추 기준값의 상향 설정

런데 밥 한 공기를 5분만에 뚝딱 먹어치운다면 포만중추의 기준값에 도달하지 못하여 여전히 허전함을 느낄 수밖에 없습니다. 결국 밥 한 공기를 더 시켜서 먹게 됩니다.

이렇게 허겁지겁 밥을 먹고 나면 시간이 얼마간 지나서야 배가 터질 듯한 포만감을 호소하게 되지요. 따라서 음식을 먹을 때에는 20번 이상 씹으면서 음식의 맛을 음미하면서 먹는 습관을 갖는 것만으로도 과식할 위험을 줄이고, 다이어트에 성공할 가능성을 높여줍니다.

밥을 잘 씹지 않고 빨리 먹으면 소화기관에 부담을 줄 뿐만 아니라 장 내 미생물의 서식환경에도 부정적인 영향을 미칠 수 있습니다. 장 내에 서식하는 유익한 미생물을 프로바이오틱스(probiotics)라고 하는데, 요즈음 많은 주목을 받고 있지요.

밥을 잘 씹지 않고 넘기면 위와 장에서 이를 더 작은 단위로 분해하는 소화과정에서 인돌(indole), 황화수소, 암모니아와 같은 유해가스가 더 많이 생성됩니다. 이렇게 되면 장 내 미생물의 균형이 파괴되어 프로바이오틱스가 잘 살아가기 힘들게 됩니다. 장 내 프로바이오틱스의 감소 역시 비만을 초래하는 중요한 요인이 되지요. 이에 대해서는 다음 장에서 설명하겠습니다.

살찌는 식습관 2 : 이따금 하는 과식이 나쁘다

　다이어트 중에 찾아오는 가장 큰 위기는 직장에서 회식을 할 때입니다. 지금까지 열심히 잘했으니 오늘 하루는 허리띠를 풀고 마음껏 먹어도 괜찮겠지라는 생각은 버리는 것이 좋습니다.

　뇌 시상하부의 포만중추에는 포만감을 느끼는 기준값이 설정되어 있습니다. 혈당이 상승하여 기준값에 도달하거나, 위에 음식물이 채워져서 30분마다 위벽에서 분비되어 허기증을 느끼게 하는 그렐린(ghrelin)의 분비가 그치면 우리는 포만감을 느껴 숟가락을 놓게 됩니다.

　앞에서 말했듯이 혈당의 기준값에 도달하기 전에 밥 한 공기를 뚝딱 비워버리면 식사를 마치고도 여전히 허전한 느낌을 받게 되지요. 고깃집에서 삼겹살을 실컷 먹고 나서도 된장찌개에 공깃밥, 잔치국수, 냉면 등 탄수화물 음식을 찾게 되는 이유가 여기에 있습니다. 삼겹살을 먹는 동안에는 혈당이 오르지 않았는데도 불구하고 인슐린은 그동안 계속 분비되어 혈당이 오르는 것을 막고 있었기 때문입니다(인슐린은 혈당뿐만 아니라 혈중 아미노산농도가 높아져도 분비가 자극됩니다). 그래서 삼겹살을 먹을 때에는 공깃밥을 먼저 시켜서 삼겹살과 함께 천천히 먹는 것이 좋습니다.

다이어트를 한다면 가끔씩 특별한 날이나 회식 날에 허리띠를 풀고 그동안 음식 때문에 고생한 자신에게 보상하려는 생각은 버리는 것이 좋습니다. 허리띠를 풀고 삼겹살을 마음껏 먹어서 위를 가득 채우고 나서 된장찌개에 밥 한 공기를 다 먹어치운다면 뇌 포만중추에 세팅되어 있는 기준값 자체가 상향 조정됩니다. 즉 때때로 하는 과식은 기준값 자체를 상향 조정시키고, 음식을 먹어도 포만감을 느끼는 정도가 점점 더 둔감해집니다. 기준값이 높이 설정되어 있을수록 포만감을 잘 느끼지 못하여 더 먹게 됩니다.

포만중추의 기준값이 재설정되어서 완전히 안정된 상태가 되어야 다이어트는 궤도에 오르게 됩니다. 보통 위가 작아졌다고 표현하는 것은 이 포만중추에서 만족감을 느끼게 되는 기준값이 낮아졌음을 의미하며, 적어도 6개월 이상을 필요로 합니다. 가끔씩 하는 과식은 이러한 노력을 허사로 만들 위험이 있습니다. 그러므로 다이어트를 한답시고 한동안 굶었다가 한번에 폭식을 하는 식사방법은 가장 잘못된 다이어트법이고, 고도비만을 부르는 최악의 식사법이라고 할 수 있습니다.

살찌는 식습관 3 :
인스턴트 식품은 결코 가볍지 않다

가공된 형태의 인스턴트 식품 섭취에 따르는 문제점은 단순당류나 정제된 형태의 탄수화물을 섭취하게 된다는 것입니다. 앞에서 식품의 산업화에 따른 가장 큰 특징은 전분질 식품을 대량으로 생산하고, 그 것을 가공하여 유통하는 데 있다는 점을 지적한 바 있습니다. 당연히 대부분의 가공인스턴트 식품은 혈당지수(GI)가 높고, 탄수화물의 밀도 도 매우 높습니다. 그러므로 이러한 형태의 가공된 전분질 식품의 섭 취는 인슐린저항성을 높이고, 비만을 초래하는 가장 큰 요인이라고 할 수 있습니다.

가공인스턴트 식품을 섭취할 때 또 한 가지 문제가 되는 것은 '액상과 당'의 과도한 섭취입니다. 과당은 설탕에 비해 단맛이 1.5배 정도 높기 때문에 옥수수전분을 이용하여 만든 액상과당이 빵, 시리얼, 청량음료, 아이스크림, 스낵류, 쿠키 등에 광범위하게 사용되고 있습니다.

오늘날 대량생산되는 대표적인 전분의 근원은 옥수수로, 이 옥수수전 분을 이용하여 콘시럽이 만들어집니다. 다음 그림과 같이 옥수수전분(녹

말)에 효소를 넣어 처리하면 더 작은 단위(즉 덱스트린, 맥아당, 포도당)로 분해
되며, 이것은 대부분 포도당으로 전환됩니다. 이렇게 만든 것을 '콘시럽'
이라고 합니다. 요즘 커피숍에서 아메리카노 등을 주문하면 시럽을 넣
을지 물어보는데, 그것은 대부분 콘시럽이지요.

이 콘시럽에 효소를 넣어 다시 처리하면 더 작은 단위인 단당류와 이
당류로 나뉘고, 더 많은 포도당이 단맛이 높은 과당으로 전환됩니다. 이
렇게 해서 과당의 농도를 높인 것이 '고과당콘시럽'인데, 이것이 '액상과
당'입니다. 과당의 밀도가 높아질수록 더욱 단맛을 낼 수 있으므로 많은
식품을 제조할 때 이 액상과당을 사용합니다.

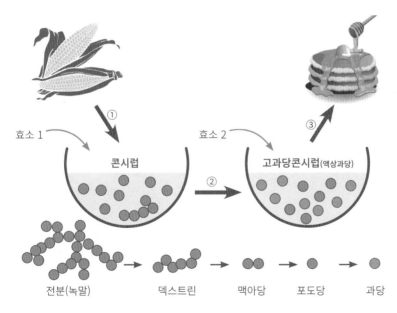

옥수수전분을 이용한 콘시럽과 액상과당의 생산과정

이처럼 대규모로 옥수수를 재배하여 얻은 옥수수전분을 이용하여 콘 시럽과 액상과당을 저렴하게 대량생산할 수 있기 때문에 상업적으로 광범위하게 이용되고 있습니다.

과당은 포도당과 다른 대사경로를 거치는 것으로 밝혀지면서 비만과 관련하여 더 큰 주목을 받게 되었습니다. 즉 포도당은 체내에 들어와서 ①에너지원으로 바로 쓰이거나, ② 간이나 근육에 글리코겐으로 저장되거나, ③지방으로 전환되게 됩니다.

그런데 과당은 바로 지방으로 전환되는 것으로 밝혀졌습니다. 과당을 자연적인 과일의 형태로 먹을 경우에는 그 밀도가 적으므로 큰 문제가

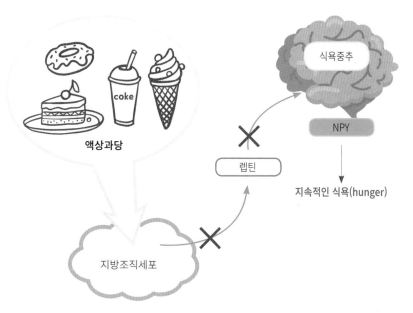

액상과당의 섭취와 지방조직의 렙틴 분비 억제

없지만, 탄산음료나 스낵류 등으로 먹으면 다량으로 체내에 들어오게 되므로 체지방을 직접적으로 증가시키는 원인이 됩니다.

여기에 더하여 앞의 그림과 같이 액상과당은 지방조직에서 분비되어 뇌의 포만중추를 자극하는 렙틴(leptin)이라는 호르몬의 분비를 방해하는 것으로 밝혀지고 있습니다. 렙틴은 우리의 지방조직세포에서 분비되는 호르몬으로, 식욕중추에서 식욕을 억제하는 역할을 합니다. 무한정 체중이 증가하는 데 대응하는 인체의 방어반응으로서 렙틴의 역할은 중요합니다. 즉 열량원이 자꾸 지방조직에 들어오는 데 대한 인체의 정상적인 반응은 지방조직에서 렙틴을 분비해서 식욕을 억제함으로써 더 이상 체지방이 늘어나지 않게 하는 것입니다.

그런데 가공인스턴트 식품을 통해 과도하게 섭취한 액상과당은 쉽게 지방조직에서 중성지방으로 전환되어 저장되는 한편, 렙틴의 분비를 방해합니다. 이로 인해 식욕조절을 통해 체중증가를 억제하는 인체의 정상적인 보호시스템을 무력화시키는 문제점이 발생합니다.

식품의 산업화가 가장 먼저 일어난 미국을 예로 들면 1950년대만 해도 액상과당을 전혀 섭취하지 않던 미국인이 1980년에는 일 년 동안 한 사람이 소비하는 액상과당이 약 9kg이 되었고, 1990년에는 약 23kg, 그리고 2000년대 중반부터는 약 30kg에 이르게 되었습니다.

물론 액상과당에 모든 비만의 책임을 돌릴 수는 없지만, 액상과당으로 대표되는 전분질 식품의 가공 및 상업적 유통이 오늘날 미국인을 비롯한 여러 나라의 비만율 상승의 가장 큰 원인임은 분명하다고 할 수 있습니다.

살찌는 식습관 4 : 밀가루음식과의 위험한 사랑

오늘날 정제된 밀가루는 가공식품에서뿐만 아니라 외식산업의 대표적인 메뉴로 자리 잡고 있습니다. 제과점의 각종 빵이나 제과류는 말할 나위도 없고, 중화요리에서 면요리나 녹말을 입힌 튀김요리(탕수육이나 깐풍기 등), 분식집의 칼국수나 만두와 찐빵, 고기집의 냉면 등 사실 탄수화물은 많은 요리에서 가장 중요한 재료가 됩니다.

살이 찐 많은 사람들이 착각하는 것 중의 하나가 고기를 너무 좋아해서 살이 쪘다고 생각하는 것입니다. 그런데 잘 살펴보면 고기보다는 고기와 곁들여 탄수화물을 더 먹는 경우가 많습니다. 또 고기를 먹지만 고기 자체로 먹기보다는 고기에 전분질의 튀김옷을 입힌 상태로 먹는 경우도 많습니다. 고기는 단백질과 지방의 주공급원이 되는데, 그것을 쪄서 수육으로 먹는다면 칼로리를 과잉하게 섭취할 위험은 오히려 적습니다.

야구장에서 입에 침을 괴게 하는 치맥(치킨+맥주)의 환상적인 맛을 생각하면 다이어트하는 사람이 이를 포기하기란 힘든 일이 아닐 수 없습니다. 이처럼 고기를 튀겨서 먹는 경우에는 고기에 입힌 튀김옷(전분+기름)

을 통해 추가적으로 막대한 칼로리를 먹게 되지요.

이 시대를 사는 우리들은 당의 달콤한 유혹에서 벗어나기 정말 어렵습니다. 채널을 돌릴 때마다 보게 되는 먹방 프로그램은 끊임없이 우리의 식욕중추를 자극합니다. 한번 빠진 당탐닉증(carbohydrate addiction)의 수렁에서 벗어나는 것이 정말 어려운 시대입니다. 설탕을 잔뜩 바른 갖가지 색과 모양의 도넛체인점, 프렌치 프라이와 탄산음료의 환상적인 결합을 자랑하는 햄버거가게, 갖가지 맛과 색으로 혀를 자극하는 아이스크림 체인점, 밀가루 도우에 치즈를 바르고 갖가지 토핑을 얹은 피자, 프리첼 등의 손짓에서 벗어나는 것은 거의 불가능해 보입니다. 또 기성세대에게는 가끔 어릴 적 어머니가 끓여주던 칼국수와 특별한 날에 먹던 짜장면의 추억까지 불러일으키게 되면, 여기에 저항하는 것이 더 어렵습니다.

자신의 식습관 중에서 당탐닉증과 관련된 어떤 징후를 갖고 있는지를 자각하는 것만으로도 다이어트는 이미 성공의 걸음을 걷기 시작하였다고 볼 수 있습니다. 다음과 같은 항목으로 당탐닉증을 체크해 보기 바랍니다.

> 👎 밥보다는 국수, 빵, 과자류, 케이크, 아이스크림, 떡류를 좋아한다.
> 👎 충분한 식사를 한 후에도 단맛의 디저트를 찾는다.
> 👎 스트레스를 받으면 단것을 찾는 습관이 있다.
> 👎 밀가루 음식을 주 3회 이상 먹는다.
> 👎 당류를 하루 평균 400g 이상 섭취한다.

단것을 찾는 경향은 우리의 정서상태와 긴밀히 연결되어 있습니다. 단 음식은 뇌에서 세로토닌이라는 신경전달물질의 분비를 촉진하는 작용을 합니다. 세로토닌이 분비되면 마음이 진정되고 낙관적인 정서상태를 유발시킵니다. 반대로 세로토닌의 분비가 저하되면 우울감이나 배고픔을 더욱 느끼게 되지요. 그래서 지루함을 느끼거나 스트레스, 고통, 분노, 좌절감에서 벗어나기 위해 단것을 찾는 경향을 보이게 됩니다.

밀가루 음식을 먹을 때 사람에 따라서는 밀에 들어 있는 '글루텐'이라는 단백질이 큰 문제가 될 수 있습니다. 사람마다 정도의 차이가 있지만, 이 글루텐은 장에서 잘 분해되지 않고 소화과정에서 다량의 개스를 발생시켜 장의 팽창과 수축을 일으키며 복부팽만감과 불편감을 초래합니다. 이러한 일이 반복되면 장 내에 살고 있는 유용균인 프로바이오틱스의 감소를 초래하는데, 이는 결과적으로 살찌게 하는 원인이 됩니다. 장 내 서식환경과 프로바이오틱스, 그리고 비만과의 관계는 다음에 설명하기로 하지요.

Diet Master

슈거 스파이크, 슈거 크래쉬란

끼니를 거르다가 혈당지수(GI)가 높은 식품을 먹을 때 나타날 수 있는 문제는 혈당이 급격하게 증가하는 슈거 스파이크(sugar spike) 현상에 이어서 혈당이 급격히 감소하는 슈거 크래쉬(sugar crash) 현상이 나타나는 것입니다.

끼니를 거르는 동안 간에서는 혈당을 유지하기 위해 당신생을 통해

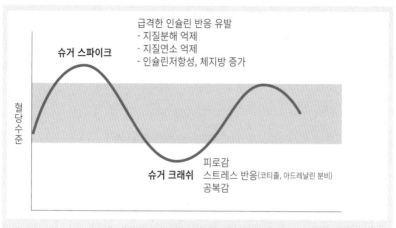

혈당수준

슈거 스파이크

급격한 인슐린 반응 유발
- 지질분해 억제
- 지질연소 억제
- 인슐린저항성, 체지방 증가

슈거 크래쉬
피로감
스트레스 반응(코티졸, 아드레날린 분비)
공복감

슈거 스파이크와 슈거 크래쉬

혈당을 유지하려고 하고, 한편으로는 지방의 중간산물인 케톤체를 활
발하게 생산하여 뇌 등에서 케톤체를 연료로 더 많이 이용하게 됩니다.

이러한 상황에서 GI가 높은 식품을 먹으면 급격하게 혈당을 올리는
슈거 스파이크 현상을 일으킵니다. 이는 연쇄적으로 급격한 인슐린반응
을 일으키게 됩니다. 급격한 인슐린의 분비로 인해 혈당은 다시 떨어지
고, 인슐린은 간에서 당신생과 케톤체 생산이 더 이상 될 수 없게 합니
다. 이 때문에 뇌에서는 포도당과 케톤체를 연료로 사용할 수 없게 되어
심한 피로감을 느끼는 슈거 크래쉬 현상이 나타납니다. 이렇게 되면 위
에서는 그렐린이 더욱 활발하게 분비되는 것을 막을 수 없습니다.

이 경우 으르렁 거리는 그렐린과 싸워서 이길 수 있는 길은 우리의
굳센 의지밖에 없지만, 이길 수 있는 확률은 매우 희박합니다. 물론 이
때 한두 시간 정도 버티면 인슐린이 다시 낮아지면서 간에서 당신생이
일어나고, 케톤체 생산과 이용이 다시 시작되어 혈당이 어느 정도 회복
됩니다. 그러나 인체는 그동안에 발동된 비상계엄에 의해 녹초가 되는
것을 감수해야 하겠지요.

살찌는 식습관 5 : 다이어트 = 끼니거르기(?)

다이어트라고 하면 먼저 끼니를 거르는 것을 연상하는 사람이 많습니다. 그러나 살찌는 습관 중에서 공통적인 습관 중의 하나가 끼니를 건너뛰는 것입니다. 끼니 거르기를 마치 당연한 다이어트법인 것처럼 생각하는 경우가 많은데, 끼니 거르기가 오히려 살을 찌우는 원인이 된다고 하면 많은 사람들이 고개를 갸우뚱합니다.

물론 한 끼 정도는 거르면서 전체적인 일일 에너지섭취량을 줄이고, 간식이나 야식을 통해서 부가적인 칼로리 섭취를 하지 않고 건강한 식생활 리듬을 지켜나갈 수 있다면 좋겠지요.

그러나 끼니를 거르는 사람 중에는 대부분 정상적인 식사 이외에 간식거리를 찾거나 야식을 통해서 칼로리를 섭취하는 경우가 많습니다. 이들은 생활의 정상적인 리듬이 깨져서 피로감 때문에 운동할 수 있는 여력이 없다고 호소하기도 합니다. 특히 세 끼의 식사 중에서도 아침식사의 중요성이 높은 데도 불구하고 아침을 거르는 사람이 많습니다.

어떤 분은 "나는 아침을 거르는 것에 적응되었다."고 말하기도 하는데, 잘 살펴보면 이들 중에는 인체의 정상적인 식욕조절 메카니즘 (mechanism)이 망가진 사람이 많습니다. 즉 아침 식전은 혈당이 최저이면서 위가 비어 있는 공복상태이므로 식욕을 느끼는 것은 인체의 당연한 반응입니다. 그런데 이때 식욕을 느끼지 못하는 것은 자신의 식욕조절 시스템에 문제가 시작되고 있음을 뜻합니다.

저혈당은 인체가 비상사태를 선포하게 한다

주로 밤에 근무하는 형태의 직업이나 출근시간에 얽매이지 않는 전문 자유직에 종사하는 사람은 아침밥의 중요성이 그리 크지 않을 수 있습니다. 그들은 비교적 오전 늦게 일어나서 브런치로 식사를 먹고 하루 일과를 시작하는 패턴을 갖고 있기 때문입니다.

그러나 일반적으로 아침 8시나 9시에 출근하여 저녁 6시나 7시 경에 퇴근하는 직장인이나 학생은 아침밥의 중요성이 더욱 크다고 할 수 있습니다. 출근시간에 쫓겨 정신없이 서두르다보면 아침을 거르게 되고, 그러면 혈당은 오전 내내 하루 중 최저상태가 됩니다. 오전 일과가 시작되면 정신적으로 매우 각성된 상태로 일을 하게 되는데, 이는 우리의 뇌가 열심히 일하기 위해서 혈당을 먹어치우게 된다는 것을 의미합니다. 사실 뇌는 정상적인 상황에서 지방이나 그밖의 연료는 먹지 않고 혈액 중에 존재하는 당, 즉 고급연료인 혈당만을 에너지원으로 이용합니다.

이렇게 뇌가 열심히 일하려면 혈당을 필요로 합니다. 그런데 아침을 거르면 오전 내내 혈당은 매우 낮은 상태가 됩니다. 이러한 상황이 되면 뇌는 떨어져가는 혈당을 최대한 올리기 위해서 비상사태를 선포하게 되지요. 즉 부신에서 스트레스 호르몬을 분비하도록 합니다. 부신은 콩팥 위에 붙어 있는 호르몬분비샘인데, 여기에서 분비되는 대표적인 스트레스 호르몬에는 아드레날린과 코티졸이 있습니다.

그러면 이 스트레스 호르몬은 찬장에 해당하는 간에 그나마 조금 남아 있는 글리코겐을 마저 분해시켜버립니다. 글리코겐이 분해되어 포도당으로 혈액 중으로 나오도록 함으로써 혈당(혈중 포도당)을 일시적으로 상승시키게 됩니다.

스트레스 호르몬은 인체가 에너지원을 급격히 필요로 할 때 분비되는 호르몬입니다. 예를 들어 산에서 맹수를 만났을 때와 같이 위급한 상황이 되면 이 스트레스 호르몬은 심장을 더 빨리 뛰게 하고, 근육의 혈관들을 더욱 확장시켜 더 많은 혈액이 근육으로 흐르게 합니다. 또 혈당과 같은 에너지원이 근육에 더 많이 보급되도록 하는 역할을 합니다. 다시 말해서 스트레스 호르몬은 긴박한 상황에 빨리 대처하도록 에너지공급 체계를 긴급하게 발동시키는 역할을 합니다.

직장인들이 매일 아침식사를 거르고 출근하여 일하는 상황을 반복하면 몸은 오전 내내 비상사태를 선포할 수밖에 없습니다. 비상사태가 선포되면 에너지원은 동원되지만, 막상 그 에너지원을 써서 움직여야할 근육은 가만히 있게 됩니다. 이처럼 거듭되는 스트레스 반응은 면역력을 억제하여 저항력을 감소시키는데, 이 때문에 인체는 여러 질병에 더욱 취약한 상태가 되고 맙니다.

비상사태 후에는 식곤증과 에너지 저장반응을 촉진한다

우리 몸은 오전 중에 자신도 모르는 사이에 이러한 북새통을 겪은 다음 마침내 즐거운 점심시간을 맞습니다. 오전 내내 혈당 저하와 그로 인한 스트레스 반응이라는 비상사태에 시달린 인체는 비로소 점심식사를 통해 들어오는 꿀 같은 에너지원을 최고의 효율을 발휘하며 받아들입니다. 즉 들어오는 에너지원을 가급적 최대한 체내에 저장하려는 반응을 보이는 것입니다.

또 오전 내내 에너지 부족에 대비하여 비상동원체제를 가동한 인체는 에너지 소비를 최소한으로 하기 위해 점심을 먹고 나면 수업이나 업무 중에 '식곤증'이라는 놈을 불러내서 정신없이 졸리게 합니다.

한편 에너지 저장을 촉진하기 위한 반응 중의 하나는 인슐린을 정상적인 범위보다 더 많이 생산해서 분비시키는 것입니다. 인슐린이라는 호르몬은 앞에서 설명한 것처럼 혈당을 세포 안으로 집어넣는 열쇠 역할을 합니다. 즉 에너지원을 저장하는 작용을 합니다.

그런데 생리적으로 필요한 양보다 더 과잉하게 분비된 인슐린은 섭취한 에너지원(탄수화물, 단백질, 지방)을 더 많이 큰 창고에 해당하는 지방조직에 저장시킵니다. 이 지방조직에는 지방 합성효소가 존재하는데, 오전 내내 비상사태를 경험한 인체는 이 지방 합성효소의 활성도를 증가시킴으로써 에너지원을 더욱 효율적으로 저장할 수 있게 합니다.

이미 혈당저하라는 쓴맛을 경험한 인체는 되도록 많은 에너지원을 저장함으로써 앞으로도 계속 찾아올 것으로 예상되는 기아사태에 대비하게 됩니다. 앞으로 더욱 쉽게 에너지원을 꺼내 쓸 수 있는 장소인 내장 지방조직에 저장시킵니다.

인슐린저항성을 일으킨다

한편 만성적으로 과잉 분비되는 인슐린은 결국 '인슐린저항성'을 불러 일으키게 됩니다. 혈액 중 인슐린농도가 높은 상태로 지속되면 이렇게 과잉한 인슐린에 노출된 세포막의 인슐린수용체는 민감도가 저하됩니다. 인슐린수용체는 인체의 모든 세포막에 존재하는 인슐린과 결합해서 포도당이 세포 내로 들어가게 하는 문의 자물쇠 역할을 합니다. 즉 인슐린이 열쇠라면 인슐린수용체는 자물쇠라고 할 수 있습니다. 자물쇠 역할을 하는 인슐린수용체가 이처럼 고장나는 것을 '인슐린수용체의 민감도가 저하'되었다고 하며, 이로 인해 인슐린저항성이 초래된다고 할 수 있습니다.

또 과잉 분비된 인슐린은 혈당을 재차 저하시켜 더욱 빨리 허기증을 불러일으킵니다. 이렇게 혈당이 급격한 상승과 저하를 반복하는 동안 식욕은 안정적으로 조절되지 못하는데, 이것이 점심 이후 심한 식곤증과 무기력증에 시달리게 하는 원인이 됩니다.

기초대사량 자체를 감소시킨다

예상되는 에너지원이 들어오지 않으면 인체는 한편으로는 에너지 저장반응을 보일 뿐만 아니라 에너지 절약체계로 전환되어 에너지소비 자체를 감소시키려고 합니다. 기초대사량은 인체가 생존하는 데 필요한 최소한의 에너지소비량이라고 할 수 있으며, 일일 에너지소비량의 60~70%에 해당할 정도로 많은 부분을 차지하고 있습니다. 이 기초대사량 자체가 감소하면 끼니를 걸러서 얻게 되는 에너지 섭취의 감소 효과를 상당부분 상쇄시켜버립니다.

또 하루 한두 끼니만 먹어서 섭취칼로리는 줄일 수 있지만, 반찬을 통해 섭취할 수 있는 무기질이나 비타민과 같은 미량원소의 섭취 기회는 줄어들 위험이 있습니다. 에너지 대사과정에서 미량원소들이 중요한 보조효소로서 작용한다는 점을 고려할 때 무조건 굶으면 된다는 것은 너무 단순한 생각이라고 할 수 있습니다.

또 끼니를 거르면 나타날 수 있는 부작용으로 변비나 숙변의 유발이 있습니다. 정상적인 식사를 하여 소화기관이 규칙적인 리듬을 갖고 기능하도록 하는 것도 다이어트를 위해서는 매우 중요한 변수가 됩니다.

'다이어트=끼니거르기'라고 하는 인식이 부지불식간에 널리 퍼져 있습니다. 그런데 앞에서 설명한 이유로 인해 무조건 끼니거르기는 다이어트에 장애가 되며, 오히려 살을 찌우는 원인이 될 수 있다는 점을 잊어서는 안 됩니다. 아침식사를 영어로 'Breakfast'라고 하는데, 이는 공복(空腹, fast)상태를 깨뜨린다(break)는 의미가 있습니다.

Diet Master

소모지현상이란?

저혈당에 대한 반동현상으로 나타나는 증세를 소모지현상이라고 합니다.

아침식사를 거른 결과 오전 내내 저혈당상태가 되면, 혈당과 케톤체를 먹고 사는 뇌는 비상계엄을 선포합니다. 이러한 스트레스반응에 의해 부신으로부터 아드레날린과 코티졸을 분비시킵니다(다음 그림 참조).

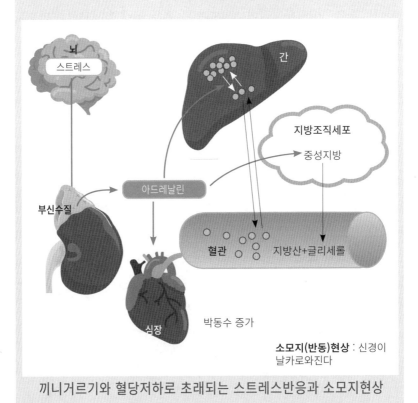

끼니거르기와 혈당저하로 초래되는 스트레스반응과 소모지현상

이들 스트레스 호르몬이 하는 역할은 그나마 간에 남아 있던 글리코겐을 분해하여 포도당이 혈액 중으로 나오도록 하고, 아미노산이나 글리세롤과 같은 다른 물질을 재료로 해서 포도당을 만드는 작업(당신생과정)을 하며, 지방의 중간산물인 케톤체의 생산을 증가시키는 것입니다. 이 모든 일은 혈당을 유지하고, 궁극적으로 뇌에게 안정적으로 연료를 공급하기 위한 것입니다.

한편 지방조직에서는 지질분해 속도를 증가시켜 지방산이 에너지원으로 더 많이 동원되도록 합니다. 이것도 혈당을 절약하려는 반응으로 볼 수 있습니다.

여기에서 착각해서는 안 되는 것이 지방조직에서 지질분해가 촉진되지만, 지질분해로 인해 혈액으로 흘러나온 지방산은 에너지원으로 거의 쓰이지 않는다는 점입니다. 운동을 하지 않아 움직이지 않는 근육에 의해 에너지원으로 쓰이게 될 리는 만무하지요. 이렇게 되면 혈액 중으로 흘러나온 지방산의 대부분은 근육에 의해 쓰여지지 못한 채 다시 내장지방조직에 저장됩니다. 그 결과 인슐린저항성은 더욱 악화되고, 그로 인한 각종 심혈관계질환의 위험성이 높아지게 됩니다.

어쨌든 혈당을 다시 높이기 위한 반응으로서 아드레날린이 분비되면 여러 가지 교감신경 흥분반응이 나타납니다. 대표적으로 심장박동이 더 빨라지고, 식은땀이 나거나 신경이 날카로와지고, 초조하고 불안한 느낌을 갖는 등 정서적인 반응을 일으키기도 합니다. 이러한 현상을 '소모지현상'이라고 합니다.

살찌는 식습관 6 : 섬유소가 장 내 미생물을 살린다

살이 찌거나 빠지는 것은 장(腸) 내에 서식하는 미생물의 분포가 얼마나 건전한가에 따라서도 영향을 받습니다. 앞에서 장 내에 서식하는 유용한 균, 즉 프로바이오틱스에 대해 설명하였지요. 우리의 장 속에는 우리 몸을 이루고 있는 세포 수보다 많은 약 100조 마리의 미생물들이 서식하고 있습니다. 이 미생물 중에는 인체를 더욱 살찌게 만드는 균(후벽균, 피로미쿠테스균)이 있는 반면에 살찌는 것을 막는 균(의간균, 박테로이테데스균)도 있습니다.

장 내에서 유용한 작용을 하는 균을 프로바이오틱스(probiotics)라고 하며, 이들 유용균이 잘 살아갈 수 있도록 이들의 먹이가 되는 영양소를 프리바이오틱스(prebiotics)라고 합니다. 장 내 유용균의 먹이가 되는 영양소는 주로 식물성 급원에 많으며, 대표적으로 치커리, 돼지감자, 마늘, 양파, 대파, 참마, 토마토 등을 들 수 있습니다. 이들은 공통적으로 섬유소를 많이 갖고 있으며, 또 항산화 작용을 하는 여러 미량원소들도 많이 가지고 있습니다.

섬유소에는 물에 녹는 성질의 수용성 섬유소가 있는데, 이것은 식물의 즙이나 과일 즙에 녹아 있는 상태로 섭취할 수 있습니다. 이들은 특히 혈당의 급격한 상승을 막고 인슐린의 분비 부담을 줄여 당뇨병이나 비만의 위험을 낮추는 작용을 합니다.

다른 한 종류의 섬유소는 물에 녹지 않는 불용성 섬유소인데, 이는 식물의 세포막을 형성합니다. 이 섬유소는 대변량을 증가시키고 배변속도를 높여 변비를 예방해주는 역할을 합니다. 이 외에 섬유소가 갖고 있는 매우 유익한 작용은 프로바이오틱스의 번식에 유리한 장 내 환경을 조성하는 것입니다. 반면에 섬유소가 포함되어 있지 않은 정제된 형태의 탄수화물(밀가루나 정백당)은 유용균보다는 유해균에게 유리한 장 내 환경을 초래하기 쉽고, 또 살을 더욱 찌우는 원인이 됩니다.

WHO에서 권장하는 섬유소의 일일 섭취량은 27~40g입니다. 그러나 한국인의 일일 섭취량은 16~17g에 불과한데, 이는 OECD 가입국의 평균에도 미치지 못하는 수준입니다. 또 우리나라 청소년들의 섬유소 섭취량은 그 보다도 낮은 상태이며, 그나마 전체적으로 점차 줄어드는 추세입니다.

다음 그림은 프로바이오틱스의 증식에 유리한 요인들과 불리하게 작용하는 요인들을 보여주고 있습니다. 프로바이오틱스의 증식에 더욱 유리한 환경을 조성하는 인자들은 고섬유질 식사, 젖산균 식품, 채소, 과일류, 오메가 3 지방산, 숙면, 운동 등입니다. 반면에 불리하게 작용하는 인자들은 GI가 높은 식품, 정제된 탄수화물, 액상과당, 고지방 식사, 항생제, 글루텐, 인공감미료, 패스트푸드, 스트레스 등입니다.

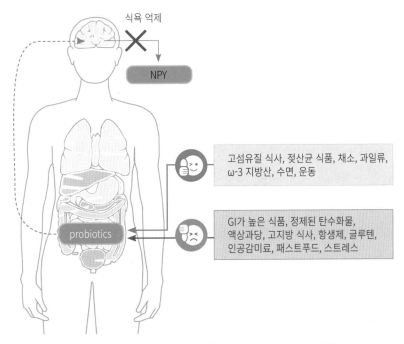

식욕 억제

NPY

고섬유질 식사, 젖산균 식품, 채소, 과일류, ω-3 지방산, 수면, 운동

GI가 높은 식품, 정제된 탄수화물, 액상과당, 고지방 식사, 항생제, 글루텐, 인공감미료, 패스트푸드, 스트레스

probiotics

프로바이오틱스의 증식에 유리한 요인과 불리한 요인들

따라서 다이어트를 할 때에는 칼로리만를 고려할 것이 아니라 장 내 환경을 유용균이 살기 좋게 만드는 생활의 변화도 필요합니다. 흔히 다이어트를 한다고 하면서 간편식만을 찾거나, 특정한 식품에만 의존하는 원푸드다이어트, 끼니거르기 등을 하면 섭취칼로리는 일시적으로 줄일 수 있으나 장 내 환경을 더욱 악화시키는 원인이 됩니다. 그로 인해 몸을 더욱 살찌기 쉬운 상태로 몰아넣게 될 수도 있습니다.

다음 그림은 장에 서식하는 두 가지 균의 대결 모습을 나타내고 있습니다. 그 하나는 유용균으로서 비만해지는 것을 막는 역할을 하는

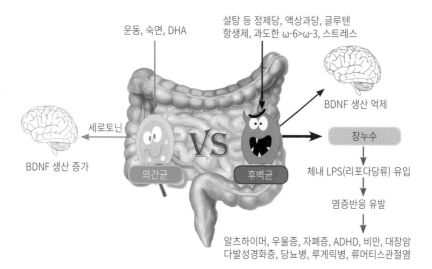

운동, 숙면, DHA

설탕 등 정제당, 액상과당, 글루텐
항생제, 과도한 ω-6>ω-3, 스트레스

BDNF 생산 억제

세로토닌

BDNF 생산 증가

의간균

VS

후벽균

장누수

체내 LPS(리포다당류) 유입

염증반응 유발

알츠하이머, 우울증, 자폐증, ADHD, 비만, 대장암
다발성경화증, 당뇨병, 루게릭병, 류머티스관절염

장 내 미생물 서식환경과 뇌 신경전달물질의 생성, 염증반응의 관계

의간균(박테로이테데스균)이며, 다른 하나는 비만의 중요 원인으로 꼽히
고 있는 후벽균(피로미쿠테스균)이라는 유해균입니다. 최근의 연구들에
의하면 비만자에게서 이 후벽균이 현저히 증가되어 있고, 반대로 의
간균은 저하되어 있음을 보고하고 있습니다.

의간균의 생성을 돕는 요인은 운동과 숙면, 오메가3 지방산, 그리고
유용균의 먹이가 되는 섬유소를 비롯한 각종 프리바이오틱스(prebiotics)
를 들 수 있습니다. 반대로 설탕처럼 정제된 당, 액상과당, 글루텐, 항
생제, 상대적으로 지나치게 많은 오메가6 지방산 등을 섭취하면 유해균
인 후벽균에게 더 유리한 서식환경을 조성해줍니다.

유용균에 비해 유해균이 우세하게 되면 소위 '장누수' 현상이 발생
하고, 이로 인해 염증반응을 유발시키는 내독소인 리포다당류(LPS:

lipopolysaccharide)가 몸 안으로 들어오게 됩니다. 몸 안에서 염증반응이 일어나면 만성적인 스트레스반응을 초래하여 인체의 전반적인 저항력을 감소시킵니다. 장에서 비롯된 염증반응이 인슐린저항성이나 비만에 어떻게 영향을 미치는지에 대해서는 다른 장에서 더 자세히 말씀드리겠습니다.

장에서 세균 균형이 깨지면 비만은 물론이고 알츠하이머, 우울증, 자폐증, ADHD, 대장암, 다발성경화증, 당뇨병, 루게릭병, 류마치스관절염 등과 같은 광범위한 질병군의 단초가 될 수 있습니다.

장청뇌청(腸淸腦淸) : 장이 맑아야 뇌가 맑다

인체의 장은 '제 2의 뇌'라고 불리기도 합니다. 그 이유는 장이 뇌에 의해 민감하게 조절된다는 것은 잘 알려져 있지만, 최근에는 반대로 장의 상태에 의해서 뇌의 기능이 영향을 받는다는 사실이 밝혀졌기 때문입니다. 그중에서 '세로토닌'이라는 신경전달물질이 주목받고 있습니다. 정서적 안정이나 수면, 그리고 항우울 작용이 있는 '세로토닌'이라고 하는 신경전달물질은 과거에는 뇌에서만 분비되는 것으로 알려져 왔으나, 최근 장에 분포된 신경에 의해서 약 80~90%가 생성된다는 것이 밝혀졌습니다. 그래서 장청뇌청(腸淸腦淸 : 장이 맑아야 뇌가 맑다)이라는 말이 생겼습니다.

또 장에는 수없이 많은 림프조직이 분포되어 있어서 인체 총면역계의 약 80~90%에 달하는 역할을 수행하고 있습니다. 우리의 장(腸)은 음식을 섭취할 때 함께 유입될 수 있는 수많은 외부 항원(박테리아나 이물질)을 일차적으로 방어하는 역할을 한다는 점을 볼 때 당연한 일입니다.

상식+

장 내 세균과 뇌의 신경전달물질들

의간균이 많아지면 장에 분포된 신경으로부터 세로토닌의 생성이 왕성해지는 현상을 볼 수 있습니다. 이 세로토닌은 뇌에서 정서적 안정·수면·포만감 등을 일으키는 신경전달물질입니다.

의간균이 장에서 우세하면 신경성장인자인 BDNF(Brain-derived neurotrophic factor) 생성이 촉진되며, 반대로 후벽균이 많아지면 BDNF 생성이 억제된다는 점이 밝혀졌습니다. BDNF는 중추 및 말초신경 양쪽에서 작용하여 신경세포의 성장과 분화·증식에 관여하는 매우 중요한 단백질이며, 우울증이나 치매환자는 이 BDNF 단백질이 감소되어 있습니다.

운동은 이 BDNF의 생성을 촉진하는 강력한 자극제입니다. 그런데 장의 미생물 서식상태가 뇌에서의 BDNF 생성에 영향을 미친다는 것이 밝혀지면서 장의 환경이 더 큰 주목을 받고 있습니다.

살찌는 식습관 7 : 혈액이 끈적거리면 배가 고프다

　다이어트를 시작하면서 꼭 체크해볼 습관 중의 하나는 평소에 수분을 잘 섭취하고 있는가입니다. 현대인은 만성탈수증에 걸려 있다고 할 정도로 만성적인 수분 부족에 시달리고 있습니다. 요즘 우리 사회는 열풍이라는 말로 표현할 정도로 커피에 푹 빠져 있습니다. 곳곳에 커피전문점이 생기고 각종 카페인과 함께 이뇨성분이 포함된 음료가 날개 돋친 듯 팔리고 있습니다.

　사실 우리가 목마르다는 느낌, 즉 갈증을 느끼게 되는 것은 뇌의 갈증중추가 자극받기 때문입니다. 즉 수분의 손실로 인해 혈액의 점성이 높아지고 기관지나 입 안 점막이 마르게 되면 갈증중추에 신호가 전달됩니다. 그런데 땀 분비나 소변 증가로 인해 체내 수분이 어느 정도 손실되어 갈증중추가 자극받기까지는 시간이 걸립니다. 그래서 이뇨작용을 하는 음료를 마시고 소변으로 비교적 많은 양의 체내 수분이 빠져나가도 시간이 지나서야 비로소 갈증을 느끼게 되는 것입니다. 그러므로 수분을 보충하기 전까지는 우리 인체는 가벼운 탈수상태에 놓이게 됩니다. 그래서 목이 마르지 않더라도 때때로 의도적으로 수분을 보충할 필요가 있습니다.

수분이 중요한 이유는 몸무게의 약 2/3를 차지하면서 체내에서 이루어지는 모든 생리적 조절이나 생화학적 반응, 효소작용이 물을 매개로 이루어지기 때문입니다. 그러므로 몸이 탈수된 상태에서는 에너지 대사과정도 순조롭게 이루어지지 못하고, 대사과정에서 생성된 여러 중간산물이나 피로물질이 제대로 처리되지 못하게 됩니다.

다이어트를 하면서 물을 수시로 섭취해야 하는 또 한 가지 이유는 우리 인체가 수분부족 상태에 있으면 인체는 그것을 허기증으로 착각하여 음식섭취에 대한 욕구를 증가시킨다는 것입니다. 즉 인체가 만성적인 탈수상태가 되면 우리의 뇌는 수분부족 상태를 허기증으로 착각하여 음식을 통해서라도 부족한 수분을 보충하도록 합니다. 그러므로 우리가 공복감을 느낄 때 그것이 만성적인 탈수에 의해 초래된 가짜공복감인지 확인할 필요가 있습니다. 수분을 섭취함으로써 만성적 탈수로 인해 초래된 가짜공복감이 해소된 경험을 많이 하였을 것입니다.

그러므로 하루 1~1.5 ℓ 정도의 물을 항상 가지고 다니면서 섭취하는 습관을 갖는 것이 다이어트에는 큰 도움을 줍니다.

살찌는 식습관 8 :
과음 후 늦은 밤에 라면을 찾는 이유

다이어트에 가장 방해가 되는 것은 역시 잦은 술자리입니다. 알코올은 빈 칼로리(empty calorie)라는 말이 있습니다. 그런데 이 말을 오해하여 술은 아무리 많이 먹어도 살이 찌지 않는다고 하는데, 이는 전혀 잘못된 생각입니다. 빈 칼로리라는 말은 칼로리가 없다는 뜻이 아니라 비타민, 미네랄, 식이섬유와 같은 영양분이 전혀 없다는 뜻입니다.

알코올은 체내에 소량이 들어오더라도 탄수화물이나 지방보다 먼저 대사되는 성질을 갖고 있습니다. 즉 알코올은 체내에 들어오면 처리해야 할 1급 독성물질이므로 인체는 신진대사를 멈추고 알코올을 분해하는 데 최우선의 노력을 기울입니다. 결국 인체는 알코올을 우선적으로 분해하기 위해 지방 등을 분해하는 일은 저 멀리 밀어두게 됩니다.

결과적으로 알코올과 함께 먹는 영양소는 에너지원으로 쓰여지지 않고 그대로 체지방으로 저장된다는 것을 의미합니다. 사실 알코올은 1g당 약 7kcal의 열량을 갖고 있습니다. 소주 한 컵당 약 50~60g의 알코올이 함유되어 있으므로 소주 한 병은 약 350~420kcal를 갖고 있지요.

알코올이 체내로 들어오면 이를 처리하는 일은 간에서 합니다. 그런데 술을 먹으면 간은 밤새 열심히 알코올을 분해하기 위해 자신이 저장하고 있는 글리코겐을 쓰게 됩니다. 이렇게 간 글리코겐이 고갈된 상태로 시간이 경과하면 결국 혈당도 밤새 더욱 낮아져서 아침에 일어날 때에는 견딜 수 없는 허기증을 느끼게 됩니다. 밤새 알코올을 해독하느라 고생한 간은 빨리 글리코겐을 다시 보충하고 혈당을 다시 높이도록 우리 몸은 고탄수화물 음식을 갈망하게 됩니다.

이것이 술을 먹고 나서 꿀물을 마시면 정신을 빨리 차리는 데 도움을 주는 이유입니다. 술을 먹은 다음날 아침에 일어나면 라면, 곰탕, 콩나물국과 같은 해장국이 끌리게 되는 것도 이러한 이유 때문입니다.

한편 알코올을 섭취하면 다음 그림에서와 같이 식욕을 억제하는 호르

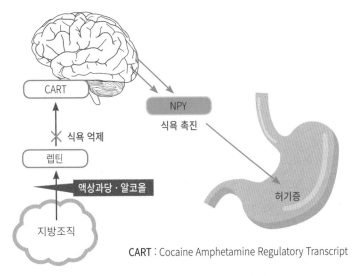

CART : Cocaine Amphetamine Regulatory Transcript

알코올 섭취와 렙틴 분비의 억제

몬인 렙틴의 분비를 방해하는 것으로 밝혀졌습니다. 술과 안주를 잔뜩 먹은 상태로 집으로 돌아와서 다시 라면을 끓여 먹게 되는 이유가 여기에 있습니다.

상식＋

알코올과 혈중 지질, 알코올성 지방간

알코올이 초래할 수 있는 보다 심각한 문제는 간기능에 영향을 미치는 것입니다. 예를 들어 삼겹살을 곁들여 소주를 마시는 경우를 생각해봅시다. 이때 삼겹살을 통해서 들어온 지방과 소주를 통해서 들어온 알코올은 모두 우체국인 간에 보내져 처리됩니다. 그러니까 간이라는 우체국은 이 지방과 알코올이라는 물품을 동시에 받아서 처리해야 하지요.

원래 간은 자신에게 보내진 지방이라는 물품을 단백질로 잘 포장해서 혈액에 잘 떠내려가도록 소포를 꾸리는 역할을 합니다. 왜냐하면 우리가 섭취한 지방을 그대로 혈액 중으로 내보내면 물과 기름이라는 말처럼 지방이 제대로 혈류의 흐름을 따라 잘 떠내려가지 않기 때문입니다. 간이 이렇게 지방을 소포로 꾸리지 않는다면 혈관벽이 지방으로 덕지덕지 붙어서 사춘기를 지나기 전에 심장병으로 모두 사망하였겠지요.

그래서 간은 섭취한 지방을 단백질로 코팅하여 둥근 입자의 형태로 혈액 중으로 내보내게 되는데, 이러한 입자를 지질단백질(lipoprotein)이라고 합니다. 그러니까 간에서 만들어낸 지질단백질이라는 입자는 중성지방이나 콜레스테롤과 같은 지방을 혈액 중에서 운반하는 운반체입니다.

이렇게 간은 콜레스테롤을 포함한 지방을 지질단백질이라는 소포로 꾸려서 혈액 중으로 내보냅니다. 이렇게 만든 소포(지질단백질)에는 초저밀도지질단백질(VLDL)과 저밀도지질단백질(LDL), 그리고 고밀도지질단백질(HDL)이 있습니다.

어쨌든 간이라는 우체국에서 지질단백질이라는 소포를 꾸리는 본래의 일을 수행하고 있을 때 예상치 못한 물품이 도착하면 비상이 걸리게 됩니다. 왜냐하면 이렇게 새롭게 도착한 알코올이라는 물품은 분초를 다투는 독극물이기 때문이죠. 조금만 처리를 지연시켜도 혈액 중 알코올농도가 급격히 올라가 치사량(0.3~0.4%)에 도달할 수도 있습니다.

간이 정신없이 밀려오는 알코올을 아세트알데히드로 처리하다보니 정성들여 지방을 소포로 꾸리는 우체국 본래의 임무를 수행하기가 어렵게 됩니다. 즉 간에 자꾸만 알코올이 들어오면 정성들여 HDL을 만들기보다는 대충 VLDL로 만들게 되는데, 그 결과 혈액 중에 VLDL과 LDL 수준은 증가할 수밖에 없습니다. 이렇게 되면 혈액 중 중성지방 수준과 나쁜 콜레스테롤인 LDL콜레스테롤이 많아져 이상지질혈증과 동맥경화의 위험이 높아지게 됩니다.

또 쉬지 않고 자주 술을 먹으면 간은 알코올을 분해하느라 쉬지 못하고 혹사할 수밖에 없습니다. 그래서 알코올과 함께 들어온 지방을 소포로 꾸리는 일은 일단 뒤로 미루고 간세포 자신 안에 쌓아두기 시작합니다. 이렇게 간세포 안에 지방이 쌓이는 것을 알코올성 지방간이라고 하지요.

알코올 섭취와 근육생성의 관계

알코올을 과도하게 섭취하면 다이어트 기간 중 운동에 의한 근육의 생성을 저해할 수 있습니다. 알코올이 근육의 생성에 어떻게 방해가 되는지에 대해서 몇몇 연구결과들이 보고되고 있는데, 그 주된 원인을 간단히 설명하면 다음과 같습니다.

첫째, 성장호르몬의 분비를 방해할 수 있습니다. 즉 성장호르몬은 하루 8차례의 사이클을 갖고 분비되는데, 운동할 때 이외에는 수면상태에 들어가서 처음 1~2시간 사이의 논렘(non-REM)수면 상태 동안 가장 많이 분비됩니다. 그런데 과음한 상태에서는 수면리듬이 방해되고, 심하면 70%까지 뇌하수체로부터 성장호르몬의 분비가 감소되는 것으로 보고된 바 있습니다.

둘째, 운동은 남성호르몬인 테스토스테론 분비를 촉진하는데, 이는 성장호르몬과 함께 근육의 형성을 자극하는 강력한 작용을 하게 됩니다. 그런데 알코올은 간에서 해독하는 가운데 테스토스테론의 분비를 억제하는 독성물질을 생성하는 것으로 보고되고 있습니다.

물론 정도의 문제이지만 습관적인 알코올 섭취로 인해 간경화가 진행되면 근 단백질을 합성하는 중요한 2차호르몬인 소마토메딘(IGF-1)의 분비가 감소하여 근육생성이 방해를 받게 됩니다.

다섯, 살찌게 하는 생활습관

이 장에서는 갈증, 수면부족, 심리적 지루함, 스트레스, 알코올 섭취 등이 어떻게 가짜공복감을 일으켜 늦은 밤에 냉장고문을 열게 하는지를 알려줍니다. 이러한 요인들은 뇌 시상하부의 식욕중추에서 신경펩타이드 Y(NPY)의 분비를 촉진시킴으로써 실제로는 필요 없는 에너지 섭취 욕구를 자극합니다.

특히 심리적 스트레스에 반응하는 우리의 마음 상태는 식욕중추를 자극하는 매우 중요한 요인입니다. 수 만 년간 인류의 DNA에 새겨진 스트레스에 대한 반응기전과 그 반응이 현대인의 내장지방 저장량을 증대시킨다는 것을 이해한다면 우리는 조금 더 지혜롭게 다이어트를 할 수 있을 것입니다.

또한 현대인에게 만연한 수면이상이나 수면부족이 야식증과 같은 나쁜 식습관에 빠져들게 하고, 나아가 비만을 부르는 이유를 이해하게 되면 다이어트의 성공에 한 걸음 더 가까워졌다고 할 수 있습니다.

가짜공복감과 실제공복 상태

스트레스는 뇌의 시상하부에서 신경펩타이드 Y(NPY)의 분비를 촉진하여 가짜공복감을 유발시키는 중요한 요인입니다. 스트레스 외에도 가짜공복감을 일으키는 요인은 여러 가지가 있습니다. 고소한 튀김과자나 버터를 발라 튀긴 팝콘에 무심코 손이 가게 하는 가짜공복감의 기만전략에 넘어가지 않으려면 먼저 그 정체를 알아야 합니다.

탈수상태는 가짜공복감을 일으키는 대표적인 원인입니다. 현대인은 정도의 차이는 있으나 거의 대부분 가벼운 탈수상태에 빠져 있다고 볼 수 있습니다. 이뇨작용을 하는 음료에 워낙 많이 노출된 상태에서 생활하기 때문입니다. 인체는 탈수상태가 되면 공복상태와 착각을 일으켜서 음식을 통해서라도 부족한 수분을 보충하도록 합니다.

우리 인체는 혈액량이 줄거나 혈액의 삼투질농도가 높아지면(즉 끈적거리게 되면) 뇌 시상하부에 있는 갈증중추가 자극을 받아 갈증을 일으킵니다. 그러나 이렇게 인체의 수분이 손실되어 갈증중추가 자극받기까지는 시간이 많이 걸립니다. 그래서 어느 정도까지 탈수상태에 있어도 우리

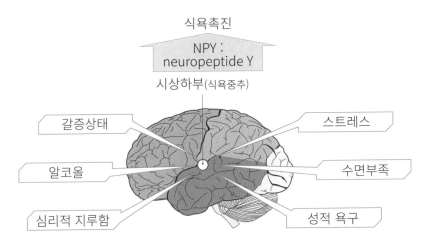

가짜공복감	실제공복감
갑자기 배고픔	서서히 배고픔
특정 음식(삼겹살, 라면…)	모든 음식
물을 한 모금 마시면 사라짐	물 한 모금을 마셔도 해소되지 않음
식후 1~2시간 내에도 나타남	식후 3~4시간 지나 혈당이 낮아질 때

가짜공복감의 원인과 실제공복감과의 차이점

는 갈증을 잘 느끼지 못합니다. 이렇게 되면 인체는 뇌가 갈증상태를 배고픔과 착각하도록 해서라도 수분을 보충하게 합니다. 이런 이유로 갈증을 느끼지 않더라도 의도적으로 수시로 물을 섭취하는 것이 좋습니다.

알코올도 지방조직과 장에서의 렙틴 분비를 억제시켜 가짜공복감을 일으키게 합니다. 또 알코올이라는 일급 위험물질을 우선적으로 긴급히 처리하기 위하여 간에 저장된 고급연료인 글리코겐이 사용됩니다. 이는 간의 글리코겐을 고갈시키고 연쇄적으로 혈당을 저하시켜 음주 후에 허기증을 일으키는 원인이 됩니다.

그 외에 성적인 욕구도 NPY의 분비를 자극하여 식욕을 자극하는 요인이 됩니다. 수면이 부족해도 공복감이 유발되는데, 이에 대해서는 바로 다음 장에서 설명하겠습니다.

가짜공복감의 특징은 배고픔이 갑자기 찾아오고, 특정한 음식에 대한 생각이 간절해진다는 점입니다. 이와 반대로 실제공복감은 배고픔이 시간이 지남에 따라 서서히 찾아오고, 어떤 음식을 먹고 싶은 생각이 들지 않습니다. 또 가짜공복감은 물을 한 모금 마시면 어느 정도 해소되는 경향이 있지만, 실제공복감은 물을 마셔도 지속된다는 특성을 갖고 있습니다. 그리고 가짜공복감은 식사를 마치고 시간이 많이 지나지 않았는데도 찾아올 수 있는 반면, 실제공복감은 식사 후 적어도 3~4시간이 지나서 혈당이 낮아짐에 따라 찾아옵니다.

스트레스가 냉장고 문을 열게 한다

먹는 것으로 스트레스를 풀려는 심리적 경향성

우리는 흔히 살이 많이 빠진 지인을 길에서 만나면 무슨 스트레스 받는 일이 있는지 물어보게 됩니다. 실제로 심한 정신적 스트레스를 받으면 살이 빠지기도 합니다. 정신적 스트레스가 심하면 식욕을 잃고 스트레스 호르몬이 분비되어 체성분의 분해가 심하게 일어나기 때문이지요. 반대로 스트레스는 비만을 유발하는 강력한 원인이 되기도 합니다. 우리가 일상생활에서 겪게 되는 일반적인 스트레스는 보다 만성적이고 간접적인 특성을 갖고 있는데, 이러한 종류의 스트레스는 오히려 살을 찌게 하는 원인으로 작용하는 경우가 많습니다.

사람에 따라서는 스트레스를 먹는 것으로 해소시키려는 심리적 경향성을 매우 강하게 갖고 있기도 합니다. 이러한 경향성은 아주 어린 시절부터 형성됩니다. 젖먹이 아이가 밤에 깨어나서 울 때, 그 우는 원인은 여러 가지가 있을 수 있지요. 예를 들어 배가 고파서 울기도 하지만, 무서운 꿈을 꾸었거나 갑자기 불안하여 엄마의 존재를 확인하고 싶거나, 너무 춥거나 더워서, 또는 응가를 하였기 때문일 수도 있지요. 그때 엄마는 젖을 물려주거나 우유병을 물려주어서 울음을 그치게 하여 아이가 다시 잠들게 합니다.

어린 시절부터 여러 가지 욕구불만이나 심리적 불안을 먹는 것을 통하여 위로받고 해소되는 과정이 반복되면 성인기에도 이러한 심리적 경향성을 나타낼 수 있습니다. 즉 스트레스를 받거나 우울하면 무언가 달고 맛있는 것을 찾게 된다는 것입니다.

또 비만과 그 사람이 처한 환경과의 관계를 조사한 연구들은 어린 시절 언어적·성적 폭력에 노출된 경험이 있는 사람이 성인기에 비만인이 될 확률이 더 높다고 보고하고 있습니다. 이처럼 우리의 심리적 상태가 살찌게 하는 중요한 원인이라는 것은 부인할 수 없습니다.

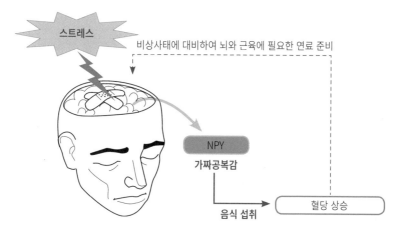

만성적 스트레스와 가짜공복감

다음 그림에서 보듯이 스트레스가 뇌에서 신경펩타이드 Y(NPY)라는 신경전달물질의 분비를 촉진함으로써 공복감을 촉진시킵니다. 즉 인체는 스트레스에 의한 반응으로 가짜공복감을 촉진시켜 혈당을 높이려고 합니다. 이처럼 인체는 고급연료인 혈당(탄수화물)을 상승시켜 비상사태에 필요한 뇌와 근육에 연료를 공급할 준비를 하게 됩니다.

우리가 냉장고문을 열어 보고 있는 자신을 발견할 때 실제로 배가 고파서 냉장고문을 열게 되었는지, 아니면 단순히 심리적인 지루함이나 불안 때문인지 냉정하게 생각해볼 필요가 있습니다. 단순히 심리적인 변화로 인해 무의식적으로 먹을 것을 찾는 행동을 보일 때가 매우 많습니다.

내장지방 축적은 거듭된 스트레스 반응의 결과

스트레스에 대한 우리 몸의 반응은 사실 현대사회의 생활패턴에 그리 적합하지 않다고 볼 수 있습니다. 스트레스에 대한 인체의 반응은 오랜 기간의 수렵채취 생활을 하던 인류의 생존목표에 맞도록 적응되어 왔기 때문입니다. 즉 수렵과 채취의 생활양식에 맞도록 스트레스 반응을 적응시켜 온 오랜 인류의 역사에 비해서 우리가 현재와 같은 생활양식을 갖기 시작한 기간은 매우 짧은 순간에 불과합니다.

현시대를 사는 인류는 예전만큼 맹수나 적대적인 이웃부족과 마주쳐서 생명을 걸고 싸울 필요가 없어졌지요. 대신 직장에서 내일모레까지 다가온 업무마감 시한을 지키기 위해 끙끙거리며, 부당한 지시를 내린 직장 상사의 잔소리를 꾹 참아내야 합니다.

예전에는 맹수와 마주쳐서 싸워야 하는 스트레스 상황에 인체는 긴급하게 대처하여 스스로 생명을 지켜내야 했습니다. 즉 심장은 더욱 빨리 뛰어서 혈액을 빨리 순환시키고, 근육의 혈관은 더욱 확장시켜 싸워야 할 근육으로 더 많은 혈액을 보내려고 합니다. 기관지는 확장되어 더 많은 산소를 받아들이려고 하며, 간에 저장된 글리코겐과 지방조직에 저장된 중성지방을 분해하여 곧 벌어질 상황에 대응하여 근육이 더 많은 에너지를 쓸 수 있도록 총동원령을 내리게 됩니다. 이러한 스트레스 반응은 수시로 외부의 위협에 조우하거나 수렵활동을 하던 우리 조상들이 생존하기 위해서 꼭 필요했던 반응이라고 할 수 있습니다.

그러나 우리는 더 이상 스트레스에 대해 주먹을 휘두르거나 발이 안보일 정도로 삼십육계 줄행랑을 놓는 경우는 없습니다. 물론 간혹 직장 상사의 잔소리에 대해 그렇게 반응하는 사람들이 가끔 뉴스의 제목을 장식하는 경우가 있기는 합니다.

이처럼 인체가 스트레스 상황에 처하면 부신의 바깥부위인 부신피질에서는 코티졸이 분비되고, 부신의 안쪽부위인 부신수질에서는 아드레날린이 분비됩니다. 이들 호르몬은 인체가 스트레스 상황에 처할 때 분비되는 호르몬이므로 '스트레스 호르몬'이라고 합니다. 문제는 상사의 잔소리에 대해 꾹꾹 눌러 참을 때에도 우리의 부신에서는 스트레스 호르몬이 분비된다는 것입니다. 실제로 우리가 근육을 쓰지는 않는데도(잔소리하는 상사를 향해서 주먹질을 하지는 않는데도) 말입니다.

다음 그림은 스트레스로 인해 부신에서 흘러나온 코티졸과 아드레날린이 분비되는 모습을 보여주고 있습니다. 이렇게 분비된 스트레스 호

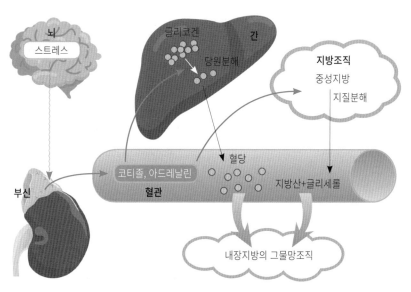

정신적 스트레스에 대한 체내 에너지원의 이동과 재저장 반응

르몬은 간에 저장된 글리코겐을 포도당으로 빨리 분해하여 혈액 중으로 나오게 합니다. 이것은 뇌와 근육에 공급할 혈당을 빨리 상승시키기 위해서이지요. 또 지방조직으로 가서는 저장된 지방, 즉 중성지방을 더 빨리 분해하여 혈액으로 흘러나오게 합니다.

그런데 현대인의 근육은 이렇게 흘러나온 연료들은 사용하지 않습니다. 물론 얼굴이 벌겋게 달아올라서 휴지통을 발로 세게 걷어차거나 물건을 내동댕이치기도 합니다만 아주 순간일 뿐이지요. 이렇게 되면 혈액 중으로 나온 이들 연료들은 아드레날린을 치솟게 한 조금 전의 상황이 종료되면 갈 곳이 없어집니다. 시간이 지남에 따라 이들 연료들(혈당, 지방산)은 코티졸의 영향 하에 내장지방의 그물막에 다시 저장됩니다. 앞으로 또 벌어질 수도 있는 비상사태에 대비하기 위해 에너지원을 보다 쉽게 꺼내 쓸 수 있는 장소에 저장하는 것이죠.

허리둘레가 스트레스의 한 지표가 될 수 있는 이유가 여기에 있습니다. 또 내장지방은 당뇨병, 고지질혈증(이상지질혈증), 고혈압, 심장질환 등과 매우 밀접한 관련을 갖고 있기 때문에 스트레스를 '만병의 근원'이라고 부릅니다.

스트레스와 만병의 근원 – 내장의 그물망조직

우리 몸의 지방은 주로 세 곳에 저장됩니다. 바로 피부 아래층에는 피하지방의 형태로, 그리고 내장의 그물망조직에는 내장지방의 형태로, 혈액 중에는 중성지방의 형태로 존재합니다. 혈액 중에 존재하는 중성지방은 소량이므로 실제로 인체의 체지방량의 저장규모는 내장지방과 피하지방이 결정합니다. 내장지방을 저장하는 그물망조직은 위에 매달려서 복강(배속공간) 아래쪽으로 걸쳐져 있습니다. 내장지방이 적게 저장되어 있을 때는 얇은 어망이 늘어져 있는 것처럼 보이지만, 지방이 많이 저장됨에 따라 지방조직이 점차 두껍게 들어차서 그물무늬를 찾아볼 수 없게 됩니다.

이 그물망의 내장조직은 가장 빠르고 편리하게 에너지원을 꺼내 쓸 수 있는 곳입니다. 따라서 만성적인 스트레스를 받으면 인체는 바로 이곳에 과잉한 에너지를 저장합니다. 이곳에 지방이 과잉하게 저장되어 몸집이 커진 지방조직은 지방을 저장하는 역할 이외는 아무런 역할도 하지 않으면서 깡패처럼 행동합니다. 예를 들어 다른 장기를 압박하거나 밀어내어 못살게 굽니다. 또 내장지방은 가장 빨리 손쉽게 간으로 이동하여 동맥경화를 촉진하는 저밀도지질단백질 생산을 증가시킵니다.

내장지방이 많은 내장지방형 복부비만인 사람은 체지방 수준이 같더라도 피하지방형 비만인보다 고지질혈증, 고혈압, 심장질환 등의 위험성이 더 높습니다. 그 이유 중 하나로 내장지방조직은 다른 지방조직과는 달리 아디포넥틴(adiponectin)을 거의 분비하지 않는다는 점을 들 수 있습니다. 아디포넥틴은 지방조직에서 분비되는 사이토카인을 총칭해서 부르는 말입니다(사이토카인은 인체 내에서 세포 상호간의 신호전달을 하는 물질로서 면역기능과 깊은 관련을 갖고 있음). 아디포넥틴은 스트레스와 염증을 줄여주며, 렙틴과도 상호 협력하는 역할을 합니다.

그러므로 무심코 냉장고문을 열고 있는 자신을 발견할 때 과연 진짜로 몸이 원해서 하는 행동인지, 아니면 스트레스로 인해 초래된 가짜공복감 때문인지를 생각해볼 필요가 있습니다.

Diet Master

스트레스와 성호르몬, 인슐린저항성

만성적 스트레스는 대표적인 여성호르몬인 에스트로겐의 분비를 감소시키고, 프로게스트론의 분비는 증가시킵니다. 또 남성호르몬인 테스토스테론의 분비를 자극하는 경향이 있습니다. 이러한 호르몬의 변화는 모두 복부의 내장지방을 증가시키는 데 작용합니다.

또 스트레스 자체는 직접적으로 뇌 시상하부에서 NPY의 분비를 촉진함으로써 짠맛·단맛에 대한 욕구를 증가시키고, 기름진 음식에 대한 갈

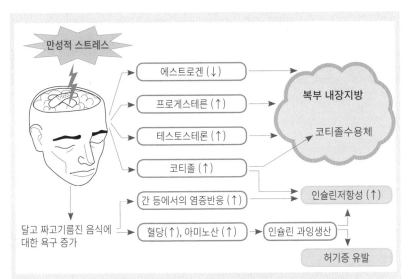

만성적 스트레스로 인한 호르몬의 변화와 복부 내장지방

망을 일으킵니다. 밤늦게 라면을 끓여먹거나, 치킨·피자·족발을 먹음으로써 높아진 혈당과 혈중 아미노산은 난데없는 시간에 췌장에 인슐린을 만들어 분비하도록 요구합니다. 이것은 늦은 밤 라면을 끓여달라고 자고 있는 아내를 괴롭힐 뿐만 아니라(지금은 이런 간 큰 남편은 찾기 힘들지만, 옛날에는 이런 남편들이 꽤 있었지요) 하루 종일 일하고 쉬고 싶어 하는 자신의 췌장도 괴롭히는 일입니다.

이는 인슐린을 과잉 생산하는 원인이 되며, 간에서의 염증반응을 증가시켜 결과적으로 인슐린저항성을 발생시킵니다.

그림에서와 같이 만성적인 스트레스 반응에 의해 혈중 코티졸은 높은 수준을 유지하는데, 이 코티졸은 복부 내장의 그물망조직에 존재하는 코티졸수용체에 의해 처리됩니다. 혈액 중에서 만성적으로 높아진 코티졸도 인슐린저항성을 높이는 데 한몫을 하며, 더욱 많은 지방이 내장의 그물망조직에 저장되도록 합니다.

수면부족과 수면이상이 비만을 부른다

수면부족이 부르는 가짜공복감

앞에서 다이어트의 조건으로 제시한 SLEEPing의 첫글자 S는 잠을 잘 자는 것(sleep well)을 의미한다고 하였습니다. 수면부족이 살찌게 만드는 주범이라는 것은 여러 역학적 조사를 통해서 잘 입증되었습니다.

한 조사에 따르면 하루에 5시간 자는 사람과 8시간 자는 사람을 비교했더니 5시간 자는 사람에게서 렙틴은 15%가 감소하였고, 반면에 식욕을 촉진하는 그렐린은 14.9%나 증가한 것으로 나타났습니다.

수면은 뇌의 송과체에서 분비되는 멜라토닌과 관계가 깊습니다. 이 수면호르몬인 멜라토닌이 감소하면 연쇄적으로 세로토닌이나 도파민과 같은 신경전달물질이 감소하는데, 이는 NPY의 분비를 증가시킵니다. 이것이 늦은 밤에 단음식 즉, 탄수화물에 대한 욕구를 강력하게 일으키는 원인이 됩니다.

늦은 밤까지 잠을 이루지 못할 때 우리의 뇌는 지속적으로 각성상태

를 유지하기 위해서 더 높은 혈당을 필요로 하게 됩니다. 그래서 수면이
부족하게 될수록 인체는 당뇨병 전 단계(prediabetes)처럼 인슐린저항성을
일으켜 뇌를 위한 연료인 혈당이 높게 유지하도록 하고, 한편으로는 더
심한 배고픔을 느끼게 합니다.

수면이상과 호르몬 분비리듬의 혼란

 다음 그림은 정상적인 수면습관에 따른 렙틴과 코티졸의 하루 중 분비
리듬을 보여주고 있습니다. 정상적으로는 아침에 수면에서 깨어날 무렵
에는 코티졸이 높은 수준을 보여서 뇌를 깨워서 각성상태를 높게 유지
하도록 합니다. 그리고 렙틴은 가장 낮은 수준을 보여서 배고픔을 느끼
게 하여 수면 중 낮아진 혈당을 다시 회복시키고, 활동을 시작하기 위한
에너지원을 보충하도록 합니다. 다시 하루를 보내고 한밤중에 수면에
들어가기 전에는 코티졸분비가 최저 수준이 되어 우리의 의식과 신체가

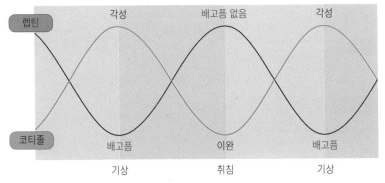

정상적인 렙틴과 코티졸의 하루 중 분비리듬

이완되어 취침에 들어갈 준비를 하게 합니다. 이와 동시에 렙틴은 높은 상태가 되어 배고픔을 잘 느끼지 않는 상태가 됩니다.

그러나 정상적인 수면리듬이 깨져서 잠자리에 들어가는 시간이 너무 늦어지면 렙틴과 코티졸의 하루 중 분비리듬이 변화하게 됩니다. 밤늦도록 잠을 들지 못하고 새벽이 되어서야 잠자리에 들어가면 이러한 호르몬리듬의 변화로 인해 살이 찌기 쉬운 생활패턴을 갖게 됩니다.

밤늦게 잠자리에 든 경우에는 그림과 같이 다음날 아침에 코티졸이 여전히 낮은 상태인 채로 일어날 수밖에 없습니다. 이렇게 코티졸의 수준이 낮으면 좀처럼 정신이 들지 않고 몸과 정신이 매우 무기력한 상태로 하루를 시작하게 됩니다. 반대로 렙틴 수준은 여전히 높은 상태여서 아침에 도무지 식욕이 나지 않게 되지요.

야행성 생활리듬이 거듭되면 왜 아침에 그렇게 일어나기 싫은지, 아침밥 생각이 전혀 들지 않는지, 카페인의 도움을 받아야 하루를 시작할 수

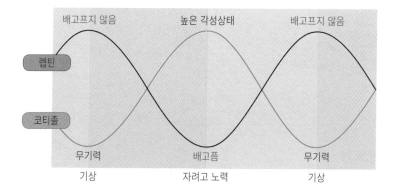

비정상적인 렙틴과 코티졸의 하루 중 분비리듬

있는지 등은 이런 이유 때문입니다. 이렇게 하루를 보내고 다시 밤을 맞이하면 거꾸로 코티졸 수준은 높은 상태가 되어 좀처럼 잠이 오지 않고 정신은 갈수록 말똥말똥한 상태가 됩니다. 반면에 렙틴의 분비는 최저 상태가 되므로 허기증 때문에 늦은 밤에 냉장고와 찬장을 번갈아 열게 하는 번민을 일으키지요. 다시 말해서 야식의 유혹에서 좀처럼 벗어나기 어려운 상태가 됩니다.

수면이상과 야식증후군의 수렁

이렇게 치명적인 야식의 유혹에 사로잡히게 되면, 호르몬의 분비주기도 점차 그것에 맞추어져서 아침식사를 거르게 되고, 매우 졸리고 무기력한 상태로 오전을 보낸 후 점심을 맞이합니다. 이때 비로소 식사를 하는데, 이는 인슐린의 과잉 분비와 식곤증을 불러 일으켜 오후에도 신체를 비활동적인 상태에 머물게 합니다. 그러다가 오후 4시 이후가 되면서 다시 코티졸의 분비가 증가하면서 정신이 돌아오고….

그다음은 과한 저녁식사를 찾게 되고, 이어서 밤늦게까지 각성상태를 유지하며 컴퓨터게임 등에 몰두하고, 야심한 밤에 치킨을 시켜 먹는 악순환에 빠져들게 됩니다. 이러한 상태를 '야식증후군'이라고 하는데, 학생들 중에는 이러한 생활의 악순환 리듬에 빠져 있는 사람이 제법 많습니다. 이는 단순히 살을 찌우는 원인일 뿐만 아니라 전반적인 인체의 컨디션을 저하시키고 정신적으로도 우울감 등을 일으키는 직접적인 원인이 됩니다. 이러한 것을 스스로 자각하지 못하고 생활하는 모습을 보면,

매우 안타까운 생각이 들지 않을 수 없습니다.

식욕중추를 자극하거나 포만중추로 신호가 전달되는 것을 방해하여 식욕을 촉진함으로써 다이어트를 실패하게 만드는 여러 요인들은 위에서 설명하였습니다.

지금까지 우리는 우리를 다이어트 실패자로 만든 숨어 있던 적군을 잘 몰랐고, 알더라도 막연히 짐작하는 정도였습니다. 그러나 이제 보다 명확히 적군을 식별할 수 있게 되었으므로 다이어트가 훨씬 쉬워지고 구체성도 갖게 되었습니다. 적군을 알기 때문에 우리는 원리에 입각하여 훨씬 현명한 전략을 갖고 다이어트에 들어갈 수 있게 되었습니다. 그림은 식욕중추에 영향을 주는 여러 요인들을 종합적으로 나타내고 있습니다.

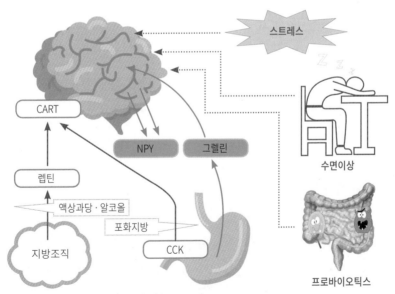

식욕중추에 영향을 주는 여러 요인들

상식+

수면리듬이상과 멜라토닌

수면리듬의 불균형 현상은 수면호르몬이라고 할 수 있는 멜라토닌의 일주기리듬이 지연되는 것에도 영향을 받습니다. 원래 뇌의 송과체에서 분비되는 멜라토닌은 해가 지고 나서 저녁 8시 경부터 점차 분비량이 많아지다가 늦은 밤에 피크값에 도달하게 됩니다.

그런데 다음 그림과 같이 멜라토닌의 분비가 지연되면 수면에 들어가는 시간도 늦어지게 됩니다. 이렇게 되면 아침의 기상시간에 멜라토닌이 원래의 수준으로 돌아가지 못하여 높은 상태로 아침을 맞이하게 됩니다.

학생들의 경우 긴 방학을 보내고 이렇게 지연된 멜라토닌 분비리듬에 적응된 상태로 개학을 맞이하면 아침에 잠자리를 박차고 일어나는 것이 매우 힘들게 됩니다. 이 때문에 깨우려는 엄마와 힘겨운 실랑이 끝에 엄마를 녹초로 만들거나 마침내 폭발하게 만드는 일이 비일비재하게 일어나지요.

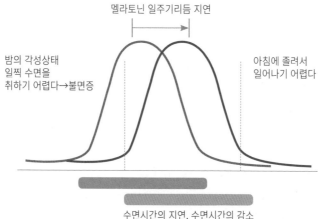

수면시간의 지연과 멜라토닌 분비리듬의 변화

Diet Master

살찌면 일어나는 일- 수면이상

최근 고속도로에서 버스기사의 졸음운전에 의한 참혹한 사고소식이 잇따라 전해지고 있습니다. 더구나 장거리 운행을 하는 버스기사나 트럭기사분들의 수면장애 비율이 심각한 수준이라는 조사결과가 발표되고 있는데, 하루 빨리 이에 대한 구조적인 대책 마련이 시급하다고 할 수 있습니다. 무엇보다 복지 차원에서 수면장애를 치유할 수 있는 근본적인 지원책이 필요하며, 개인적인 차원에서는 체중과 체력의 관리를 위한 운동이 매우 중요하다고 할 수 있습니다.

비만한 사람, 특히 복부에 지방이 많은 복부비만인 사람은 환기효율이 떨어집니다. 그 이유는 복부에 지방이 과도하게 쌓이면 복강 내의 압력이 높아져 숨을 들이마실 때 횡격막을 복강쪽으로 밀고 내려가는 운동이 제한을 받게 되기 때문입니다. 이렇게 횡격막의 운동이 제한되면 상대적으로 늑간근에 의한 흉식호흡 의존도가 높아집니다. 매우 비만한 사람은 조금만 움직이더라도 대화할 때 숨이 차서 헐떡이는 이유가 여기에 있습니다. 임산부의 경우에도 복강의 압력이 높아져 있어서 조금만 걸어도 숨이 차게 됩니다.

그런데 더 심각한 일은 비만이 수면이상을 더 쉽게 초래한다는 것입니다. 비만인에게 가장 흔하게 나타나는 수면이상은 폐쇄성 수면무호흡증(OSA: obstructive sleep apnea)과 비만저환기증(OHD: obesity hypoventilation disorder)입니다.

과체중인 성인의 약 77%가 수면이상에 시달리고 있습니다. 수면무호흡증인 사람은 코를 골면서 잠자는 도중에 한동안 숨을 쉬지 않다가 갑작스럽게 폭발적으로 호흡을 재개하는 모습을 볼 수 있습니다.

폐쇄성 수면무호흡증(OSA)은 목부위 조직이 비대하여 기도가 좁아진

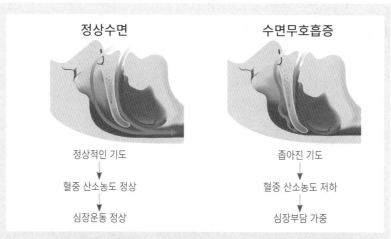

정상수면   수면무호흡증

정상적인 기도   좁아진 기도

혈중 산소농도 정상   혈중 산소농도 저하

심장운동 정상   심장부담 가중

수면무호흡증에서 기도폐쇄와 혈중 산소농도의 저하

상태에서 잘 나타나며, 수면 중 근육이 이완되고 혀가 뒤로 들어가 기도를 막게 되면서 한동안 호흡을 하지 못하는 현상이 수시로 발생합니다. 이렇게 호흡이 정지되면 혈중 산소농도가 떨어지는데, 이때 뇌에 비상신호를 보내 수면에서 깨어나도록 하여 다시 호흡을 재개시킵니다. 이러한 현상이 수면 중에 100회까지도 발생할 수 있습니다. 이것은 수면의 질을 현저히 떨어뜨리고, 수면 중에 발생하는 돌연사의 가장 흔한 원인이라고 할 수 있습니다.

비만저환기증(OHD)은 과도한 복부지방에 의해 수면 중 횡격막의 움직임이 현저히 제한을 받게 되고, 이로 인해 흉식호흡에 주로 의존하며 호흡이 매우 짧아집니다. 이렇게 환기효율이 떨어지면 혈액 중 이산화탄소 농도가 상승하는데, 이는 심부전(심장기능상실)의 원인이 되기도 합니다. 이로 인한 증상은 ① 낮 시간 중 피로 호소, ② 지나친 코골이, ③ 체중의 지속적인 증가, ④ 두통(특히 아침에 발생), ⑤ 정서 변화와 초조감, ⑥ 학습장애나 건망증 등의 형태로 나타납니다.

Diet Master

논렘수면(none-REM수면)과 성장호르몬

화목하지 않고 싸움이 잦은 가정의 아이는 잘 크지 않습니다. 예를 들면 술 먹고 늦은 밤에 들어와 부부싸움을 하면 한창 클 나이의 감수성이 예민한 아이들의 정서상태가 불안해지기 때문입니다. 이렇게 불안한 상태에서는 수면이 방해를 받게 되는데, 이는 아이의 성장에 부정적인 영향을 주고 어른의 경우에는 다이어트에도 좋지 않은 영향을 미칩니다.

수면이상은 성장호르몬의 정상적인 분비에 문제를 일으킵니다. 성장호르몬(GH:growth hormone)은 하루 중 약 3시간의 간격으로 8차례 뇌하수체 전엽에서 분비됩니다. 이 호르몬은 운동을 할 때 분비가 급격히 증가합니다. 또 수면에 들어가서 약 1시간 내외의 시점에서 크게 분비되는 양상을 보입니다.

우리가 잠을 잘 때는 다음 그림과 같이 논렘수면(non-REM수면)과 렘수면(REM수면)이 번갈아 나타납니다. 수면에 들어가면 처음 약 1시간~1

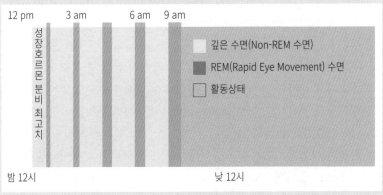

렘수면과 논렘수면, 그리고 성장호르몬의 분비

시간 30분 동안은 논렘수면으로, 전체적인 수면의 질에 큰 영향을 미치는 시간대입니다.

렘수면은 논렘수면에 이어서 교대로 짧게 나타납니다. 렘수면상태에서는 안구의 움직임이 활발하기 때문에 렘(REM：rapid eye movement)수면이라고 부릅니다. 렘수면상태에서 뇌의 활동은 각성상태와 같은 매우 활발한 뇌파움직임을 보이며, 꿈도 렘수면 국면에서 꾸게 됩니다. 반면에 인체의 근육은 매우 이완된 상태를 보이기 때문에 렘수면을 역설적 수면이라고도 하지요.

논렘수면 국면에서 인체는 매우 깊은 무의식상태에 들어가게 되는데, 이때 뇌파를 보면 알파파가 많이 출현하는 것을 볼 수 있습니다. 그런데 성장호르몬은 바로 첫 번째 논렘수면상태에서는 다른 시간대에 비해서 압도적으로 많이 분비됩니다. 그러므로 수면에 들어가서 1시간 내외의 시점이 성장을 위해서도 매우 중요합니다. 즉 어린아이들의 경우에는 잠자리에 들어가서부터 이 시간 동안 소음을 차단하고 조명을 끄는 등 좋은 수면환경을 조성하여 첫 번째 논렘수면이 방해받지 않도록 하는 것이 중요합니다.

그런데 첫 번째 논렘수면이 방해받지 않고 좋은 수면상태를 유지하는 것은 비단 어린이의 성장을 위해서만 아니라 다이어트의 성공을 위해서도 중요합니다. 성장호르몬은 키의 성장뿐만 아니라 인체의 전반적인 신진대사에도 큰 영향을 미치기 때문입니다.

여섯, 다이어트의 진실과 거짓

이 장에서는 널리 퍼져 있는 다이어트와 관련된 잘못된 상식과 속설의 실체를 밝히고 있습니다. 신체 부위별로 살을 뺄 수 있는지, 전기 자극만으로 다이어트가 가능한지, 유산소운동이 무산소운동 보다 체중감량에 더 효과적인지 등을 명쾌하게 설명해 드립니다.

　또한 다이어트에 대해 갖고 있는 여러 가지 궁금증을 풀어주는 내용으로 구성했습니다. 예를 들어 살이 찌거나 빠지는 순서, 다이어트정체기의 극복, 공복 시 운동의 효과, 운동과 식욕과의 관계, 나잇살의 존재 여부와 같은 내용들을 통해서 자연스럽게 독자들의 상식과 지식이 확장되도록 하였습니다.

윗몸일으키기로 뱃살을 뺀다(?)

이쯤에서 다음 문제를 통해 여러분 스스로 운동에 대한 상식을 체크해 보시기 바랍니다. 답과 설명은 174페이지에 있습니다.

※ 다음 운동에 대한 설명 중 옳은 것은? (　　　)

① 젊은 시절 근비대를 경험했던 사람이 노년기의 근력훈련에 의한 효과가 더 크다.

② 근육 발달을 위해서는 단백질을 많이 섭취하여 아미노산 풀을 넘치게 해야 한다.

③ 비만한 사람은 체내에 수분을 많이 가지고 있어서 더운 환경에서 더욱 땀을 많이 흘린다.

④ 지방 축적부위를 집중적이고 리드미컬하게 운동하면 그 부위의 지방을 효과적으로 제거할 수 있다.

간혹 TV에서 복부지방을 빼기 위한 윗몸일으키기와 같은 복근운동이

나, 팔뚝과 같은 특정 부위의 지방을 빼기 위한 특별한 체조나 스트레칭을 소개하는 프로그램을 보면 실소를 금할 수 없습니다. 그것은 정말 수수께끼와 같은 일이 아닐 수 없습니다.

우리나라의 수백 개 대학에는 거의 대부분 체육학과나 체육과학 관련 학과가 개설되어 있고 그 역사도 수십 년에 이르는데, 아직도 그러한 잘못된 내용이 방영되는 것을 보게 되니 어이가 없습니다. 그동안 체육관련 학과에서 많은 전문가들이 배출되었을텐데, 도대체 왜 이런 일이 되풀이되어 일어날까요? 아마도 체육관련 학과에서 배우고 나간 사람들이 무언가 잘못 배우고 나갔거나, 아니면 방송매체에서 전문가가 아닌 사람을 섭외하였거나 둘 중 하나일 것입니다.

그렇다면 윗몸일으키기만을 해서는 왜 뱃살(복부지방)을 제거할 수 없을까요? 그것은 특정 부위의 근력운동에 필요한 에너지원은 그 특정 부위의 지방조직에서만 동원되는 것이 아니라 온몸에 분포되어 있는 지방조직에서 동원되기 때문입니다. 운동을 수행하면 지질을 분해하는 기능이 있는 여러 호르몬들(성장호르몬, 갑상선호르몬, 부신피질자극호르몬, 코티졸, 에피네프린, 글루카곤 등)이 각각의 호르몬분비샘에서 분비되기 시작합니다. 운동을 시작하면 어떤 호르몬은 일찍 분비되고, 어떤 호르몬은 좀 더 나중에 분비되며, 또 어떤 호르몬은 낮은 강도의 운동에서도 분비되지만, 어떤 호르몬은 보다 높은 강도의 운동에서 분비됩니다.

어쨌든 이들 호르몬은 지방조직(피하지방조직, 내장지방조직)에 저장되어 있는 중성지방을 분해하는 효소인 리파제의 활성도를 높여서 중성지방이 지방산의 형태로 혈액으로 흘러나오게 합니다. 이어서 이 지방산은 운동하는 근육의 에너지원으로 동원됩니다.

이러한 지질분해는 어느 특정 부위의 지방조직에서만 일어나는 것이 아니라 인체 지방조직의 전반에서 일어납니다. 이때 각 인체부위의 지질분해 속도는 그 부위에서 이들 호르몬, 특히 에피네프린과 결합하는 수용체(α 또는 β수용체)의 분포에 의해서 주로 결정됩니다.

예를 들어 정현이나 페더러와 같은 세계적인 테니스 선수의 두 팔의 근육량과 뼈밀도를 비교해보면 쓰는 팔이 반대 팔보다 더 많은 근육량과 더 높은 뼈밀도를 갖고 있는 것을 발견할 수 있습니다. 그러나 두 팔 사이의 체지방량은 차이를 발견할 수 없습니다. 하루 수 시간을 전문적으로 운동하는 선수도 특정부위의 지방만을 선택적으로 제거하지 못하는데, 특정 부위의 근력운동을 한다거나 심지어 가벼운 스트레칭이나 체조로 특정 부위의 지방을 제거한다고 하니 정말 넌센스입니다.

그러므로 특정 부위의 지방을 제거한답시고 그 부위의 운동만을 집중하는 것은 매우 비효율적인 행위입니다. 왜냐하면 특정 부위만을 운동하는 국부적인 운동은 조기에 그 근육을 피로하게 하며, 국부적 운동에 의해 달성할 수 있는 총에너지소비량도 적을 수밖에 없기 때문입니다. 그러므로 특정 부위의 지방을 빼는 것을 목표로 할 때에도 가장 좋은 방법은 총에너지소비량을 증가시킬 수 있는 운동입니다. 총에너지소비량을 증가시킬 수 있는 가장 좋은 운동은 가급적 온몸의 대근육들을 동시적으로 사용하는 전신지구성 운동이 좋습니다.

퀴즈 정답 ①번

①번 과거에 근비대를 경험한 근육은 더 많은 세포핵을 갖게 되고, 이로 인해 나중에 근육이 위축되더라도 근력운동에 의해서 더 쉽게 근 단백질 합성 자극이 이루어진다.

②번 아미노산 풀을 넘치는 아미노산은 지방이나 탄수화물로 전환된다.

③번 지방조직은 수분함량이 적으므로 비만한 사람은 오히려 체내 수분이 적다. 비만한 사람이 땀을 많이 흘리는 이유는 체온의 발산이 어려워 체온이 쉽게 상승하기 때문이다.

④번 특정 부위의 운동을 통해 그 부위의 지방만을 선택적으로 제거할 수 없다.

윗몸일으키기의 효과

윗몸일으키기를 통해 복부지방을 제거하지 못한다고 해서 식스팩을 만드는 데 복근운동이 필요 없다는 말은 절대 아닙니다. 식스팩이 드러나기 위해서는 복부근육이 잘 발달해야 하고, 그러기 위해서는 복근운동이 필요하지요. 다시 말해서 전신지구성 운동을 통해서 복부의 지방을 제거하고, 윗몸일으키기와 같은 복부의 근력운동을 통해서 복부근육을 단련시켜야 식스팩이 드러난다는 뜻입니다.

윗몸일으키기는 복부의 지방을 빼는 용도가 아니라 코어근육(척주와 골반을 지지하는 복부와 심층의 근육들)을 강화시키고, 횡격막과 같은 호흡근육을 강화시켜서 요통과 디스크를 예방하고, 장의 기능도 도와주는 매우 좋은 운동임에는 틀림이 없습니다.

사실 윗몸일으키기와 같은 복근운동을 열심히 하면 복부둘레를 약간 감소시키는 효과는 거둘 수 있습니다. 이것은 복부의 지방을 제거해서 나타나는 현상이 아니라 복부를 둘러싸고 있는 복횡근이나 내복사근 등의 긴장도(tension)가 높아져서 나타나는 결과입니다.

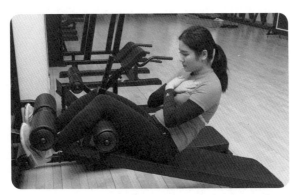

윗몸일으키기

전기 자극으로 지방을 빼고 근육을 단련한다(?)

　요즘 레알 마드리드의 축구선수 호나우두가 멋진 복근을 보여주면서 전기 자극 기구를 허리에 두르고 선전하는 모습이 광고에 나옵니다. 과연 이러한 전기 자극 기구가 뱃살을 빼거나 복부근육을 발달시킬 수 있을까요?

　이렇게 TV 등을 통해서 가끔 보는 광고 중에 복부와 같은 특정 부위에 전기 자극을 주거나 특별한 연고를 바르면 그 부위의 지방이 제거되어 멋진 몸매를 가질 수 있다고 하는 내용이 있습니다. 물론 복부에 식스팩을 가진 멋진 몸매의 모델이 항상 이 광고에 나오지요.

　그러나 많은 연구들은 지방조직의 모세혈관벽에 존재하는 지질분해효소인 호르몬민감성 리파제(HSL: hormon sensitive lipase)는 단순한 물리적 자극에 의해서 활성화되지 않는다고 보고하고 있습니다. 이러한 효소의 활성화에 영향을 미치는 것은 외부의 자극이 아니라 운동을 할 때 유발되는 인체 자율신경계의 변화와 그러한 변화와 연결된 내분비계의 광범위한 변화입니다. 또 연쇄적으로 일어나는 혈류역학적 및 대사적 변화가 지방조직에서의 지질분해에 커다란 영향을 미치고 있습니다. 운동을 할 때 일어나는 이러한 다이내믹한 변화에 비해서 외부의 물리적 자극에 의해서 초래될 수 있는 변화는 있다고 해도 무시할 정도의 매우 미미한 수준일 뿐입니다.

예를 들면 전기 자극을 통해 복부근육을 수축시키는 방법을 복부지방을 제거하는 방법으로 선전하는 경우가 있지만, 이는 매우 비효율적인 방법에 불과합니다. 단지 복부근육을 단련시킬 목적으로 사용한다고 해도 정상인의 경우라면 그다지 효과가 없다고 할 수 있습니다.

걷기나 달리기로 자신의 몸을 이동시키려면 적어도 70여 개 이상의 크고 작은 근육을 동시에 사용하여야 합니다. 윗몸일으키기를 할 때에는 20~30여 개의 근육이 동원되어 그 운동을 수행하게 되지요. 그런데 복부에 전기 자극을 주어 수축시킬 때 움직이는 근육은 겨우 2~3개에 불과합니다. 누워서 편안하게 한 시간 동안 자극을 준들 그렇게 해

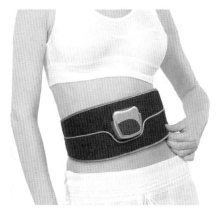

복부 전기 자극

서 소비하는 에너지는 미미한 수준에 불과할 것이며, 나아가 근육을 단련시키는 효과도 그다지 크지 않습니다.

운동을 하는 것은 우리의 뇌에서부터 시작하여 척수와 말초 운동신경을 통해서 내려오는 신경의 학습을 포함하고, 신경-근육의 연계작용과 여러 신경·근육 간의 협응작용의 결과입니다. 이것을 전기 자극으로 대체할 수는 없습니다.

다만 근육의 부상, 관절의 손상이나 수술 이후의 재활과정에서 실시하는 전기 자극은 매우 유용한 방법임에는 틀림이 없습니다. 수술 이후 매우 위축되고 약화된 근육의 재생을 도와주는 재활의 수단으로 실시하는 전기 자극은 좋은 방법입니다.

그러나 이것을 체지방 제거나 정상인의 근육강화 용도로 사용할 수는 없다는 점을 분명히 알아야 합니다. 매우 역설적이지만 앞서 말한 호나우두야말로 그러한 복부자극기구가 세상에서 가장 필요 없는 사람이지요. 왜냐하면 호나우두는 축구선수 중에서도 이미 코어근육이나 복부근육이 가장 발달한 사람으로 정평이 나있으니까요.

이외에도 전기진동벨트나 특수한 연고를 운동부위에 바르거나 복부에 랩을 감싸는 방법은 체지방을 감소시키는 효과가 거의 없다는 것을 말씀드립니다.

오랫동안 강의를 하며 졸저『휴먼퍼포먼스와 운동생리학』등을 통해 내세워왔던 대원칙을 소개합니다. 그것은 "근육이 스스로 움직이지 않으면 에너지 소비가 없고, 에너지 소비가 없다면 지방의 연소도 없다." 입니다.

체중감량에는 유산소 운동이 좋다(?)

항간에 널리 퍼진 오해가 달리기, 수영, 자전거타기 등은 유산소 운동이고, 웨이트를 이용한 저항운동은 무산소 운동이라는 것입니다. 유산소 운동인지 무산소 운동인지를 나누는 기준은 운동종목이나 운동형태가 아니라, 그 운동을 얼마나 강도 높게 했는지에 달려 있습니다. 체력수준에 따라서 똑같은 운동을 해도 사람에 따라 그 운동이 유산소 운동이 될 수도 있고, 또 무산소 운동이 될 수도 있습니다.

달리기를 예로 들어보겠습니다. 만일 A라는 회사원이 자신의 체력 수준에 비추어 매우 천천히 달리기를 한다면, 그 운동은 유산소 운동이라고 할 수 있습니다. 그러나 그 사람이 속도를 내어 매우 힘들게 달리기를 하고 있다면, 그 운동은 무산소 운동이 됩니다. 즉 달리기라는 운동종목에 따라 유·무산소 운동이 구별되는 것이 아니라, 자신의 체력 수준에 비추어 얼마나 높은 강도로 운동을 하느냐에 따라서 유·무산소 운동이 구별된다는 것입니다.

그런데 A가 힘들게 달리는 속도로 일류 마라토너인 B가 달리기를 한다면, 그 운동은 B에게는 무산소 운동이 아니라 유산소 운동이 될 수 있습니다. 마라토너인 B에게는 A가 속도를 내어 힘들게 달리는 것이 가벼운 운동에 불과하다는 뜻입니다. B에게 무산소 운동이란 마라톤의 마지막 구간에서 선두에 나서기 위해 최대에 가까운 정도로 스피드를 높여서 달릴 때나 스피드를 향상시키기 위한 훈련과정에서 경험하는 운동을 의미합니다.

그러므로 무조건 운동의 형태나 종목에 따라 유산소 운동이라거나 무산소 운동이라고 하는 것은 잘못된 말입니다. 다시 말해서 운동의 강도나 개인의 체력 수준에 따라서 유·무산소 운동이 결정된다는 것입니다.

또 유산소 운동이 주로 낮은 강도의 운동을 뜻하기 때문에, 이를 확대 해석해서 체중감량을 위해서는 무조건 걷기와 같은 가벼운 운동을 지속하는 것이 좋다는 것도 잘못된 생각입니다. 운동의 경험이 없고 체력 수준이 낮은 높은 연령층의 사람이나 체중이 많이 나가서 관절이 아픈 사람에게 걷기는 매우 좋은 체중감량 운동이 될 수 있습니다. 그러나 무조건 가벼운 운동, 걷기운동이 다이어트에 좋다는 식의 말은 부지불식간에 오해를 불러일으킬 수 있습니다.

사실 체력 수준이 높은 사람에게 체중감량을 위해 더 좋은 운동은 유산소 운동보다는 단위 시간당 에너지 소비가 많은 무산소 운동이라고 할 수 있습니다. 여기서 한 가지 중요한 단서는 '체력이 허락된다면'입니다. 중년기의 운동경험이 없는 사람이라면 걷기를 안전한 운동으로 추천할 수 있습니다. 이것은 심장이나 뇌혈관 등의 상태가 어떤지 알 수 없어서 갑작스런 무리한 운동이 사고로 이어질 위험이 높은 탓이기도 합니다.

또 자신의 체력 수준에 비해 지나치게 높은 강도로 운동을 하면 무산소대사에 의존하는 비율이 높아지기 때문에 대사산물인 '젖산'의 생성과 축적이 빨라집니다. 이것은 피로를 빨리 유발시켜 달성할 수 있는 총에너지소비량을 오히려 감소시키는 결과가 되기 쉽습니다.

그러므로 자신의 체력 수준에 비춰서 가장 많은 운동량을 달성할 수 있는 적절한 운동강도의 범위가 존재한다고 할 수 있는데, 그것은 대체로 유산소 운동과 무산소 운동이 어느 정도 포함된 강도의 운동이라고 할 수 있습니다.

그러므로 무조건 가벼운 운동이 다이어트에 좋다는 식으로 받아들이기보다는 개개인의 체력 수준에 따라서 중간강도의 운동이나 그 보다 높은 강도의 무산소 운동과 유산소 운동을 번갈아 실시하는 인터벌 운동이 체중감량에는 더욱 효과적이라고 할 수 있습니다.

또 에너지소비량을 효과적으로 증가시키기 위해서는 전신지구성 운동이 좋지만, 근력의 유지나 향상을 위한 저항운동을 포함시키는 것이 장기적으로 매우 유리합니다. 저항운동은 결국 '에너지소비자'인 근육을 증대시킴으로써 보다 장기적으로 다이어트에 성공할 수 있는 바탕을 마련해주기 때문입니다.

걷기가 달리기보다 살빼기에 더 좋다(?)

걷기와 같은 유산소 운동이 체중감량에 좋다는 것은 다음과 같은 사실을 배경으로 하고 있습니다. 즉 걷기나 조깅과 같이 가벼운 운동을 할 때 인체는 탄수화물보다는 지방을 연료로 사용하는 '비율'이 더 높습니다. 이것을 너무 단순화시켜서 거두절미하고 체지방을 빼려면 달리기보다는 걷기가 좋다는 식으로 받아들이는 경우가 많습니다. 여기에서 오해가 발생하게 됩니다.

즉 걷기와 같은 유산소 운동을 할 때 주목해야할 점은 탄수화물에 비해 지방의 '연소비율'이 높다는 것이지, 지방이 연소되는 절대량 자체가 높다는 뜻은 아니라는 점입니다. 가벼운 운동은 지방의 '연소비율'은 높지만, 실제로 단위 시간당 소비되는 에너지소비량의 절대값은 낮습니다.

다음 그림에서 보듯이 운동의 강도가 높아질수록 지방의 연소비율에 비해서 탄수화물의 연소비율이 높아집니다. 그러나 지방연소량의 절대값은 낮은 강도로 운동할 때보다 더 높습니다.

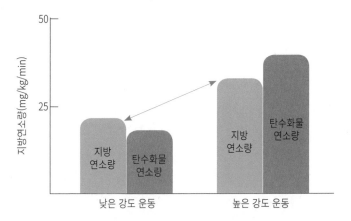

운동강도에 따른 에너지연소량의 절대량과 상대비율

걷기가 달리기보다 체지방 감소에 유리하다는 말이 나오게 된 또 한 가지 배경은 다음과 같습니다. 매우 빠른 속도, 예를 들어 시속 8km 이상으로 걸을 때는 에너지효율이 비효율적으로 되어 같은 속도로 달리는 경우보다 에너지 소비가 더 많아지게 됩니다. 즉 이렇게 빠르게 걷기는 같은 속도의 달리기에 비해 에너지 소비가 적지 않으면서도 지면과의 충돌에 따른 관절의 부담이 적다는 점 때문에 걷기가 권장되는 것입니다.

그런데 문제는 시속 8km 이상의 속도로 지속해서 걷는 것은 경보선수가 아닌 일반인에게는 매우 힘들다는 사실입니다(경보선수는 12~13km의 속도로 몇 시간을 지속적으로 걸을 수 있습니다). 물론 그 정도의 속도로 걷기 위해서는 팔과 엉덩이를 과감하게 흔들면서 남들의 시선을 의식하지 않는 용기도 필요하겠지요. 어쨌든 천천히 산책하듯이 걷기는 체중감량에는 큰 도움을 주지 않는다고 할 수 있습니다.

살찌는 순서, 살빠지는 순서

체중감량이 어느 정도 성공적인 단계에 도달하더라도 중년기 이후에는 간혹 곤혹스런 현상이 생길 수 있는데, 그것은 원하지 않는 부위의 지방이 먼저 빠지는 것입니다. 그래서 뱃살은 어느 정도 들어갔지만, 얼굴에 주름이 늘어서 나이가 들어 보인다는 말을 듣기도 합니다. 인체는 지방이 빠지는 부위와 붙는 부위의 순서가 있기 때문입니다.

남성은 몸통에 먼저 지방이 축적된 다음에 사지에 축적되며, 가장 나중에는 얼굴에 지방이 축적됩니다. 그러나 여성은 힙과 허벅지에 우선적으로 지방이 축적되고, 몸통에는 나중에 지방이 축적되는 경향을 보입니다. 그런데 지방이 빠질 때는 가장 나중에(최근에) 축적된 부위부터 빠지고, 제일 먼저 축적된 부위는 가장 나중에 빠지게 됩니다.

그래서 다이어트를 시작하면 가장 나중에 지방이 쌓인 얼굴살이 먼저 빠지는 양상을 보입니다. 여성의 경우 하체부위의 지방을 빼려고 다이어트를 시작했는데 가슴이 작아졌다고 불평하는 원인이 됩니다. 남성의 경우 다이어트를 하면 뱃살은 그대로인데 얼굴살이 빠져서 나이들어 보인다고 투덜대기도 합니다. 심지어는 주변에서 어디 아픈 데가 없는지 물어보는 말을 듣고는 다이어트를 포기하고 싶은 마음이 들기도 합니다. 그러나 이러한 말을 들을 때에는 다이어트가 성공하고 있다는 확신을 갖고 계속하여야 합니다. 시간이 지나가면서 체중은 감소된 채로 어느덧 건강하고 밝은 얼굴빛을 되찾게 됩니다.

사실 지방은 인체부위별로 빠지는 순서가 있지만, 어느 한 부위의 지방이 완전히 먼저 빠진 다음에 다른 부위의 지방이 빠지는 식으로 진행되지는 않습니다. 양파가 바깥쪽에서부터 벗겨지듯 온몸의 지방층도 바깥쪽에서부터 빠져나가기 시작합니다. 지방이 균일하게 빠지지 않고 상대적으로 더 많이 빠지거나 적게 빠지는 부위가 있습니다.

지방이 몸에 축적되는 부위는 나이, 성별, 유전적 요인, 호르몬, 식습관, 스트레스 등의 영향을 많이 받습니다. 성별로 보면 여성은 여성호르몬인 에스트로겐의 영향에 의해 힙과 넓적다리에 우선적으로 지방이 축적되는 경향을 보이며, 남성은 테스토스테론의 영향에 의해 몸통에 먼저 지방이 축적되는 양상을 보입니다.

한편 체지방이 축적되는 부위는 인종에 따라서도 차이가 있습니다. 아시아인은 유럽인에 비해 몸통에 더 많은 지방이 축적되는 경향이 있고 내장에 지방이 더 많이 축적됩니다. 또 지중해 연안의 여성은 허벅지 바깥쪽의 지방조직이 발달하기 쉬운 특성이 있습니다.

Diet Master

체지방 축적부위와 카테콜아민 수용체의 분포

남성과 여성, 인종 등에 따라 체지방이 축적되는 양상이 다른 이유는 인체부위별로 스트레스호르몬인 카테콜아민(아드레날린, 노르아드레날린)과 결합하는 수용체의 분포에 차이가 있기 때문입니다.

카테콜아민과 결합하는 두 수용체(α와 β수용체) 중에서 β수용체와 카테콜아민이 결합하면, 그 부위의 혈관이 확장되어 더 많은 혈액이 흐르게 됩니다. 이 때문에 그 부위의 모세혈관벽에 존재하는 지방분해효소(HSL : hormone sensitive lipase)의 활성도가 높아집니다.

반대로 α수용체와 카테콜아민이 결합하면, 그 부위의 혈관이 수축하고 혈류량이 감소하여 지방분해효소의 활성도가 감소합니다. α수용체의 분포는 성별이나 인종에 따라 차이가 있는데, 이 α수용체가 많이 분포된 인체부위에 더 많은 지방이 축적됩니다.

여성호르몬인 에스트로겐은 α수용체의 수와 활성도를 증가시켜서 더 많은 지방이 축적될 수 있도록 하는데, 주로 하체와 힙 부위에 우선적으로 저장되도록 합니다.

다이어트의 정체기를 극복하라

다이어트 정체기는 체중감량을 시도하는 거의 모든 사람이 경험하게 되는 현상입니다. 이러한 현상은 다이어트를 시작하고 2~3주만에 나타나기도 하고, 3개월 또는 6개월 후에 나타나기도 합니다. 초기에 나타나는 다이어트 정체기는 식사량 줄이기만으로 다이어트를 할 때 더 잘 나타나는 현상입니다.

식사량 줄이기만으로 다이어트를 했을 때 다이어트 정체기가 나타나는 이유는 다음과 같습니다.

첫째, 다이어트 초기에는 체지방만 감소되는 것이 아니라 감량되는 체중의 많은 부분에는 근육에 저장된 글리코겐과 수분도 포함되어 있기 때문입니다. 다이어트 초기에는 글리코겐과 체수분의 감소로 체중이 현저하게 감소하는 현상이 나타나지만, 그 이후에는 식사량을 줄여도 더 이상 글리코겐이나 체수분이 추가적으로 감소되지 않고, 체지방이 상대적으로 매우 천천히 감소합니다.

둘째, 식사량이 줄면 인체는 가장 먼저 체중을 유지하여 거기에 대응하려고 하는데, 이때에는 기초대사량을 줄여야 에너지소비량 자체를 줄일 수 있기 때문입니다. 이것은 원래 계속 가지고 있던 체지방과 체중을 기준값으로 인식하고 그것을 유지하려는 반응인데, 세트포인트 이론(set point theory)이라고 합니다.

셋째, 다이어트를 지속하면 체지방이 감소하는 대신 체내 수분이 증가하기 때문입니다. 이는 다이어트와 운동을 병행할 때 더욱 잘 나타납니다. 운동에 대한 적응현상에 의해 몸 안에 더 많은 수분을 갖게 되며, 총 혈액량도 증가합니다. 또 근력운동을 병행할 때는 약 4~5주 후부터는 근 단백질의 합성이 가속화되기 때문에 지방의 감소대신에 근육량의 증가와 함께 체내 수분저장량이 더 많아집니다. 이로 인해서 전체 체중감량의 효과가 얼마간 상쇄되어 다이어트 정체기에 기여하게 됩니다.

그러나 이러한 현상은 자신의 몸이 점차 정상적인 상태에 적응하는 과정에서 당연히 일어나는 일이기 때문에 전혀 걱정할 필요가 없습니다. 오히려 몸이 정상화되는 매우 긍정적인 현상으로 생각해야 합니다.

다이어트 정체기를 벗어나기 위한 가장 좋은 방법은 일단 정체기를 다이어트의 실패로 인식해서 조급한 생각을 갖거나 실망하지 않는 것입니다. 즉 정체기는 다이어트를 하는 중에 대부분 필연적으로 나타나는 당연한 현상으로서 체중조절의 한 단계로 인식할 필요가 있습니다.

다이어트 정체기를 벗어나기 위해 이미 식사량을 충분히 줄여서 먹고 있다면, 그 이상 식사량을 줄이는 것은 영양상의 불균형이나 컨디션 저하를 초래할 수 있어서 바람직하지 않습니다. 다이어트 정체기를 벗어나기 위한 가장 중요한 요소 중의 하나는 체력 수준입니다. 즉 정체기를 벗어나려면 지금까지의 편안한 상태에서 벗어나려는 노력이 필요한데, 이때 운동의 형태에 변화를 주거나 운동량을 증가시킬 필요가 있습니다. 지금까지 매일 30분씩 주로 자유형(크롤)으로 편안한 수영을 해왔다면, 20분 정도는 자유형을 하되 조금 속도를 높이고 10분 정도는 접영이나 배영을 연습한다거나, 또는 30분은 자유형을 하면서 따로 10~15분 정도는 추가적으로 근력운동을 하는 식으로 변화를 주는 것도 좋은 방법입니다.

 이와 같은 새로운 시도는 지금까지 다이어트를 하여 체력이 어느 정도 향상된 사람은 더욱 쉽게 할 수 있습니다. 이러한 것들이 바로 다이어트를 할 때 반드시 운동을 해야 하는 이유입니다.

다이어트 정체기에도 몸의 변화는 일어난다

　흔히들 운동을 하더라도 체중의 변화가 빨리 나타나지 않으면 운동이 효과가 없다고 생각해서 실망하고 포기하는데, 사실 전혀 실망할 이유가 없습니다. 비록 체중이라는 수치로는 아직 나타나지 않았지만, 내 몸은 자신도 모르는 사이에 앞으로 더욱 건강한 체성분과 몸매를 갖기 위한 만반의 준비태세를 갖추어 나가는 중입니다. 즉 당장 체중이 추가적으로 감소하지는 않지만, 몸은 염증상태에서 벗어나 보다 효율적으로 에너지를 이용하는 적응단계로 접어들고 있을 뿐만 아니라 인슐린저항성이나 심혈관계질환과 같은 합병증의 위험성은 현저히 감소하고 있다고 할 수 있습니다.

　그러므로 다이어트를 단지 바캉스 시즌에 놀러가기 위해서라든지, 결혼식을 앞두고 웨딩드레스에 몸을 맞추기 위해서와 같이 짧은 기간의 이벤트가 아니라, 평생 동안 자신의 생활습관을 건강한 라이프스타일로 바꾸어나간다고 생각하는 것이 바람직합니다. 물론 바캉스 시즌이나 결혼식, 새해맞이와 같은 이벤트가 다이어트를 시작하는 좋은 계기가 되는 것은 틀림없습니다.

유산소 운동과 근력운동, 무엇을 먼저 할까

다이어트(체중감량)를 일차적인 목적으로 할 때 본운동으로 러닝머신(트레드밀)이나 고정자전거에서 하는 유산소 운동을 먼저 할 것인지, 아니면 근력운동을 먼저 할 것인지 묻는 사람들이 많습니다.

먼저 중요한 전제조건은 체중감량을 위해서는 총에너지소비량을 늘리는 일입니다. 그런데 총에너지소비량은 운동순서에 따른 영향보다는 대부분 전체 운동량의 영향을 많이 받습니다. 그러므로 준비운동(워밍업)을 하고 나서 무슨 운동을 먼저 할 것인지를 너무 고민할 필요는 없습니다. 그럼에도 불구하고 최대의 운동효과를 거두기 위한 운동순서를 정하려면, 운동을 하려는 목적이 무엇인가를 생각해야 합니다.

만일 체중감량이 일차적인 목적이라면 먼저 근력운동을 하고, 그 다음에 러닝머신이나 자전거타기의 순으로 진행하는 것이 더 유리하다고 할수 있습니다.

근력운동을 먼저 하면 인체의 뇌하수체에서 성장호르몬의 분비가 더욱 촉진되고, 부신에서는 코티졸이나 에피네프린(아드레날린)과 같은 교감

부신계 호르몬의 분비가 활발하게 이루어집니다. 이로 인해 뒤이어 하는 유산소 운동에서 보다 효과적으로 지질분해와 지질동원이 이루어질 수 있습니다.

물론 근력운동을 먼저 하더라도 운동을 시작할 때는 10~15분 정도의 준비운동(워밍업+스트레칭)이 반드시 필요하다는 것을 잊으면 안 되겠지요. 그래서 체중감량을 위해 피트니스클럽에서 60~80분 정도 운동한다고 할 때 처음 10분이나 15분 동안은 준비운동(체조, 스트레칭, 러닝머신 위에서 가벼운 걷기)을 하고, 뒤이어 본운동으로 20~30분간 근력운동, 그리고 나머지 20~40분간 유산소 운동(5분 정도의 정리운동 포함)을 자신의 목표와 체력 수준에 맞추어 적절히 하는 것이 바람직합니다.

하지만 체중감량이 목적이 아니고 근육을 증대시키는 것이 일차적인 목적이라면 처음에 워밍업을 포함한 유산소 운동을 10~20분간 하고, 이후에 본격적인 근력강화운동(저항운동)을 길게 하는 것이 좋습니다.

공복 시 운동이 더 효과적이다(?)

다이어트를 위한 운동을 시도하는 사람들이 많이 갖고 있는 궁금증은 과연 "식전과 식후 중에서 언제 운동하는 것이 좋은가?"입니다.

보통 공복상태에서 운동을 하면 체지방감량 효과가 더 크므로 밥을 먹기 전, 즉 공복상태에서 하는 운동이 효과적이라고 알고 있습니다. 순전히 생리적 관점에서만 보면 당연히 공복상태에서 운동을 하면 더 많은 체지방이 에너지원으로 동원되겠지요.

공복상태에서는 근육이나 간에 저장된 글리코겐이 감소되어 있고, 혈당도 높지 않습니다. 이 상태에서 운동을 지속하면 인체는 혈당이 더 이상 감소되는 것을 막기 위하여 스트레스 호르몬(코티졸, 아드레날린 등)의 분비를 증가시킵니다. 다음 그림과 같이 이 호르몬들은 우선 간에 저장되어 있는 글리코겐의 분해를 촉진해서 일시적으로 혈당을 올리는 작용을 합니다.

한편 이 호르몬들은 지방조직으로 가서 중성지방의 분해를 촉진하여 더 많은 지방산이 운동하는 근육에 연료로 공급되도록 함으로써 운동을

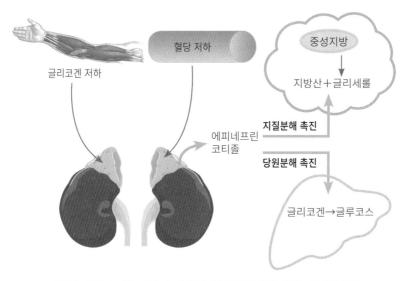

글리코겐 저하

혈당 저하

중성지방

지방산＋글리세롤

에피네프린
코티졸

지질분해 촉진

당원분해 촉진

글리코겐→글루코스

공복 시의 교감신경계 호르몬분비와 지질분해, 당원분해

지속하더라도 더 이상 혈당이 떨어지는 것을 막으려는 반응을 보입니다. 이는 혈당이 떨어지는 것에 대한 일종의 방어반응입니다. 왜냐하면 정상적인 상태에서 혈당은 뇌의 가장 중요한 에너지원이기 때문입니다.

이처럼 공복상태에서 운동을 지속하면 할수록 더 많은 지질분해를 기대할 수 있기 때문에, 공복 시에 운동을 하면 체중감량에 유리하다는 근거가 됩니다.

그렇지만 사람은 이처럼 생리적인 조절에만 영향을 받는 기계가 아니기 때문에 공복상태에서 하는 운동이 모든 사람의 체중감량에 유리하다고 말하기는 어렵습니다. 왜냐하면 혈당이 감소되거나 근 글리코겐이 감소된 상태가 되면 심한 주관적인 피로감을 호소하는 사람도 있기 때문입니다.

다시 말해서 혈당이 감소되거나 근 글리코겐이 감소된 상태는 사람에 따라 느끼는 민감도의 차이가 클 수 있다는 뜻입니다. 그래서 이러한 사람은 혈당저하에 의해 초래된 피로감 때문에 운동을 지속적으로 수행하기가 어렵고, 이로 인해 달성 가능한 총운동량과 에너지소비량은 오히려 감소할 수도 있습니다. 또 똑같은 운동을 하더라도 식전과 식후의 지질연소량이 다른 변인들(자신의 생활리듬이나 여건)을 희생해서 결정할 만큼 커다란 차이가 발생한다고 보기 어렵습니다.

식사 전후 어느 시간에 하는 운동이 체중감량에 좋을지는 일률적으로 말하기 어렵습니다. 따라서 개인의 경험과 여건에 따라 식전이나 식후 어느 때라도 가장 적합한 시간을 택하여 운동하는 것이 좋습니다.

Diet Master

피해야 하는 당뇨병환자의 공복 시 운동

한 가지 주의해야 할 점은 당뇨병환자, 특히 제1형 당뇨병(인슐린의존형)환자는 식전에 운동을 해서는 안 된다는 것입니다. 이들이 혈당이 낮아진 식전의 공복상태에서 운동을 하면 인슐린이 제대로 분비되지 못하여 지방조직에서 지질분해가 지나치게 빠른 속도로 진행됩니다. 왜냐하면 인슐린은 지질분해를 억제하는 작용이 있기 때문입니다. 그래서 혈중 유리지방산의 농도가 급격히 증가하게 됩니다.

다음 그림은 운동을 하면 지질분해 작용을 하는 호르몬들(코티졸, 아드

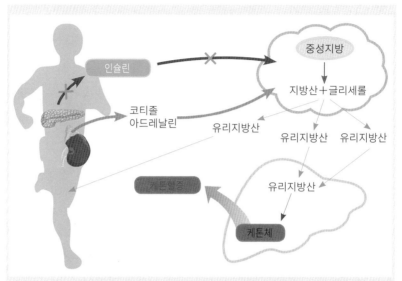

당뇨병환자의 운동 중 호르몬분비와 케톤혈증의 진행

레날린, 글루카곤 등)이 활발히 분비되어 지방조직에서 지질분해를 촉진하는 모습을 나타내고 있습니다. 이 과정은 인슐린이 부족하면 더욱 비정상적으로 빠르게 일어납니다.

이때 지질분해를 통해 혈액 중으로 나온 유리지방산은 운동하는 근육이 연료로 사용합니다. 이때 문제는 근육이 사용하는 속도보다 훨씬 빠른 속도로 유리지방산이 혈액 중으로 흘러나온다는 것입니다.

이렇게 급속하게 증가된 혈액 중의 유리지방산은 간에서 받아들입니다. 간은 받아들인 지방산을 중성지방으로 합성하거나 케톤체(keton body)를 만듭니다. 케톤체는 지방분해의 중간산물로서 일부는 뇌나 근육의 연료로서 이용됩니다. 그러나 혈액 중에서 지나치게 농도가 높아지면 케톤혈증(ketosis)을 일으키는데, 이는 혈액을 지나치게 산성화시키고 혼수상태를 초래할 위험성을 높입니다.

운동은 식욕을 자극한다(?)

　운동을 하면 식욕이 더 나서 살이 찌더라는 말을 자주 듣습니다. 이 경우의 운동은 정기적이고 반복적인 운동이 아니라 일회성 운동이라고 할 수 있습니다. 모처럼 친구들과 만나서 등산을 하거나 골프모임을 한 다음 한껏 식욕이 올라 허리띠를 풀고 마음껏 먹고 나니 체중이 오히려 더 늘어나는 것을 한두 번씩은 경험하였을 것입니다. 사실 체중감량을 할 때 가장 큰 적은 한꺼번에 왕창 먹는 과식이라고 할 수 있습니다.

　모처럼의 운동을 통해 에너지를 소비하고 배가 부르게 과식하는 패턴의 운동과 식사는 오히려 더욱 살찌게 할 수 있습니다. 주말골퍼나 등산객이 좀처럼 체중을 줄일 수 없는 것도 바로 이 때문입니다.

　일회성 운동을 중간강도나 그 이하의 강도로 장시간 하면 당연히 식욕이 촉진되는 현상이 나타납니다. 그것은 운동에 의해 간 및 근육의 글리코겐이 감소하고 혈당도 저하된 상태가 되었기 때문입니다.

　반면에 강도 높은 운동을 짧은 시간 하면 식욕은 오히려 억제됩니다. 강도 높은 운동을 수행하면 식욕중추의 기능을 억제하는 피로물질인 젖산의 혈중 농도가 증가하기 때문입니다. 그런데 체력 수준이 높은 사람일수록 혈중 젖산농도를 높게 지속시킬 수 있으므로 단위시간당 에너지소비가 많은 무산소 운동이 유리할 수도 있습니다.

그렇다고 식욕중추의 기능을 억제하기 위해 무조건 높은 강도로 운동하라는 말은 아닙니다. 운동 경험이 없고 체력 수준이 낮은 사람은 중간강도나 그 이하의 강도로 운동을 하면 더 많은 운동량을 달성할 수 있습니다.

다음 그림은 운동을 정기적으로 할 때 운동의 강도에 따른 에너지섭취량의 변화를 보여주고 있습니다. 일회적 운동이 아니고 정기적인 운동을 하면 당연히 에너지소비량이 늘어나 음식섭취량도 늘어나지만, 음식섭취를 통한 에너지섭취량에 비해 소비량이 많거나 균형을 이루게 됩니다. 이는 규칙적인 운동에 의해서 포만감을 느끼는 뇌의 신호과정이 개선된다

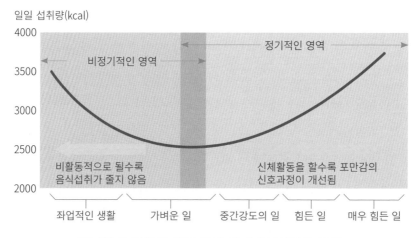

정기적인 운동에 따른 일일 에너지섭취량의 변화

Blundell, J. E. et al.(2015). Obes. Rev. Off. J. Int. Assoc. Study Obes., Suppl. 1:67-76.

는 것을 뜻합니다.

반면에 일반적인 예상과는 달리 좌업적인 생활을 할수록 음식물의 섭취가 줄지 않고 늘어남을 보여줍니다. 즉 비활동적인 생활을 한다고 해서 우리 몸은 자연적으로 음식섭취량을 조절하여 줄이는 것이 아니라, 오히려 섭취량을 늘리는 경향성을 보인다는 것입니다.

정기적인 운동이 식욕을 잘 조절하게 한다면 과연 왜 일부 사람들은 정기적인 운동프로그램에 참여하면서 기대만큼의 체중감량에 성공하지 못하는 것일까요?

그 이유는 다음과 같습니다.

- 일부 사람들은 운동에 대한 심리적 반응이 일어나서 보상적인 음식섭취를 하는 경우가 있습니다.
- 운동 후 보상적으로 섭취하는 음식은 단음식이나 고지방식품인 경우가 많습니다.
- 일부 사람은 음식물 섭취량 자체는 늘지 않지만, 하루 중 그 외의 신체적 활동이 줄어드는 경우가 있습니다.
- 연구들에 따르면 운동에 따른 보상적인 음식섭취 행위는 개인적 차이가 매우 크다는 점입니다.

결론적으로 말해서 정기적으로 운동을 하면 보편적으로 그 운동으로 소비한 것보다 더 많은 열량을 섭취하지는 않습니다. 운동을 하면서 오히려 음식을 더 먹어서 살이 빠지지 않을 때에는 위의 조건에 속하지 않는지 생각해보기 바랍니다.

Diet Master

운동과 식욕관련 호르몬 반응

운동을 하면 소모한 에너지를 보상하기 위해 음식을 섭취하거나 그 이상 먹게 되어 살이 더 찌지 않을까 걱정하는 사람이 있습니다. 그러나 대부분의 연구들은 그렇지 않다는 점을 보여주고 있습니다. 그 이유는 운동을 하면 그렐린 수준은 감소시키고, 반면에 포만감을 주는 호르몬인 PYY(펩타이드 YY)나 GLP-1(Glucagon-like peptide)과 같은 호르몬을 증가시키기 때문입니다. 또 지속적인 운동의 결과 뇌 시상하부에 위치하는 렙틴수용체의 민감도가 높아져서 렙틴저항성이 낮아지게 됩니다.

운동은 이러한 호르몬반응 이외에도 혈류량 변화, 근세포 대사, 지방 세포의 생화학적 반응 및 뇌활성을 통해서 식욕조절에 긍정적으로 작용합니다. 이러한 이유 때문에 운동을 정기적 또는 반복적으로 하면 운동에 의해 촉진된 식욕 때문에 추가적으로 소비한 에너지섭취량에 비해서 운동에 의해 소비된 에너지소비량이 많아지게 될 것입니다.

수영으로는 체중을 빼기 힘들다(?)

수영을 열심히 하고 있는데 오히려 체중이 증가한다고 불평하는 소리를 들을 수 있습니다. 그 원인은 다음과 같습니다. 수영을 배우는 초보자들이 풀장의 물속에 머무르는 동안 체온이 떨어지는데, 체온이 떨어지면 식욕이 매우 촉진되는 현상을 보입니다.

수영장에서 마스터반은 대부분의 시간을 계속해서 수영을 하면서 보내지만, 초보반은 주로 물속에서 강사의 설명을 듣거나 시범을 보는 데 많은 시간을 보냅니다. 또 숙달되지 않은 초보자일수록 25m 거리의 풀장을 익사 직전의 폼으로 사력을 다하여 수영하고 나면, 한참을 서서 쉬지 않을 수 없지요. 그래서 한 시간 넘게 풀장 안에 있었지만 사실 실제로 수영한 시간은 그 절반도 되지 않고, 나머지 대부분의 시간은 서서 다른 사람들이 수영하는 모습을 바라보는 것으로 보내는 경우가 많습니다.

수영을 마치고 나면 한껏 식욕이 자극되는데, 이것을 마치 운동을 통해 에너지를 많이 소모해서 허기증을 느끼는 것으로 착각할 수도 있습니다. 이처럼 식욕은 체온의 영향을 받아서 여름철에는 식욕이 감소하지만, 겨울철에 왕성해지는 현상이 나타납니다.

수영을 처음 배우는 초보 단계에서는 체중을 줄이겠다는 성급한 생각을 버려야 합니다. 어느 정도 유영을 지속할 수 있는 숙련 단계에 도달되어야 실질적인 운동량을 달성하여 체중감량의 효과를 기대할 수 있습니다. 한편 수영실력이 향상된 상태에서 편하게 유영한다면 생각보다 높은 에너지소비량을 달성할 수 없습니다. 물에 익숙해진 경우에는 수영속도를 높여야 물의 저항에 의해 높은 에너지소비 수준을 달성할 수 있게 됩니다.

비만한 사람은 보다 정기적·반복적으로 운동을 하여야 식욕을 장기적·효과적으로 조절할 수 있는 능력을 가지게 됩니다. 비만한 사람은 혈중 렙틴 수준이 높은 렙틴저항성을 갖고 있습니다. 정기적인 운동은 바로 시상하부에서 렙틴수용체의 민감도를 증가시킴으로써 신경펩타이드 Y(NPY)의 분비를 감소시켜 식욕을 잘 조절할 수 있도록 합니다. 흔히 식사량을 줄여서 단기간에 체중을 많이 감소시켰더라도 렙틴저항성은 그대로 유지되기 때문에, 다이어트를 그만두면 다시 요요가 찾아오는 현상을 흔하게 볼 수 있습니다.

렙틴저항성은 중간강도나 그 이하 강도의 수영이나 걷기와 같은 가벼운 운동을 주 3회 이상 2~3주만 꾸준히 해도 현저히 감소합니다. 그리고 렙틴저항성의 손아귀에서 완전히 벗어나기 위해서는 적어도 6개월이상 지속적인 운동과 식이조절이 필요합니다.

'나잇살'은 존재하는가

　나이를 먹으면 젊었을 때와 똑같이 먹고 똑같이 움직이는 데도 불구하고 몸통에는 지방이 붙고 허벅지는 점점 가늘어지게 됩니다. 이러한 의미에서 보면 '나잇살'은 존재한다고 할 수 있습니다. 이처럼 나이를 먹으면 체지방이 증가하는 이유는 기초대사량이 점점 감소하기 때문입니다.

　별다른 신체활동을 하지 않는 사람의 기초대사량(BMR)은 일일에너지 대사량의 2/3를 차지할 정도로 높습니다. 이 때문에 기초대사량 자체가 감소하면 똑같이 먹고 움직여도 몸에 지방이 붙을 수밖에 없습니다. 그러므로 나이를 먹을수록 의도적인 운동을 통해서 추가적인 에너지를 소모하는 생활이 필요합니다. 특히 근육량이 중요한데, 운동을 통해서 근육을 만들지 않는다면 현재의 체중을 유지하기 위해서 매 10년마다 하루 80~120kcal를 줄여서 먹어야 합니다.

　나이를 먹으면서 나타나는 바람직하지 못한 체성분의 변화는 저근육형비만입니다. 갈수록 근육은 빠지고 지방은 붙어서 팔다리는 가늘어지고 배는 볼록 나오는 체형이 됩니다. 이러한 형태의 비만을 사르코페니아(sarcopenia)라고 합니다. 저근육형 비만은 당뇨병이나 심혈관계질환과 관계가 깊습니다. 이들은 일상적인 생활을 유지할 수 있는 체력을 일찍 소실하게 되며, 나아가 삶의 질을 현저히 떨어뜨리는 원인이 됩니다.

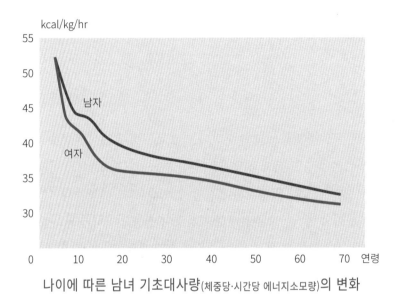

나이에 따른 남녀 기초대사량(체중당·시간당 에너지소모량)**의 변화**

지금부터라도 당장 운동을 해야 하는 이유 : 장애역치의 발생시점과 운동시작 시기

과거에는 평균수명이라고 하였으나 요즘은 '기대수명(life expectancy at birth)'이라는 용어를 사용합니다. 이것은 현재의 연령별 사망수준이 그대로 지속된다는 가정하에, 올해 태어난 신생아가 앞으로 몇 세까지 살 것인지를 나타내는 말입니다.

이 기대수명에서 질병 등으로 스스로 활동하지 못하는 기간을 뺀 기간을 '건강수명'이라고 합니다. 그러므로 기대수명에서 건강수명을 뺀 기간이 길수록 건강하지 못한 상태로 사는 기간이 길고, 그만큼 삶의 질이 떨어진 채로 살아야한다는 것을 의미합니다. 2017년 말에 통계청이 발표한 우리나라 국민의 기대수명과 건강수명의 차이는 남자가 약 15세(79.3−64.7세), 여자는 무려 20세(85.4−65.2세)라고 발표하였습니다.

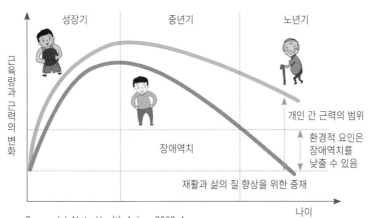

Source : J. Nutr. Health Aging. 2008. Aug-sep.

운동습관이 장애역치의 출현시점에 미치는 영향

이것은 개인의 입장에서 보면 삶의 질이 크게 위협받는 것일 뿐만 아니라, 현재 급속한 고령화 추세를 생각할 때 국가적인 차원에서 커다란 문제가 아닐 수 없습니다.

앞의 그림은 근력운동이 노년기에 얼마나 중요한지를 보여줍니다. 그림에서와 같이 젊은 시절부터 운동을 해서 근력을 유지해온 사람은 노년기에도 '장애역치' 이상의 근력을 유지할 수 있습니다. 장애역치란 다른 사람의 도움을 받지 않고도 일상적인 생활을 유지할 수 있을 정도의 최소근력을 말합니다. 반면에 운동을 전혀 하지 않는 사람은 노년기에 보다 일찍 근력이 장애역치 이하로 떨어지게 됩니다.

이처럼 인생의 보다 이른 시기부터 근력이 장애역치 이하로 떨어지면 그 후의 삶은 다른 사람의 도움에 의지하지 않고서는 일상생활을 유지하기 힘들게 되며, 당연히 삶의 질은 현저히 떨어질 수밖에 없게 됩니다.

한 가지 중요한 팁은 나이를 먹어서 처음 운동을 시작한 사람에게도 근력운동의 효과는 나타나지만, 젊었을 때 운동을 한 경험이 있는 사람에게는 그 효과가 더욱 크다는 점입니다. 왜냐하면 젊은 시절에 근력운동을 하면 근세포핵의 수가 증가되어 그 이후 근육이 위축되더라도 세포핵의 수가 그대로 유지되기 때문입니다. 근세포핵은 자극을 받으면 근 단백질의 합성을 시작하는 장소가 되기 때문에 노년기에 처음 운동을 시작하는 사람보다 젊은 시절에 운동을 한 경험이 있는 사람이 다시 근력운동을 하면 근 단백질의 합성이 훨씬 더 용이하게 이루어집니다. 그러므로 한 살이라도 젊었을 때 하는 운동, 특히 근육을 키우는 저항운동이 필요하다고 할 수 있습니다.

삶의 질, 건강한 돼지가 병치레 공주보다 낫다

    사람에 따라서는 근육도 많고 지방도 많은 고지방 고근육형 비만인도 있습니다. 이러한 사람의 체지방률은 비만에 해당하는 수준이어도 활발한 신체활동을 유지하는 한 체력이 높은 상태인 경우도 있습니다. 우스개소리로 '건강한 돼지'라고도 하지요. 사실 건강 상태를 비교해보면 보통체중의 체력이 약한 사람이나 마른 체형의 체력이 약한 사람에 비해 이러한 사람의 건강상태가 일반적으로 더 좋은 것으로 나타납니다.

    체중보다는 체력이 삶의 질을 결정하는 더 중요한 요소라는 점을 기억해야 합니다. 무조건 체중에만 매달리고 체력을 등한시하는 다이어트는 제대로 된 다이어트가 아닙니다. 예를 들어 체중을 줄인다고 무조건 굶는 방법을 택하면 하루를 무기력하고 힘없이 비활동적으로 생활하게 될 위험이 높아집니다. 이러한 다이어트를 하면 자신의 체력 수준은 점차 약해져 결국 생활리듬을 잃어버리고, 컨디션 저하나 우울감을 경험할 수도 있습니다.

    다음 그림을 보면 체지방 수준은 높고 체력 수준이 낮다면 사망률이

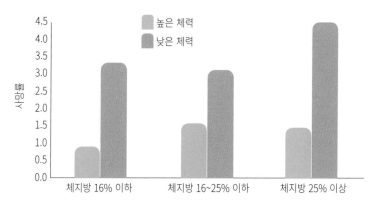

체력과 체지방률에 따른 사망률 비교

매우 높은 것을 알 수 있습니다. 그렇지만 체지방 수준은 높더라도 체력 수준이 높은 사람의 사망률은 체지방률이 보통 수준이거나 체지방률이 낮더라도 체력이 낮은 사람에 비해서 현저히 낮습니다.

   따라서 다이어트를 하는 동안 점진적인 체력의 개선도 염두에 두고 운동을 하는 것이 몸매의 개선, 몸의 컨디션과 자신감의 회복, 삶의 질 개선이라고 하는 다이어트 본래의 목적을 달성하는 길임을 잊어서는 안 될 것입니다.

운동을 하면 맘껏 먹어도 된다(?)

다이어트에 실패하는 가장 큰 이유는 운동의 효과를 너무 맹신한 나머지 먹는 것을 조절하지 않기 때문입니다. 운동은 다이어트의 매우 중요한 수단임에는 틀림이 없지만, 그 효과를 지나치게 맹신하여 가리지 않고 마구 먹는다면 다이어트는 결코 성공할 수 없습니다.

운동 후 달콤하고 고소한 치즈케익이나 고르곤피자, 치맥과 감자튀김, 그리고 아이스크림과 콜라의 유혹에 몸을 맡기고도 살이 빠지지 않는다고 불평하는 것은 한 학기 수업에 다섯 번 이상 빠진 학생이 F학점을 받고 자기는 분명 열심히 공부했는데 교수의 학점이 짜다고 주장하는 것만큼 이상한 일입니다.

거의 매일 운동을 하여 운동이 생활화되어 있는 사람이라도 운동 후에 매일 회식을 한다면 체중감량은 기대하기 힘들 수밖에 없습니다. 더구나 처음 식사에 그치지 않고 2, 3차로 이어지는 패턴을 갖고 있다면 말할 나위도 없겠지요.

다음은 필자의 실험실에서 과거에 동물을 대상으로 실험했던 결과입니다. 정상적인 식사를 12주간 제공한 쥐와 고지방 식사를 제공한 쥐를 각각 운동집단과 비운동집단으로 나누어 비교한 결과를 소개하겠습니다. 운동은 쥐 트레드밀(동물용 러닝머신)을 이용하였습니다.

다음 그림을 보면 고지방 식사를 제공하면서 운동(물론 강제적인 운동입니다)을 시키지 않은 집단은 렙틴저항성을 나타내어 혈중 렙틴 수준이 가장 높았고, 저밀도지질단백질 콜레스테롤(LDL-C) 수준도 가장 높았습니다. 또 고밀도지질단백 콜레스테롤(HDL-C)은 가장 낮게 나타났습니다.

한편 고지방 식사를 제공하고 운동을 시킨 집단은 정상식사를 주고 운동을 시키지 않은 집단과 렙틴 수준은 비슷했지만, LDL-C 수준은 더 높았고, HDL-C 수준은 더 낮았습니다. 이는 운동을 하더라도 식사가 잘못되어 있으면, 운동을 하지 않더라도 정상적인 식사를 하는 것보다

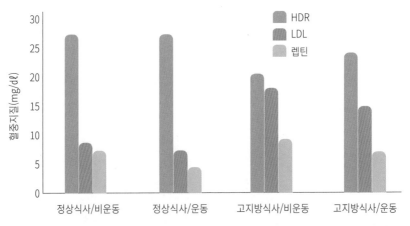

운동이 정상식사와 고지방식사 쥐의 혈중 지질과 렙틴에 미치는 영향

※ 정일규 외(2005). 장기간 트레드밀 운동이 정상식이와 고지방식이 쥐의 혈중 지질성분과 렙틴농도에 미치는 영향, 한국체육학회지 44(5):507-518.

혈중 지질상태가 나쁘다는 것을 말해줍니다. 물론 정상식사를 하면서 운동을 한 집단이 가장 좋은 결과를 보였습니다.

결론적으로 운동을 하면 나쁜 식습관으로 인한 혈중 지질상태의 악화나 렙틴 수준은 어느 정도 개선되었지만, 정상적인 식사를 할 때의 수준까지 완전하게 개선하는 것은 어렵다고 할 수 있습니다. 물론 이 결과도 어떤 수준의 고지방 식사를 하는지, 그리고 운동량은 어느 정도인지가 영향을 미친다고 볼 수 있습니다.

일곱, 먹거리 더 이해하기

우리가 영양소에 대해 논할 때에는 익숙하지 않은 많은 용어들 때문에 어려움과 혼선을 겪게 됩니다. 이러한 혼선을 일으키는 가장 큰 이유는 잘 분류되어 정리된 책장을 머리 속에 갖고 있지 못한 나머지 전달되는 지식이나 정보가 정리되지 않은 채 여기저기 마구 쌓아놓은 책처럼 흩어져 있기 때문입니다. 머리 속에 잘 정리된 책장을 갖는 것을 '지식의 체계화'라고 할 수 있습니다. 지식의 체계화를 위해서는 우선 그 뼈대를 이루는 지식을 먼저 배워야 합니다.

이번 장에서는 우리 몸의 에너지원인 탄수화물, 지방, 단백질 등과 같은 영양소를 이해하는 데 필요한 '뼈대지식'을 알아봅니다. 즉 포화지방, 불포화지방, 오메가지방, 콜레스테롤, 지질단백질(LDL과 HDL), 트랜스지방 등이 어떻게 몸 안에서 운반되고, 쓰여지고, 저장되는지를 살펴봅니다. 그다음 비만, 동맥경화, 간기능 저하 등과 같은 질병과의 연관성에 대해 알게 될 것입니다.

한편 단백질이 우리 몸의 어디에서 사용되는지, 아미노산과는 어떤 관계인지, 단백질 섭취가 부족하거나 과도하게 섭취하면 어떤 일이 발생하는지를 '아미노산 풀'의 개념을 통해 이해하게 됩니다. 나아가 단백질과 다이어트 운동의 관계를 이해하고, 단백질보충제를 어떻게 받아들여야 할 것인지를 생각해 볼 수 있는 기회가 될 것입니다.

포화지방과 불포화지방이란

먼저 중성지방부터 살펴보겠습니다. 중성지방은 지방의 체내 저장형태로 생각하면 됩니다. 즉 식물이든 동물이든 체내에 중성지방을 갖고 있지요. 식물성 중성지방에는 콩기름, 참기름, 들기름, 해바라기씨기름, 옥수수기름, 홍화씨기름, 올리브기름 등등 수많은 기름(중성지방)이 있습니다. 그리고 우리가 섭취하는 동물성 중성지방은 소고기 마블링, 돼지고기 삼겹살, 닭고기 껍질 등에 많이 포함되어 있지요.

그런데 중성지방은 다음 그림과 같이 글리세롤이라는 유도지방에 지방산 세 분자가 결합된 형태로 되어 있습니다. 지방산과 글리세롤은 모두 체내에서 에너지원으로 쓰이지만, 보다 중요한 인체의 기본적인 에너지원은 지방산입니다. 이 지방산은 크게 포화지방산과 불포화지방산으로 구분됩니다.

중성지방을 구성하는 지방산이 포화지방산으로 되어 있으면, 그 중성지방을 '포화지방'이라고 부릅니다. 그리고 포화지방은 상온에

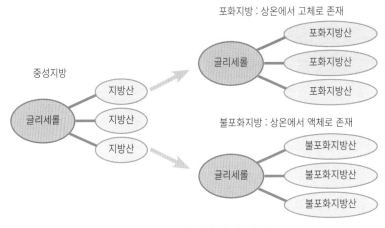

중성지방과 지방산의 관계

서 고체로 존재합니다. 대부분의 동물성 지방은 포화지방이 많은데, 소고기 등심의 마블링이나 돼지고기 삼겹살의 흰 지방부분을 생각하면 됩니다.

반대로 중성지방을 구성하는 지방산이 불포화지방산으로 되어 있으면, 그 중성지방을 '불포화지방'이라고 합니다. 거의 모든 식물성 지방(기름)은 불포화지방을 많이 가지고 있습니다. 불포화지방은 상온에서 액체로 존재합니다. 참기름, 콩기름, 옥수수기름, 홍화씨기름, 유채꽃기름 등등을 생각하면 되겠지요.

다시 말해서 동물성 급원에는 포화지방이 많습니다. 예외적으로 생선은 동물성이지만, 포화지방이 아니라 불포화지방이 많습니다. 또 식물성 급원에는 불포화지방이 많습니다. 예외적으로 팜유(야자유)나 코코넛유는 식물성이지만, 대부분 포화지방으로 되어 있습니다.

Diet Master

포화지방산, 불포화지방산, 그리고 필수지방산

다음 그림은 포화지방산과 불포화지방산의 화학구조식입니다. 이 화학구조식을 여기에 넣은 것은 어떻게 지방산이 구별되는지를 보여드리기 위해서입니다.

포화지방산과 불포화지방산의 구조와 오메가지방산

그림에서 포화지방산의 탄소사슬은 완전히 수소에 의해서 '포화'되어 있습니다. 그러나 불포화지방산의 탄소사슬 중에는 수소가 붙어 있지 않는 부분이 있습니다.

수소가 붙어 있지 않은 부분을 이중결합(탄소끼리 이중으로 결합됨)이라고 합니다. 그리고 이중결합이 2개 이상 있는 지방산을 '다불포화지방산(PUFA)'이라고 합니다. 콩기름, 참기름, 들기름, 해바라기씨기름, 홍화씨기름, 옥수수기름 등 대부분의 식물성 기름은 모두 다불포화지방산입니다.

지방산의 탄소사슬에서 가장 앞부분에 위치한 탄소를 '오메가(ω)탄소'라고 합니다. 불포화지방산의 구조를 보면 이 오메가탄소로부터 세 번째 탄소에 이중결합이 있는 것을 볼 수 있습니다. 이렇게 오메가탄소로부터 3번째마다 이중결합이 있는 불포화지방산을 '오메가3 지방산(ω-3지방산)'이라고 합니다. 또 오메가탄소로부터 6번째마다 이중결합이 있는 지방산을 '오메가6 지방산(ω-6지방산)'이라고 합니다.

이 오메가3 지방산과 오메가6 지방산은 우리가 체내에서 합성할 수 없어서 반드시 외부로부터 섭취해야 하므로 '필수지방산'이라고 합니다.

오메가지방산이란

    오메가지방산은 인체가 합성할 수 없어서 '필수지방산'이라고 부릅니다. 특히 오메가3 지방산은 대표적인 명절선물이나 효도선물로, 누구나 한 번쯤 들어보았을 것입니다. 오메가3 지방산의 대표격인 DHA가 가장 많이 알려져 있고, EPA나 리놀렌산도 오메가3 지방산입니다.

    이 오메가3 지방산은 1970년대 그린란드 원주민인 이누이트족에 대한 연구로부터 주목을 받기 시작하였습니다. 그것은 10년간 원주민 2,600명을 대상으로 진료를 하였지만, 심장질환 사망자가 전무하였기 때문입니다. 그 원인을 조사한 결과 이들 이누이트족은 오메가3 지방산이 많이 포함된 음식을 먹고 있다는 것이 밝혀졌습니다.

    오메가3 지방산은 참치, 꽁치, 고등어 등과 같은 등푸른 생선과 들깨나 대구간유에 많습니다. 이후 오메가3 지방산의 작용에 대한 수많은 연구를 통해서 밝혀진 사실은 다음과 같습니다. 오메가3 지방산은 혈관 내에서 혈전이 만들어지는 것을 방지합니다. 세포막, 특히 신경세포막의 안정화에 기여하여 두뇌 및 시각기능에 작용하고, 혈중 콜레스테롤을 낮추는 역할을 합니다.

그런데 오늘날 식품의 산업화로 인하여 전분뿐만 아니라 또 하나의 필수지방산인 오메가6 지방산도 지나치게 많이 섭취하게 되었습니다. 즉 오메가3 지방산과 오메가6 지방산의 섭취 권장비율은 1:4~6이지만, 현대인의 섭취비율은 그것을 크게 상회하는 1:20~30에 달하고 있습니다.

물론 오메가6 지방산도 필수지방산이지만, 식품산업에 이용되는 홍화씨유, 포도씨유, 옥수수유, 해바라기씨유, 대두유 등은 대부분 오메가6 지방산이기 때문에 상대적으로 오메가6 지방산을 지나치게 많이 섭취하게 된 것입니다.

오메가3 지방산에 비해 오메가6 지방산을 상대적으로 과량 섭취함으로써 체내 염증반응이 촉진되고, 혈액의 점성도가 증가하여 혈전 발생의 위험이 높아졌으며, 지방세포의 증가와 같은 문제가 나타나게 되었습니다.

이와 반대로 오메가3 지방산은 체내 염증반응을 낮춰주는 항염증작용이 있고, 또 식욕중추에 작용하여 포만감을 촉진시키므로 다이어트를 할 때 꼭 도움을 받을 필요가 있는 지방산이라고 할 수 있습니다.

사실 야생동물들은 사육하는 가축에 비해서 체내에 오메가3 지방산이 훨씬 많습니다. 또 같은 소고기라고 해도 목초지에서 키우는 비육우 고기의 오메가3 지방산과 오메가6 지방산의 비율은 1:4~6 정도입니다. 그러나 좁은 칸막이에서 움직이지 못하게 하고 옥수수사료와 육골분(소 뼈를 갈아서 만든 사료)을 먹여서 살만 찌운 비육우 고기의 오메가3 지방산과 오메가6 지방산의 비율은 무려 1:100까지 되어 심한 불균형 상태를 보이고 있습니다.

소고기의 등급을 정하는 중요한 요소는 마블링입니다. 마블링이란 고기의 단면을 자르면 그 무늬가 대리석(marble)과 비슷한 문양을 보인다고 해서 붙여진 이름입니다. 마블링은 근육섬유 사이에 들어 있는 지방으로 주로 불포화지방이 많습니다. 고기를 구울 때 근육섬유가 수축하면서 수분이 손실되면 육질이 퍽퍽해집니다. 그런데 이 마블링은 근육섬유가 수축하기 전에 먼저 녹아 나오면서 수분 손실을 보충하기 때문에 육질을 부드럽게 유지하고 고소한 맛을 내는 역할을 합니다.

그런데 문제는 인위적으로 마블링이 좋게 만든 등급이 좋은 소고기일수록 오메가3 지방산에 비해 오메가6 지방산이 많은 고기라는 점입니다. 이것이 한국인의 입맛이 소고기에 있어서만큼은 건강하다고 할 수 없는 이유입니다.

지방을 수송하는 차량인 지질단백질

　지방을 제대로 이해하기 위해서는 섭취 후 소화·흡수되어 혈액 중으로 운반되는 과정을 알 필요가 있습니다. 다음 그림은 우리가 동물성 또는 식물성 급원으로부터 섭취한 여러 지방들, 즉 중성지방, 콜레스테롤, 인지질 등이 체내에서 어떻게 운반되는지를 간단하게 보여주고 있습니다.

　우리는 동물성 또는 식물성의 여러 음식을 통해서 중성지방, 콜레스테롤, 인지질 등과 같은 지방을 섭취하게 됩니다. 그 후에 소장벽을 통해 체내로 흡수된 지방이 궁극적으로 도달하는 곳은 간입니다. 간에서는 이렇게 도착한 여러 지방을 단백질로 코팅하여 둥근 입자로 만들어서 혈액으로 내보냅니다. 이렇게 간에서 지방과 단백질을 합쳐서 둥근 입자로 만든 것이 지질단백질(lipoprotein)입니다.

　간에서 지방을 단백질과 합쳐서 둥근 입자로 만드는 데는 그만한 이유가 있습니다. 만일 단백질을 사용하여 둥근 입자로 만들지 않고 지방을 섭취한 형태 그대로 혈액으로 보내면, 그 지방은 물(혈장)과 섞이지 않기

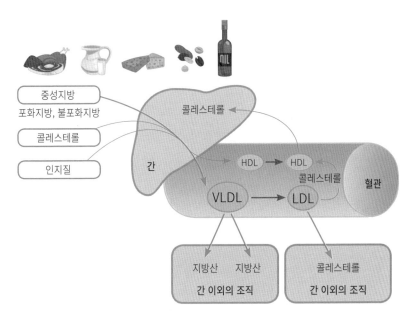

중성지방
포화지방, 불포화지방

콜레스테롤

인지질

콜레스테롤

간

HDL → HDL

VLDL → LDL

콜레스테롤

혈관

지방산　지방산

간 이외의 조직

콜레스테롤

간 이외의 조직

지방의 소화·흡수와 간에서 지질단백질 생성을 통한 지방 운반

때문에 혈류와 함께 흐르지 않고 혈관벽에 지방이 덕지덕지 붙어 쌓이게 될 것입니다.

간에서 만드는 지질단백질에는 초저밀도지질단백질(VLDL)이 있습니다. 초저밀도지질단백질은 간에서 나와 혈류를 타고 온몸을 순환하면서 여러 조직세포에 중성지방(지방산+글리세롤)을 운반해줍니다.

VLDL이 이렇게 온몸을 돌아다니며 중성지방을 조직세포로 넘겨준 다음에는 크기가 더 작은 입자인 저밀도지질단백질(LDL)로 변신합니다. 중성지방을 내보내고 변신한 이 저밀도지질단백질 입자는 주로 콜레스테롤을 싣고 있지요. 이 LDL은 계속해서 혈류의 흐름에 따라 온몸을 순환하면서 콜레스테롤을 조직세포에 운반하는 역할을 수행합니다. 인체의 모든 말초조직세포는 콜레스테롤을 필요로 하기 때문에 LDL은 인체에 꼭 필요한 역할을 하는 콜레스테롤 운반책이라고 할 수 있는데, 문제는 혈액 중에 너무 많이 존재하게 되면 혈관벽에 콜레스테롤을 덤핑하여 동맥경화의 위험성을 높인다는 점입니다.

한편 간에서는 고밀도지질단백질(HDL)이라는 놈도 만들어 혈액 중으로 내보냅니다. HDL은 단백질을 많이 사용해서 단단한 입자(고밀도)로 만든 콜레스테롤 수송차입니다. 그런데 이 HDL은 LDL과는 반대방향으로 콜레스테롤을 수송합니다. 즉 HDL이 일단 간에서 만들어져서 혈액 중으로 나오면 온몸을 순환하면서 콜레스테롤을 수거하여 간으로 다시 넘겨줍니다. 다시 말하면 HDL은 순환하면서 혈관벽에 붙어 있는 콜레스테롤을 픽업하거나, LDL이 갖고 있는 콜레스테롤을 다시 넘겨받아서 간에 건네주는 역할을 합니다. 따라서 HDL은 혈관을 깨끗이 해주는 혈관 내 청소부 역할을 하므로 동맥경화예방인자라고 할 수 있습니다.

HDL에 실려 있는 콜레스테롤, 즉 HDL-C가 많다는 것은 그만큼 혈관의 청소작업이 잘 이루어지고 있음을 뜻하므로 좋은 콜레스테롤로 불리기도 합니다. 사실 콜레스테롤은 다 똑같은 콜레스테롤이지만, 어디에 실려 있는지에 따라서 좋은 콜레스테롤로 불리거나, 나쁜 콜레스테롤로 불리게 되지요.

간에서는 HDL이 다시 넘겨준 콜레스테롤을 재료로 사용하여 소화액인 담즙산을 만듭니다. 이러한 순환과정이 활발하게 일어날수록 동맥경화의 위험은 낮아진다고도 할 수 있습니다.

콜레스테롤과 이상지질혈증

콜레스테롤은 식물에는 없고 동물성 급원에서만 존재하는 지방의 일종(유도지방)입니다. 지금까지 콜레스테롤만큼 부당하게 악명을 얻은 영양소는 없었습니다. 사실 콜레스테롤은 우리 몸에서 매우 중요한 필수적인 역할을 합니다. 우선 모든 세포막의 구성성분으로서 그 세포막을 견고하게 하고 안정화시키는 작용을 합니다. 또 음식물의 소화를 돕는 쓸개즙(담즙)을 만드는 데도 쓰입니다. 뿐만 아니라 성호르몬의 중요한 구성재료입니다.

그런데 이 콜레스테롤이 혈액 중에 너무 많이 존재하면 문제를 일으킵니다. 혈액 중 콜레스테롤의 농도가 220mg/dℓ가 넘으면 '고콜레스테롤혈증'이라고 합니다. 콜레스테롤과 함께 혈액 중 너무 많으면 문제가 되는 것이 중성지방입니다. 혈액 중 중성지방의 농도가 200mg/dℓ가 넘으면 '고중성지방혈증'이라고 합니다.

이 콜레스테롤과 중성지방 중 어느 한 가지라도 기준값을 넘으면 이상지질혈증(고지질혈증)이라고 합니다. 당뇨병과 함께 우리나라에서 가장 가파르게 증가하는 질병이 이상지질혈증입니다. 당뇨병과 이상지질혈증은 매우 관계가 깊고, 사실상 한 뿌리에서 비롯된다고 할 수 있습니다.

더 큰 문제는 혈액 중 저밀도지질단백질 콜레스테롤(LDL-C)이 너무 불필요하게 많은 것입니다. 혈액 중에 LDL에 실려 있는 콜레스테롤(LDL-C) 수준이 100mg/dℓ 이하이면 바람직합니다. 그런데 이 LDL-C의 수준이 120mg/dℓ가 되면 조직세포막에서 LDL과 결합하여 콜레스테롤을 받아들이는 수용체는 완전히 포화상태가 되어 동맥벽에 콜레스테롤이 침착될 위험을 높이게 됩니다. LDL-C수준이 130~159mg/dℓ이면 경계수준이라고 하며, 160mg/dℓ 이상이면 위험수준이라고 할 수 있습니다. 저밀도지질단백질 콜레스테롤(LDL-C)을 나쁜 콜레스테롤이라고 부르는 이유가 여기에 있습니다.

사실 LDL-C수준이 160mg/dℓ이 넘으면 스타틴과 같은 간에서 콜레스테롤합성을 억제하는 약을 처방하는 기준이 되는데, 심장동맥경화나 뇌경색의 위험이 없다면 반드시 생활습관의 변화(금연, 금주, 수면, 운동, 체중조절 등)를 먼저 고려해야 합니다.

또 고밀도지질단백질 콜레스테롤(HDL-C)이 정상수준보다 낮아도 동맥경화의 위험성이 높아집니다. 즉 남자는 HDL-C가 적어도 40mg/dℓ 이상이 되어야 합니다. HDL-C 수준이 낮은 것도 문제가 되기 때문에 요즘은 고지질혈증이라는 말보다는 '이상지질혈증'이라는 용어를 많이 쓰고 있습니다.

알코올과 동맥경화, 알코올성 지방간

자! 그렇다면 우리의 간은 어느 경우에 LDL은 많이 만들고, HDL은 잘 만들지 않을까요? 한 가지 예를 든다면 친구들과 삼겹살을 안주로 하여 소주를 마신다고 생각해보지요. 한창 분위기가 무르익어감에 따라서 간에는 중성지방, 콜레스테롤, 인지질 등의 지방과 함께 알코올이 도착하게 됩니다.

간은 도착한 이 중요한 두 가지 물질 가운데 어느 것을 먼저 처리해야 할까요? 즉 도착한 지방을 단백질을 이용해서 지질단백질이라는 입자로 만들거나, 알코올을 분해하여 아세트알데하이드로 만들어야 합니다.

그런데 간은 당연히 알코올을 먼저 처리하지 않으면 안 됩니다. 왜냐하면 간이 즉시 알코올을 분해하지 않는다면 매우 위험한 상태가 초래되기 때문이죠. 혈중 알코올농도가 0.3% 정도만 되어도 혼수상태가 되거나 사망에 이를 수 있습니다.

간이라는 우체국은 이렇게 알코올을 정신없이 처리하느라 바쁜 상태에서는 지방을 정성들여서 HDL의 형태로 포장할 수 없게 됩니다. 결국

VLDL의 형태로 대충 포장할 수밖에 없습니다. 이런저런 회식이나 모임에서 술을 먹으면 간은 쉬지를 못하고 점점 밀려들어오는 지방을 VLDL의 형태로 포장하게 됨으로써 결과적으로는 VLDL은 더 많은 LDL로 전환되어 혈액 속을 떠다니는 결과로 이어집니다. LDL은 점점 많아지고 HDL은 적어지게 되면 동맥경화의 위험이 높아질 수밖에 없습니다. 한마디로 인체에 필요 이상으로 과잉한 콜레스테롤을 혈관벽에 덤핑(dumping)하는 LDL은 점점 많아지고, 이를 수거해서 간에 다시 돌려보내는 HDL은 감소하게 됩니다.

이에 더하여 간이 쉴 시간을 주지 않고 하루가 멀다 하고 술을 먹으면 문제가 더 커집니다. 우체국이 더 바빠지면 소포(지질단백질)를 꾸려서 배달할 엄두도 못내고 함께 들어온 지방을 일단 쌓아두게 됩니다. 즉 간세

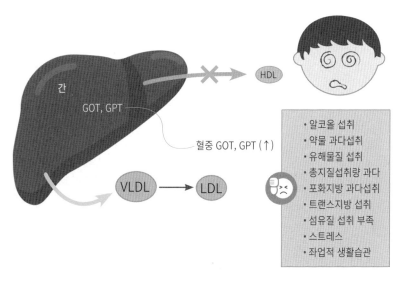

• 알코올 섭취
• 약물 과다섭취
• 유해물질 섭취
• 총지질섭취량 과다
• 포화지방 과다섭취
• 트랜스지방 섭취
• 섬유질 섭취 부족
• 스트레스
• 좌업적 생활습관

혈중 지질상태에 부정적 영향을 미치는 요소들

포 내에 지방이 축적되기 시작하는데, 이를 '알코올성 지방간'이라고 합니다. 이렇게 되면 세포막의 투과도가 변하여 간세포 내에 저장되어 있는 효소들이 혈액 중으로 빠져나오게 됩니다. 보통 간수치라고 부르는 것이 바로 이것인데, 대표적으로 AST(GOT), ALT(GPT), γ-GTP 등이 있습니다.

아무튼 LDL을 높이고 HDL이 낮아지게 하는 요인은 알코올 이외에도 유해물질이나 약물의 섭취도 있습니다. 또 포화지방이든 불포화지방이든 총지방량을 과다하게 섭취하거나 포화지방을 상대적으로 많이 섭취할 때, 트랜스지방 섭취량이 많을 때, 섬유질의 섭취가 부족할 때, 정신적인 스트레스 등을 들 수 있습니다. 그리고 무엇보다 운동부족이 중요한 원인입니다.

식이조절과 운동을 통해서 체중과 체지방을 감량하여 얻을 수 있는 큰 이점 중의 하나는 인슐린저항성과 렙틴저항성의 감소와 함께 혈액 중 지질상태의 개선입니다. 즉 혈액 중 총콜레스테롤과 중성지방의 수준이 낮아지고, LDL-C도 낮아지는 반면에 HDL-C 수준은 높아져서 혈관에서 동맥경화가 진행될 위험을 낮추어줍니다.

혈관 손상의 주범인 트랜스지방

오메가지방산을 포함한 다불포화지방산(PUFA)은 포화지방산과 마찬가지로 인체의 가장 기본적인 에너지원으로 이용될 뿐만 아니라, 포화지방산과는 달리 콜레스테롤로 전환되지 않고 콜레스테롤을 낮추는 역할을 기대할 수 있습니다.

그런데 문제는 이 불포화지방산은 포화지방산에 비해서 쉽게 변성되는 성질이 있다는 것입니다. 즉 식물성 기름에 많은 불포화지방이 열이나 압력, 빛, 공기에 노출되면 변성되어 쉽게 트랜스지방으로 전환됩니다. 이렇게 불포화지방이 트랜스지방화되면 포화지방과 같이 상온에서 고체로 되며, 체내에 들어오면 대사되지 않고 인체의 순환계통을 포함한 여러 계통에 심각한 손상을 일으킵니다.

빵, 마가린, 과자류, 각종 튀김류와 같은 가공식품을 만들 때에는 옥수수기름과 같은 불포화지방을 많이 사용합니다. 이렇게 열이나 압력에 노출된 불포화지방이 이후의 유통과정에서 공기나 빛 등에 노출되면 트랜스지방으로 전환될 위험이 높아집니다. 100g의 삼겹살을 구어 먹을 경우에는 0.8mg 정도의 트랜스지방을 먹게 되지만, 프렌치프라이·프라이드치킨·냉동피자 등의 형태로 대형할인마트에 진열된 냉동식품을 먹으면 트랜스지방의 섭취 위험이 급격하게 증가하게 됩니다.

트랜스지방이 해로운 이유는 몸 안에 들어와서 혈관 속에서 응결되기 때문입니다. 이 때문에 트랜스지방을 '플라스틱지방'이라고 부르기도 하며, '조용한 살인자'라는 별칭을 얻게 되었지요. 트랜스지방이 체내에 들어와서 일차적으로 가장 큰 피해를 주는 곳은 동맥의 내피세포입니다. 이것은 혈관의 내피세포를 손상시켜 뇌혈관질환이나 심장질환의 원인이 되고, 대장암과 같은 암을 유발시키는 원인물질이 됩니다. 일단 체내로 들어오면 대사가 되지 않고, 체내에 머무르게 됩니다.

동맥의 안쪽 벽을 이루는 내피세포는 타일처럼 혈관의 벽면을 이루는데, 트랜스지방은 이러한 타일의 틈새에 손상을 입힙니다. 이렇게 손상

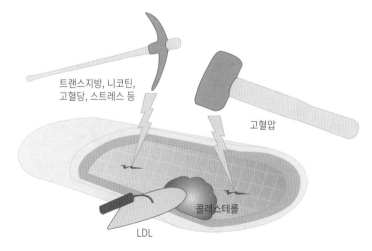

트랜스지방, 니코틴,
고혈당, 스트레스 등

고혈압

콜레스테롤

LDL

혈관 내피세포에 손상을 입히는 요인과 콜레스테롤

을 입히는 요인에는 트랜스지방 이외에도 니코틴, 고혈당, 스트레스 등
이 있습니다.

이러한 요인들은 타일의 틈새를 벌어지게 하는 조그만 곡괭이로 비유
할 수 있습니다. 여기에 더하여 고혈압이 있다면 커다란 망치로 두들겨
서 전체적으로 더욱 큰 손상을 입히는 요인이 됩니다. 이렇게 내피세포
라는 혈관벽면의 타일이 손상을 입었을 때 이를 복구하는 데 쓰이는 시
멘트풀과 같은 역할을 하는 것이 콜레스테롤입니다. 혈관벽이 손상되
면 LDL은 자신이 갖고 있는 콜레스테롤로 그 손상부위를 임시로 메우
게 됩니다. 이는 혈관의 손상을 임시로 막아주는 역할이지만, 반복적인
손상에 의해 점점 콜레스테롤이 혈관벽에 쌓이면 동맥경화의 발단이 될
수 있습니다.

WHO에서는 하루 허용되는 트랜스지방 섭취량을 2.2g 이하로 정하였
지만, 가공 및 냉동식품에 의존하는 식생활은 그만큼 트랜스지방의 해
악에서 벗어나기 힘들게 합니다. 다이어트를 계획할 때 가공·냉동식품
이나 인스턴트식품을 철저히 피하여야 하는 이유가 여기에 있습니다.

우리 몸의 단백질 사용처

우리가 섭취한 단백질은 몸에서 어떻게 쓰일까요? 단백질은 식물성이든 동물성이든 소화과정에서 기본단위인 아미노산으로 분해되어 장벽을 통해 체내에 흡수됩니다. 이렇게 흡수된 아미노산은 일단 간으로 보내지고, 혈액으로 나가게 됩니다. 이렇게 간과 혈액에 존재하는 아미노산을 '아미노산 풀(amino acid pool)'이라고 부릅니다. 물이 가득찬 풀장이나 각 가정으로 보내지기 전에 거치게 되는 상수도시설을 연상해도 좋습니다.

아미노산 풀을 거친 아미노산은 다음 그림과 같이 인체의 모든 조직세포로 보내져서 그 세포를 구성하는 데 쓰입니다. 즉 심장, 폐, 위, 뇌, 피부, 근육 등의 기관과 조직세포를 구성하는 재료가 됩니다. 각각의 세포는 아미노산 풀을 통해 보내진 여러 종류의 아미노산이라는 건축재료를 이용하여 단백질이라는 건축물을 짓기 시작합니다. 그래서 낡고 손상된 세포의 구성물을 보수하기도 하고, 새로운 세포를 만드는 데도 쓰입니다.

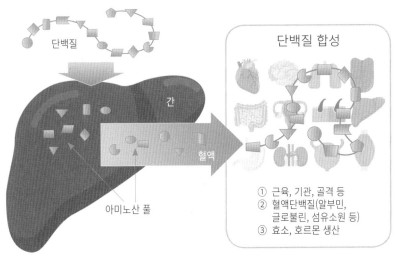

단백질과 아미노산 풀, 그리고 단백질 합성

일부 아미노산은 혈액에 존재하는 단백질을 만드는 데 쓰여지기도 합니다. 예를 들면 혈액의 삼투압조절에 꼭 필요한 알부민, 백혈구가 만드는 항체로 쓰여지는 글로불린, 혈액을 응고시켜서 지혈하는 데 필요한 섬유소원이라는 단백질 등을 만드는 것입니다.

체내에서 작용하는 모든 효소도 이 아미노산을 합성하여 만든 단백질이라고 할 수 있습니다. 또 일부 호르몬도 단백질로 만드는데, 대표적으로 인슐린도 췌장(이자)의 베타세포가 아미노산으로 만든 단백질입니다. 우리가 먹는 단백질, 즉 아미노산은 대부분 이렇게 매일매일 인체의 모든 세포 내에서 건축하는 재료로 사용되고 있습니다. 그렇지만 그중에서 아주 적은 양, 즉 1~2%는 건축재료가 아니라 에너지원을 만드는 데 쓰입니다.

상식+
단백질과 아미노산의 관계는 벽돌과 담장의 관계

단백질이 무엇인지 알기 위해서는 먼저 아미노산과의 관계부터 알 필요가 있습니다. 아미노산은 자연계에 굉장히 많은 종류가 있습니다. 그런데 이렇게 많은 아미노산 중에서 단백질을 구성하는 아미노산은 20종입니다. 그밖의 아미노산은 단백질을 구성하지 않고 단독으로 존재합니다.

단백질의 종류는 20종의 아미노산 중에서 어떤 아미노산이, 어떤 순서로, 얼마나 많이 결합되어 있는지에 따라서 거의 무한대로 존재합니다. 즉 아미노산의 결합에 의해서 단백질은 저마다 크기, 모양, 맛, 물리적 또는 화학적 성질이 매우 다양하게 나타납니다. 한마디로 아미노산이 벽돌이라면, 이 벽돌로 담장도 쌓고, 안방 벽도 쌓고, 창고 벽이나 그밖에 다양한 크기와 모양의 벽을 쌓게 됩니다. 그러므로 아미노산과 단백질의 관계는 벽돌과 담장이라고 할 수 있겠지요.

이렇게 아미노산이 결합하는 방식을 펩타이드결합이라고 하므로 단백질의 결합은 폴리펩타이드라고 할 수 있습니다. 그러나 보통 결합한 아미노산의 수가 적으면 그냥 폴리펩타이드라 하고, 많으면 단백질이라고 합니다.

이렇게 단백질을 구성하는 아미노산 20종 중에서 인체가 다른 재료를 이용해서 합성할 수 없는 8종의 아미노산을 필수아미노산이라 하고, 그 외 12종의 아미노산은 비필수아미노산이라고 합니다.

우리가 섭취하는 단백질 중에서 8종의 필수아미노산을 모두, 충분히 갖고 있는 단백질을 완전단백질이라고 부르며, 그중에서 한 가지 이상의 필수아미노산이 결핍되거나 부족한 단백질을 불완전단백질이라고 부릅니다. 대부분의 동물성 단백질은 완전단백질이고, 대부분의 식물성 단백질은 불완전단백질입니다. 물론 예외로서 콩류나 밤, 대추와 같은 견과류는 식물성이지만 8종의 필수아미노산을 모두 갖고 있는 완전단백질입니다.

아미노산 풀(Pool)이 넘치면 벌어지는 일

자! 그런데 아미노산 풀이 넘치면 어떻게 될까요? 예를 들어 인체가 필요로 하는 양 이상으로 너무 많은 단백질을 섭취하면 아미노산 풀은 넘치게 됩니다. 이렇게 풀을 넘치는 아미노산은 간에서 탄수화물이나 지방으로 전환되거나 에너지원으로 직접 쓰입니다. 그 과정은 다음 그림에서 설명하고 있습니다.

인체가 필요로 하는 양 이상의 단백질을 섭취하면 아미노산 풀이 넘치게 됩니다. 이렇게 넘치는 아미노산은 그림과 같이 간에서 이화작용에 참여합니다. 즉 아미노산이 탄수화물이나 지방으로 전환되는 과정이 촉진됩니다. 만일 혈당이 떨어져 있고, 간 글리코겐이 저하된 상태라면 아미노산은 우선적으로 포도당(탄수화물)으로 전환됩니다. 반대로 혈당도 높고 간 글리코겐도 충분한 상태라면 풀을 넘치는 대부분의 아미노산은 지방으로 전환됩니다.

그런데 이렇게 아미노산이 탄수화물이나 지방으로 전환될 때에는 그림에서 보듯이 아미노산에 추가적으로 붙어 있는 질소성분, 즉 아민기

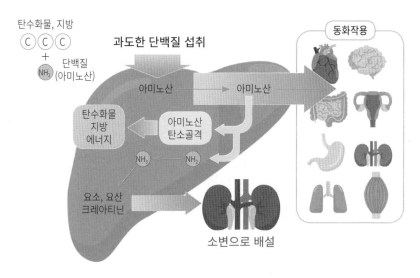

탄수화물, 지방

© © ©
+
단백질
NH₂ (아미노산)

과도한 단백질 섭취

동화작용

아미노산   아미노산

탄수화물
지방
에너지

아미노산
탄소골격

NH₃   NH₂

요소, 요산
크레아티닌

소변으로 배설

단백질의 과량섭취와 아미노산 대사로 인한 요산 생성 증가

(NH₂)가 떨어져 나와야 합니다. 왜냐하면 탄수화물과 지방은 탄소, 수소, 산소의 세 원소로만 이루어져 있지만 아미노산은 질소(N)를 더 가지고 있기 때문입니다.

그런데 이렇게 아미노산이 탄수화물이나 지방으로 전환되는 과정에서 떨어져 나온 아민기(NH₂)는 즉시 수소와 결합하여 암모니아가스(NH₃)가 됩니다. 이 암모니아가스는 세포를 손상시키는 유독한 수용성 가스이므로 간에서는 이 암모니아가스를 즉시 요소나 요소, 크레아티닌과 같은 질소화합물로 만들어 혈액 중으로 내보냅니다.

이렇게 혈액 중으로 나온 질소화합물을 신장(콩팥)에서는 소변으로 만들어 내보내게 됩니다. 즉 아미노산 풀이 넘쳐서 아미노산이 탄수화물이나 지방으로 전환되는 비율이 높아질수록 더 많은 요소나 요산이 생성됩니다. 그렇게 되면 요소나 요산을 밖으로 내보내기 위해서 소변의 생성량이 더욱 많아집니다.

만일 충분히 식사를 해서 혈당도 높고 간 글리코겐 저장량도 충분한 상황에서 단백질을 과잉 섭취해서 풀이 넘치게 되면, 풀을 넘치는 대부분의 아미노산은 지방으로 전환됩니다. 식사를 굶거나 극단적인 저탄수화물 식사의 결과로 인해 혈당이 떨어져 있고, 간 글리코겐 저장량이 저하된 상태에서는 아미노산 풀을 넘치는 아미노산은 우선적으로 탄수화물(포도당)로 전환됩니다.

탄수화물 섭취량은 매우 제한하고 단백질 섭취량은 크게 증가시킨다면 이러한 과정이 더욱 빠르게 다량으로 일어나게 됩니다. 소위 '황제다이어트'는 이처럼 탄수화물의 섭취량은 줄이고, 고기류 위주로 풍성하게 먹는 다이어트법입니다. 이렇게 되면 단기간에 많은 체중을 감소시키려는 소기의 목적은 달성시킬 수 있습니다. 그러나 이때 감량된 체중의 대부분은 체지방이 준 것이 아니라 소변을 통한 수분 배출, 즉 탈수에 의한 감량입니다.

이러한 다이어트법을 하면 일주일에 3~5kg까지도 체중이 감소하는 현상을 볼 수 있는데, 이는 대부분 수분 배출을 통한 일시적인 효과일 뿐이어서 지속 가능한 건강한 다이어트법이라고 할 수 없습니다. 사실 우리 체중의 약 2/3을 차지하고 있는 수분을 배출하여 체중을 줄이는 방법은 경기를 일주일 앞둔 레슬링 선수와 같은 체급별 선수에게나 필요한 일입니다.

황제 다이어트를 하는 중에 단기적으로 체중이 감량되는 이유는 수분 외에 간과 근육에 저장되어 있는 글리코겐이 감소되기 때문입니다. 글리코겐은 수분과 약 1:3의 비율로 결합되어 체내에 저장되어 있습니다. 그런데 간과 근육에 저장된 글리코겐이 400~500g 정도 감소하면 물은 그 3배인 1,200~1,600cc(1.2~1.5kg) 정도가 추가적으로 손실됩니다.

이렇게 일주일 동안 글리코겐+수분이 1.6~2kg 손실되고, 소변 등을 통한 수분배출량이 3ℓ(3kg)가 되면 일주일 동안 체중이 5kg이나 감량되므로 매우 획기적인 다이어트법으로 착각하게 됩니다. 탄수화물 섭취를 극단적으로 제한하고 단백질 섭취를 늘리는 황제다이어트는 체지방 감소보다는 단기간의 수분 배출과 글리코겐 고갈을 통해 체중을 감량시킵니다. 따라서 이것은 지속 가능한 '제대로'된 체중감량법으로 볼 수 없습니다.

그러나 애초에 이 다이어트의 시발점이 되었던 앳킨스다이어트에도 분명 받아들일 점이 있습니다. 그것은 과도한 탄수화물의 섭취를 경계하고 단백질을 적절하게 섭취할 필요가 있다는 측면에서, 즉 단순당류나 밀가루 형태의 탄수화물은 멀리 하고, 양질의 단백질을 적정량 섭취하는 것을 다이어트의 기본으로 해야 합니다.

Diet Master

아미노산 풀이 넘칠 때 나타날 수 있는 위험

현대인의 일반적인 식생활을 보면 아미노산 풀이 부족한 경우보다는 넘치는 경우가 더 많습니다. 아미노산 풀이 넘치는 것은 인체가 필요한 이상으로 단백질을 섭취하기 때문입니다. 이때 나타나는 문제점은 다량으로 발생한 요소나 요산이 혈액을 산성화시킨다는 점입니다. 혈액 중 지나치게 많은 요산이 적절하게 배출되지 않으면 고요산혈증이 발생하는데, 이는 중추신경계에도 영향을 미쳐 혼수상태로 이어지는 요독증을 일으킬 수 있습니다.

그 정도는 아니더라도 단백질을 과도하게 섭취하여 요산의 생성량이 많아지면, 요산이 관절연골부위에 축적될 수 있습니다. 관절연골이란 뼈의 말단, 즉 골단부에 코팅되어 있는 매우 질긴 섬유성 연골조직을 말합니다. 요산이 관절연골에 모여서 뾰족뾰족한 결정을 이루면 관절부위에 매우 참기 어려운 통증이 부종과 함께 일어나는데, 이를 통풍 (gout)이라고 하지요.

옛날에는 육류의 섭취 기회가 거의 없는 서민은 걱정할 필요가 없었고, 산해진미와 고단백질 식품을 먹는 왕족이나 귀족들이 쉽게 걸리는 병이어서 '제왕의 질병'으로 불렸으나, 이제는 많은 사람에게 보편적으로 나타나는 질병이 되었습니다.

또 이렇게 단백질 과다섭취로 인해 요산이 많이 생성되어 혈액이 산성화되면 이를 중화시키기 위한 완충작용이 일어납니다. 이때 인체가 이용하는 방법 중의 하나가 칼슘(Ca^{++})이라는 알칼리성 무기질의 이용입니다. 칼슘은 혈액 중에도 녹아 있지만 뼈에 가장 많이 저장되어 있지요. 그래서 자꾸만 혈액이 산성화되면 뼈를 구성하는 칼슘이 혈액 중으로 녹아 나오기 때문에 뼈의 구멍이 커지는 골다공증이 일어날 수 있

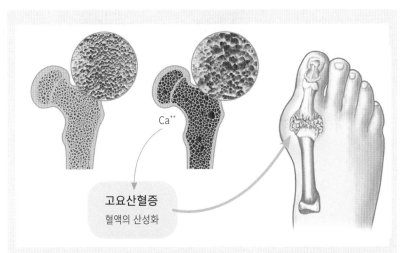

Ca⁺⁺

고요산혈증

혈액의 산성화

단백질 과잉섭취에 따른 고요산혈증, 통풍(gaut), 골다공증의 발생

습니다.

　그러므로 몸에서는 필요하지도 않은데 너무 과도한 단백질을 자꾸만 섭취하면 과다섭취한 단백질은 오히려 체지방으로 전환되어 저장됩니다. 그 과정에서 다량의 요산이 생성되고, 탈수가 진행되며, 나아가 간과 신장(콩팥)에 부담을 줄 뿐만 아니라 통풍과 같은 반갑지 않은 질병을 초래할 수도 있음을 경계해야 합니다.

끼니를 거르고 운동만 열심히 한다면

끼니를 거르고 열심히 운동을 하면 어떻게 될까요? 이 경우에는 반드시 정도의 문제를 생각해야 합니다. 끼니를 굶은 상태로 운동량을 늘리면 체중감량의 효과는 더욱 커질 것입니다. 공복상태로 중간강도 이상의 운동을 한 시간 또는 그 이상 지속하면 근육의 글리코겐은 고갈상태에 가깝게 됩니다. 물론 그 이상 운동을 지속하면 혈당도 낮아집니다. 이렇게 되면 지방조직에서 체지방을 분해해서 에너지원으로 동원되는 비율도 증가하므로 당연히 체중감량의 효과가 크다고 할 수 있습니다.

그러나 이러한 상태에서 운동을 계속하면 근 단백질의 손실이 많아질 수밖에 없습니다. 이는 뇌의 연료가 되는 혈당을 보존하려는 인체 반응과 관계가 있습니다. 즉 공복상태에서 장시간 운동을 하면 혈당이 더욱 저하될 우려가 있으므로 인체는 코티졸과 같은 스트레스호르몬을 더 많이 분비하게 됩니다. 코티졸은 간 글리코겐을 분해해서 일시적으로 혈당을 높이는 역할도 하지만, 근육을 구성하는 단백질을 분해해서 대체에너지를 조성하여 에너지원으로 동원시킵니다. 물론 이렇게 근육을 구

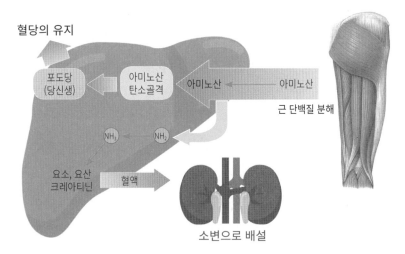

글리코겐 고갈, 혈당저하에 따른 근 단백질의 분해와 당신생

성하는 단백질의 분해가 일어날 정도가 되려면 혈당이 낮아진 상태에서 높은 강도로 1시간 또는 그 이상 운동을 지속하여야 합니다.

그런데 인체가 자신을 구성하고 있는 단백질을 꼭 에너지로 써야만 할 상황이 되었더라도 아무 단백질이나 쓸 수는 없습니다. 당연한 일이 지만 뇌나 심장·위 등을 구성하는 단백질을 분해하여 연료로 쓸 수는 없는 노릇이죠. 그렇다고 피부 단백질을 녹여서 에너지원으로 쓴다면 우리는 상상만 해도 끔찍한 좀비와 같은 모습으로 변하게 되겠지요.

그래서 인체가 추가적인 에너지를 필요로 할 때에는 당장 생명 유지에 는 위험이 없는 근육을 구성하는 단백질을 분해하여 에너지원으로 쓰는 것입니다. 우리가 굶은 상태로 더 높은 강도로, 그리고 더 긴 시간 운동 을 하면 할수록 근 단백질은 더 많이 분해됩니다.

이렇게 근 단백질이 아미노산으로 분해되면 그 아미노산은 그림과 같이 간으로 보내져서 포도당(탄수화물)을 합성하는 데 쓰입니다. 이 과정을 당을 새롭게 만든다고 해서 '당신생과정'이라고 합니다. 이와 같이 인체는 어떻게 하든 혈당이 떨어지지 않도록 모든 수단을 동원하게 됩니다. 앞에서 설명했듯이 혈당은 뇌를 움직이는 가장 중요한 연료이므로 인체는 어떻게 해서든지 이 혈당만큼은 일정한 수준(80mg/㎗) 이상을 유지하려고 합니다.

그런데 이렇게 간에서 아미노산을 포도당(탄수화물)으로 전환시킬 때에는 요산과 같은 질소화합물의 많이 생성됩니다. 이는 또 많은 양의 소변을 통한 수분 손실(탈수)을 초래합니다.

어쨌든 이렇게 굶은 상태로 장시간 운동을 하는 것이 단기간에 체중을 많이 줄일 수 있는 방법이기는 합니다. 문제는 그 과정에서 근육 손실이 일어난다는 것입니다. 근육은 밀도가 높기 때문에 체중만을 생각한다면 매우 효과적으로 체중을 줄인 것 같지만, 이는 나중에 더욱 살이 찌기 쉬운 체질로 변하게 되는 원인이 됩니다.

그러므로 무조건 단백질만 많이 먹고 탄수화물은 먹지 않는다든가, 아니면 무조건 굶고 운동을 열심히 하는 것이 장기적인 의미의 다이어트 성공을 보장하지 않으며, 오히려 더 큰 요요를 불러올 수 있다는 점을 꼭 기억해야 합니다.

Diet Master

인덕션 플루(Induction flu)란

심한 탄수화물 제한과 단백질 섭취와 관련해서 '토끼기아'라는 현상이 있습니다. 미국의 서부개척시대에 동부에서 서부로 가기 위해 대륙을 횡단하던 이주민들에게 많이 나타난 현상이 '토끼기아'입니다.

이주민들은 먹을 것이 떨어져서 토끼를 사냥해서 먹으면서 여행을 계속해야 하는 상황이었는데, 이때 많은 사람들이 당시에는 원인을 알 수 없는 무기력증에 빠지고, 심지어 사망자도 나왔습니다. 이것은 먹을 것이 떨어져서 토끼 사냥을 해서 토끼고기만을 먹다보니 탄수화물은 거의 먹지 못하고 단백질만 먹게 되어 나타난 현상입니다.

혈당을 유지하기 위해 계속해서 단백질을 포도당으로 전환시키는 과정에서 다량의 요소나 요산이 생성됩니다. 이에 더하여 탄수화물이 없는 상태에서 지방을 연소시킴으로써 그 중간산물인 다량의 케톤체가 급격하게 증가하게 됩니다.

이렇게 요산과 케톤체가 많이 발생함으로써 혈액을 심한 산성화에 빠지게 하고 저혈당과 결합하여 현기증, 무기력증, 두통 등 감기와 비슷한 증세를 나타나게 했던 것입니다. 이러한 증세를 '인덕션 플루(Induction flu)'라고 불렀는데, 이로 인해 사망하는 사람도 많이 있었습니다.

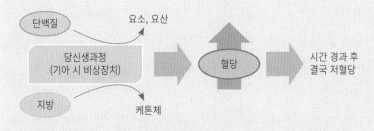

극단적인 저탄수화물 식사와 저혈당에 따른 요산과 케톤체 생성

단백질보충제, 몸짱을 꿈꾸는 모두를 위하여(?)

요즈음 몸짱이니 식스팩 열풍이 젊은층을 중심으로 확산되고 있습니다. 멋진 근육을 갖고 싶어 하는 심리와 함께 근육강화 촉진이나 근 단백질합성 자극, 성장호르몬분비 촉진과 같은 효능을 선전하는 광고 덕분에 단백질보충제가 날개 돋친 듯이 팔리고 있는 현상을 볼 수 있습니다. 그러나 대부분의 경우 몸에서 요구하는 필요량 이상의 단백질 섭취는 전혀 불필요하고, 부작용이 염려되는 행위라고 할 수 있습니다.

지구성 종목의 선수들은 피로를 지연시키고 지구력을 높이기 위하여 곁가지아미노산(BCAA: branched chain amino acid)을 섭취하며, 또 근육을 증대시키기 위하여 아르기닌과 같은 아미노산을 섭취하기도 합니다. 아르기닌은 혈관확장 작용을 하는 일산화질소(NO:nitric oxide)를 생성하는 재료이자 뇌하수체로부터 성장호르몬 분비를 촉진하는 작용을 하는 것으로 알려져 있습니다.

그러나 과연 몸짱이 되기 위하여 이러한 단백질 또는 아미노산보충제의 섭취가 꼭 필요한가에 대해서는 의문을 가질 수밖에 없습니다. 일반인이 웨이트 트레이닝을 열심히 하더라도 정상적인 상황에서는 단백질 부족현상은 나타나지 않으며, 또 곁가지아미노산이나 아르기닌과 같은 아미노산도 부족하지 않습니다. 그런데 추가적으로 보충제를 섭취한다고 해서 생리적 효과가 추가로 나타난다는 과학적 증거도 매우 빈약합니다.

하루 고작 2시간 이내의 근력운동을 하는 사람은 아무리 그 운동을 열심히 한다고 해도 정상적인 식사량 이외에 단백질을 추가할 필요는 없습니다. 하루에 두세 차례 매우 강도 높은 운동을 장시간(예를 들어 3~5시간) 하는 전문적인 보디빌더 외에 단순히 몸짱을 목표로 하는 사람에게 단백질보충제는 불필요하고, 부작용을 초래할 위험마저 있습니다.

사실 성인에게 필요한 체중 1kg당 단백질 일일권장량은 0.8~1g입니다. 지구성 또는 순발력 종목의 운동선수에게는 그보다 많은 1.2~1.6g이 권장되고 있습니다. 일부 학자들만이 전문적인 보디빌더나 마라톤과 같은 지구성 종목의 엘리트선수에 대해서 2g 정도의 섭취를 권장하고 있습니다.

그렇다면 닭가슴살을 먹는 것은 어떠할까요? 다이어트를 하고, 근육을 증대시키는 데 닭가슴살이 마치 없어서는 안 되는 필수적인 식품으로 인식되고 있습니다. 그러다 보니 마치 닭가슴살 자체가 다이어트효과가 있는 것으로 오해하기도 합니다.

닭가슴살은 다이어트를 위해 비교적 싸고 쉽게 구입할 수 있다는 장점이 있는 좋은 단백질식품 가운데 하나일 뿐입니다. 닭가슴살은 부피에 비해 비교적 칼로리가 적기 때문에 식단에 포함시키면 포만감을 주고,

탄수화물이나 지방의 섭취는 상대적으로 줄이는 대신에 양질의 단백질을 공급할 수 있다는 장점을 갖고 있습니다.

시판되는 닭가슴살 한 조각(100g) 중에는 보통 25g 정도의 단백질이 포함되어 있기 때문에 체중 50kg인 여성이 아침저녁으로 한 조각씩 먹는다면 체중당 일일 단백질권장량인 1g을 모두 충족시키게 됩니다. 물론 하루 세 끼의 식사 중 닭가슴살로만 단백질을 섭취하는 것은 아니므로 언제나 권장량을 훨씬 상회하는 단백질을 섭취하게 됩니다.

Diet Master

단백질 필요량 따져보기

균형 있는 3대영양소의 섭취비율인 65 : 20 : 15(탄수화물 : 지방 : 단백질)를 지켜서 식사를 할 때의 단백질 섭취량을 표에서 확인하도록 하지요.

섭취열량에 따른 체중당 일일 단백질 섭취량

일일 에너지 섭취량 (체중 70kg인 경우)	3,000kcal/day	4,000kcal/day
단백질 섭취비율	15%	15%
단백질에 의한 섭취열량	3,000×0.15＝450kcal	4,000×0.15＝600kcal
단백질 일일섭취량	450g÷4kcal＝112.5g	600g÷4kcal＝150g
체중당 단백질 섭취량	112.5g÷70kg＝약 1.6g	150g÷70kg＝약 2.1g

표에서 하루 4,000kcal의 열량을 소비하고 섭취하는 운동선수가 균형 있는 식사를 통해서 단백질 15% 섭취할 때를 가정하지요. 이때 총섭취열량 4,000kcal의 15%를 단백질로부터 얻는다면 600kcal(4,000×0.15)를 단백질로부터 얻는 것이 됩니다. 단백질 1g은 4kcal에 해당하므로 하루에 섭취하는 단백질량은 150g(600÷4)이 됩니다. 이 사람의 체중이 70kg이라고 가정한다면, 체중 1kg당 단백질섭취량은 약 2.1g(150÷70)입니다.

이 정도의 단백질 섭취량은 훈련량이 매우 많은 전문적인 보디빌더나 지구성 종목의 선수에게 권장되는 양보다도 많으므로 일반적인 운동을 하는 사람에게는 차고 넘칠 정도로 충분한 양이 됩니다.

참고로 성인남자의 하루 평균 에너지소비량은 2,500~2,700kcal 정도입니다. 그러므로 이보다 하루에 1,300~1,500kcal를 더 소모하는 운동을 할지라도 3대영양소의 권장 섭취비율을 지켜서 먹으면 단백질을 충분히 섭취하는 셈입니다. 따로 단백질을 추가로 먹어야 할 이유가 없습니다. 물론 이는 3대영양소의 균형 있는 섭취를 전제로 한 것입니다.

여덟, 살이 더 찌는 체질이란

이 장에서는 이른바 '살찌는 체질'이란 무엇인지에 대해 알아봅니다. 우리는 주변에서 쉽게 살찌는 체질이라고 낙심하거나, 반대로 아무리 먹어도 살이 찌지 않아서 걱정하는 사람을 쉽게 찾아볼수 있습니다. 하지만 체질이란 결코 운명적인 것이 아니라 맘먹기에 따라서 바꿀 수 있는 것입니다.

　다이어트를 시작할 때에는 자신의 체질을 결정하는 요인이 무엇인지 이해하는 것이 중요합니다. 체질은 당연히 유전적 요인이 작용하지만, 이 유전적 요인에 의해서만 영향을 받는 것은 아닙니다. 즉 장 내 미생물의 서식환경이나 이와 관련된 몸의 염증반응, 렙틴 저항성이나 몸 안의 갈색지방 등은 운동이나 약물남용과 같은 생활환경이나 습관의 영향을 크게 받습니다.

　또 식욕조절과 관련하여 매우 유력한 비만의 요인으로 알려진 FTO유전자 변이에 대해 이해할 필요가 있습니다. 자신이 보유한 유전자의 한계를 알고 있는 사람은 식이조절 등을 통해 다이어트에 성공할 가능성이 훨씬 높습니다. 지피지기면 백전불태(知彼知己百戰不殆)이지요!

다이어트는 염증과의 전쟁

장 내 미생물의 분포와 염증반응

염증이 살을 찌게 한다고 하면 고개를 갸우뚱하실 분들이 많습니다. 감기에 걸리면 호흡기에 염증이 있고, 근육과 관절부위를 다치면 그 부위에 염증이 있다는 것은 모두가 잘 알지만, 몸 안의 여러 곳에서 일어나고 있는 염증반응에 관해서는 모르는 분들이 많습니다.

이러한 염증반응은 인체의 장 내에서, 혈관 내피세포에서, 뇌나 간세포 등에서 끊임없이 일어나고 있습니다. 또 비만·당뇨병과 같은 대사질환, 심혈관계질환, 알쯔하이머와 같은 자가면역질환 등 매우 광범위한 질병군이 이러한 염증반응과 매우 관련이 깊습니다.

염증반응은 인체 전 부위에 걸쳐 발생하지만, 인체가 염증과 싸우는 최전선인 장(腸)에서 많이 발생합니다. 우리가 섭취하는 여러 음식물을 통해서 염증반응을 일으키는 독성물질이나 박테리아가 들어올 수 있는데, 이때 유용균인 프로바이오틱스의 역할이 매우 중요합니다. 프로바이

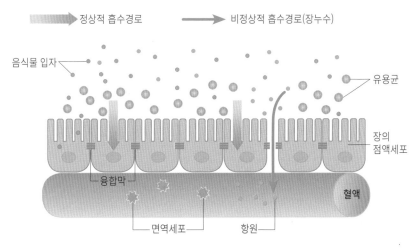

정상적 흡수경로   비정상적 흡수경로(장누수)

음식물 입자

유용균

장의
점액세포

융합막

혈액

면역세포   항원

장누수에 의한 항원의 침입과 염증반응

오틱스는 장 속에서 장벽을 보호하고 있는 보초병 역할을 합니다. 이 보초병들이 감소하면 음식물과 함께 들어와서 틈틈이 기회를 노리는 적군들이 침투할 기회를 많이 주게 됩니다. 즉 작은창자의 장벽을 구성하고 있는 흡수세포에서 정상적인 검문을 받고 들어와야 할 이물질들이 흡수세포 사이의 균열을 통해서 혈액으로 직접 들어오게 됩니다. 이러한 현상을 '장누수'라고 하며, 이로 인해 나타나는 설사와 같은 장트러블, 피부발진, 천식, 비염 등 다양한 증세를 '장누수증후군'이라고 합니다.

이렇게 체내에 들어와서 인체의 감시시스템인 면역계에 경보를 울리는 물질이나 세균을 '항원(antigen)'이라고 하지요. 이 면역시스템이 본격적으로 발동되면 제일 먼저 출동하는 방어군이 대식세포(macrophage)와 같은 면역세포입니다. 이 대식세포는 적군(항원)이 침입한 곳으로 긴급

히 출동하여 적군을 삼켜버립니다. 또 다른 백혈구는 면역글로불린이라
는 공격무기를 이용하여 항원을 공격하는데, 이 공격무기를 '항체'라고
합니다. 이런 전투의 와중에서 인체는 염증반응이나 알러지반응을 겪게
되고, 경우에 따라서는 극심한 고통에 시달리게 됩니다.

비만은 만성적 염증을 일으키는 대표적인 질환이라고 할 수 있습니
다. 즉 만성적 염증은 비만을 초래하는 중요 요인이기도 합니다. 장 내
세균의 분포가 균형을 잃으면 면역의 최전선인 장에서부터 염증반응을
일어납니다. 이것이 장누수에 의해 체내에서 염증반응을 유발시키는 원
인이 됩니다.

장에서 건강하지 못한 미생물의 분포를 초래하는 가장 큰 요인은 과도
한 정백당이나 포화지방의 섭취, 지나친 가공식품 의존과 그로 인한 식

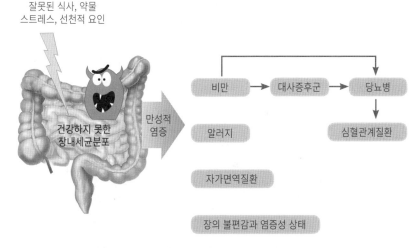

장 내 세균의 불균형한 분포로 초래될 수 있는 여러 질병들

품첨가물의 과도한 섭취, 섬유질의 섭취 부족, 알코올의 과다섭취 등과 같은 잘못된 식습관이라고 할 수 있습니다. 또 약물이나 스트레스가 관여하며, 선천적인 요인의 영향도 받습니다. 그러므로 외부로부터 이러한 염증반응을 일으키는 물질이 체내로 들어오지 않도록 하는 것이 다이어트의 기본이 될 뿐만 아니라 건강의 길목을 지키는 가장 중요한 일입니다.

인체의 염증반응을 낮추는 방법

결론적으로 인체의 염증반응을 낮추는 가장 좋은 방법 중의 하나는 장(腸)을 유용균이 살기 좋은 서식처로 만드는 것입니다.

결국 인체의 지방세포가 비대하거나 증식할수록 체내 염증반응이 더욱 활발해지며, 반대로 체내 염증반응이 활발해질수록 더욱 살찌는 체질이 됩니다.

그렇다면 장 내 미생물의 분포를 건강한 상태로 유지시키는 것 외에도 이러한 염증반응을 낮출 수 있는 방법은 무엇일까요?

그것은 먼저 인체를 자유기(free radical)의 공격으로부터 방어할 수 있는 항산화작용이 있는 유익한 생리활성물질을 많이 섭취하는 것입니다. 이 물질들을 총칭하여 파이토케미컬(phytochemical)이라고 하며, 다양한 식물성 자원으로부터 얻습니다. 채식의 가장 좋은 점은 바로 이 파이토케미컬을 섭취하는 데 유리하다는 점입니다. 특히 하루에 5가지 색을 갖는 채소를 섭취하라고 권장하는데, 파이토케미컬은 빨간색, 노란색,

자주색, 보라색, 초록색, 주황색 등의 색깔을 갖는 채소와 과일을 통해서 많이 섭취할 수 있습니다.

또 한 가지 좋은 방법은 정기적인 운동으로 우리 몸이 자유기에 저항할 수 있는 항산화능력을 갖게 하는 것입니다. 운동을 정기적으로 하는 데 따르는 가장 큰 이득 중의 하나는 체내 항산화효소들의 활성도를 높여주는 것입니다. 정기적인 운동에 의해 이들 효소들의 활성도가 높아지면 전체적인 인체의 저항력이 증가하므로 인체의 염증반응을 효과적으로 낮출 수 있게 됩니다.

Diet Master

지방세포의 죽음과 염증전쟁

다음 왼쪽 그림은 정상적인 지방조직의 모습을, 오른쪽 그림은 비대해진 지방조직의 모습을 보여주고 있습니다. 정상적인 지방조직에서는 백혈구의 일종인 대식세포(M2형)와 CD4⁺ T 림프구(helper T cell)가 면역기능을 담당하고 있으며, 혈관이 정상적으로 분포되어 있습니다.

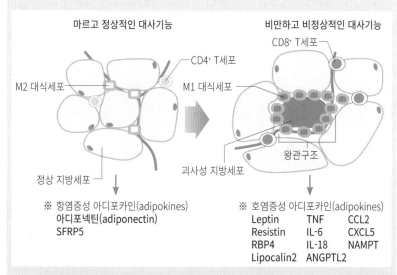

정상 지방세포와 비정상 지방세포에서 분비되는 사이토카인

그러나 지방세포가 점점 비대해지면서 혈관 등의 분포가 적은 쪽에는 괴사하는 지방조직세포가 발생하는데, 이것은 대식세포(M1형)가 둘러싸고 있습니다. 이것의 모양이 마치 왕관처럼 보인다고 해서 왕관구조(crown-like structure)라고 합니다. T 림프구도 CD8⁺ 림프구(killer T cell, suppressor T cell)가 많아집니다.

지방세포에서 분비되는 사이토카인을 아디포카인이라고 구분해서 부르기도 합니다. 마르고 정상적인 지방조직세포에서는 아디포넥틴과 같은 항염증작용을 하는 아디포카인을 분비하는 데 반해서 비대해진 지방조직에서는 종양괴사인자(TNF:tumor necrosis factor)와 같은 호염증성 아디포카인을 분비합니다. 이는 비대해진 지방조직에서 염증반응이 활발하게 진행되는 것을 나타냅니다.

Diet Master

장 내의 염증전쟁과 다이어트

장 내에서 시작되어 우리 몸 안에서 벌어지는 염증반응의 과정을 그림을 이용하여 좀 더 상세히 설명하면 다음과 같습니다. 전문적이고 어려운 내용이어서 필요한 분만 보면 되겠습니다.

우리의 장 내로 들어온 여러 가지 독성인자, 즉 리포다당류(LPS), 암모니아개스, 알코올 등이 분해되면서 나오는 중간산물인 아세트알데하이드와 같은 물질이 체내로 들어오면 그림에서와 같이 간에서 쿠퍼세포의 NFκB와 같은 전사인자를 활성화시키게 됩니다. 전사인자인 NFκB는 세포핵의 DNA에서 mRNA를 전사할 때 중요한 역할을 하는데, 이것이 활성화됨으로써 각종 사이토카인(cytokine)의 생산과 분비를 촉진시킵니다. 사이토카인은 면역세포와 여러 종류의 세포들이 생산하는 세포 간의 신호전달물질로서 인체의 생리적 조절에 꼭 필요합니다.

문제는 특정 사이토카인이 지나치게 많이 생성되면 염증반응을 촉진하고 질병을 일으키는 원인이 되기도 한다는 것입니다. 장에서 유입된 독성물질이 간으로 보내지면 간에 서식하는 대식세포인 쿠퍼세포 (Kupffer cell)에서 반응성 산소종(ROS : reactive oxygen species)과 같은 자유기(free radical)의 생성을 촉진합니다. 자유기는 혈관의 내피세포에 상처를 나게 하여 동맥경화의 발단이 될 뿐만 아니라 인체 여러 세포에서 세포핵 내 DNA를 공격하여 변성을 일으켜서 돌연변이, 즉 암을 유발하는 원인물질이기도 합니다. 또 자유기는 세포 내에서 미토콘드리아의 기능을 떨어뜨려서 노화를 촉진하는 역할도 합니다.

또 iNOS는 일산화질소 합성효소(Nitric Oxide Synthase)로서 역시 세포 간 신호전달을 하는 역할을 하며, 면역기능에 관여하는 물질입니다. COX-2도 사이토카인이며 말초조직에서 분비되는 호르몬인 프로스타글란딘(prostaglandin)의 합성에 관여하는 효소로서 작용하는데, 이 역

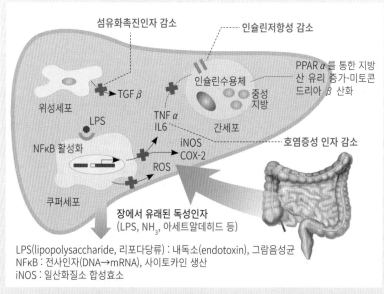

LPS(lipopolysaccharide, 리포다당류) : 내독소(endotoxin), 그람음성균
NFκB : 전사인자(DNA→mRNA), 사이토카인 생산
iNOS : 일산화질소 합성효소

장 내 미생물 균형을 통한 독성물질의 체내 유입과 염증반응의 억제 효과

시 인체에는 꼭 필요하지만 지나치게 많이 분비되면 문제가 됩니다.

또 독성물질이 간으로 많이 들어오게 되면 종양괴사인자(TNFα)나 인터루킨 6(IL6)와 같은 사이토카인의 생산이 촉진됩니다. 이 사이토카인들은 인체의 정상적인 염증반응에 작용하는 호염증성 신호전달물질입니다. 이것이 지나치게 많이 생성되면 염증반응이 가속화되고, 간세포막에 존재하는 인슐린수용체의 민감도를 떨어뜨려서 인슐린저항성을 유발시킵니다.

간의 위성세포로부터는 종양성장인자 β (TGFβ: transforming growth factor β)의 분비를 촉진시킵니다. 이 사이토카인도 조직 재생이나 세포 분화, 그리고 면역기능에 중요한 작용을 하지만, 지나치게 분비되면 조직의 섬유화를 촉진시킵니다.

장 내 미생물의 분포가 건전하면 장을 통해 들어오는 독성물질로 인한 반응성산소종(ROS)의 생산이 차단되고, 호염증성인자와 섬유화촉진인자를 감소시키게 됩니다. 뿐만 아니라 세포 내에서 PPARα의 활성도가 잘 유지되는데, PPAR(peroxisome proliferator-activated receptors)은 세포핵 속에 있으면서 유전자 발현을 조절하는 매우 중요한 전사인자입니다.

또 PPAR은 세포의 대사과정을 조절하는 역할도 합니다. PPARα의 활성화에 의해서 세포 내에 저장된 중성지방의 분해가 촉진되면 지방산이 간세포로부터 혈액으로 유리되며, 한편으로는 세포 내 발전소인 미토콘드리아에서 지방산의 연소를 촉진시킵니다. 이로 인해 지방간이나 이상지질혈증의 위험성도 현저히 낮아집니다.

나의 다이어트 유전자

내 안의 유전자 스위치

"왜 물만 먹어도 살이 찌는지?" 하고 불평하는 소리를 자주 듣습니다. 실제로는 물만 먹으면 살이 찌지 않고 오히려 체중을 빼는 데 좋습니다.

똑같이 먹어도 체중이 쉽게 늘어나는 사람이 있는 반면에 많이 먹어도 살이 잘 찌지 않는 사람도 있기 마련입니다. 이것을 흔히 체질이라는 말로 표현하는데, 이 체질은 선천적으로 지니고 태어나는 유전자에 의한 영향을 많이 받는다고 할 수 있습니다.

부모님이나 그 윗대의 조상으로부터 전해 내려온 대사작용(에너지원의 분해나 저장)과 관련된 유전자 때문에, 똑같이 먹어도 더 많은 에너지를 축적하고 똑같이 움직여도 에너지를 덜 소비하는 사람이 있습니다. 또 식욕과 관련된 유전자에 따라서 같은 양의 음식을 먹어도 포만감을 느끼는 사람이 있는 반면에 여전히 허기증을 느끼는 사람도 있습니다.

다음 그림은 특정 유전자와 외적인 환경요인의 관계를 나타냅니다. 즉

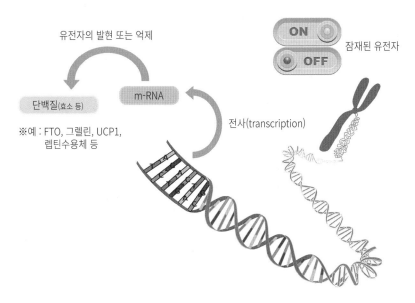

잠재된 유전자의 발현에 의한 효소 등의 합성 촉진과 억제

에너지대사나 식욕조절과 관련된 특정 유전자가 평소에는 잠재되어 있다가 외부의 요인, 즉 과다한 칼로리 섭취, 스트레스, 운동 등의 요인에 의해서 발현되거나 억제되는 모습을 보여주고 있습니다. 이것은 이러한 외부 환경요인이나 자극이 잠자고 있는 유전자를 깨우는 스위치를 'ON' 상태로 켜는 것을 말합니다. 이렇게 유전자 스위치가 켜지면 DNA로부터 mRNA가 만들어지는 전사과정(transcription)이 더욱 빨리 일어나며, 이로 인해서 특정 효소나 호르몬, 또는 수용체의 생산이 촉진되거나 억제됩니다.

식욕유전자 - FTO 유전자 변이

최근 식욕과 관련하여 가장 주목받고 있는 유전자는 FTO 유전자인데, 이 유전자는 제16번째 염색체에 위치하여 FTO(fat mass and obesity associated protein)라는 효소를 생성합니다. 이 유전자(FTO gene)가 정상적인 사람은 식사 후에 혈중 그렐린의 수준이 낮지만, 이 유전자의 변이를 갖고 있는 사람은 식사 후에도 그렐린이 높은 수준을 유지합니다.

미국 노스캐롤라이나대학교 연구팀에 의한 대규모 연구(20만 명을 대상으로 체중, 운동습관, 유전자변이의 관련성에 대한 연구)에 따르면 두 개의 FTO 유전자 변이를 갖고 있는 사람은 평균적으로 체중이 약 3kg 더 많이 나가는 것으로 보고되고 있습니다. 그리고 신체활동은 이 유전자 변이의 영향을 30% 정도 감소시킨다고 하였습니다.

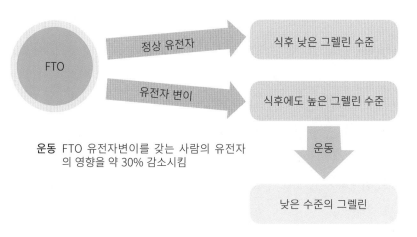

운동 FTO 유전자변이를 갖는 사람의 유전자의 영향을 약 30% 감소시킴

FTO 유전자 변이와 식사 후 혈중 그렐린 수준과 운동

영국에서 이루어진 또 다른 연구는 FTO 유전자 변이를 하나만 갖고 있으면 비만이 될 확률이 30%이며, 두 개 모두 갖고 있으면 비만이 될 확률이 무려 70%라고 보고하였습니다. 따라서 FTO 유전자 변이가 지금까지 밝혀진 가장 강력한 비만의 유전적 요인임을 말해주고 있습니다. 유럽의 백인 6명 중 1명은 이 유전자 변이를 두 개 모두 갖고 있는데, 그들은 다른 사람보다 하루에 5%나 더 많은 칼로리를 섭취하고 있습니다. 5%는 적은 것 같지만, 매일 이 정도의 칼로리가 누적된다면 몇 년 후에 체지방증가 효과는 매우 크게 나타날 것입니다.

한 가지 재미있는 결과는 유전자 변이를 갖고 있는 비만한 사람에게 그 변이 여부에 대한 검사 결과를 알려주면 확실히 식사량을 줄여서 먹는 경향을 보인다는 것입니다. 즉 자신이 FTO 유전자 변이를 갖고 있다는 정보를 알게 되면 스스로 식사량을 더 잘 조절하는데, 이는 다이어트의 성공 가능성을 높여준다고 할 수 있습니다.

Diet Master

FTO 유전자 변이에 의한 식욕이상

다음 그림은 현재 제안되고 있는 FTO 유전자 변이가 식욕을 촉진하고 비만을 초래하게 되는 기전을 나타내고 있습니다. 보다 전문적인 분자생물학적 내용이 포함되어 있으므로 필요한 분만 가볍게 읽고 넘어가시면 됩니다.

FTO 유전자 변이가 있으면 체내에서 에너지의 현금이라고 불리는

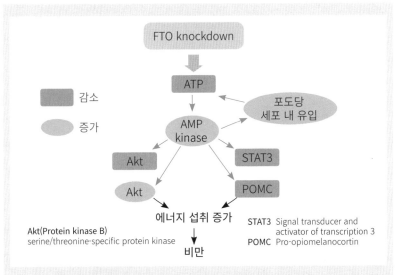

FTO 유전자 변이에 따른 식욕증가의 기전

ATP의 생성량이 감소됩니다. 이는 AMPK(AMP kinase)라는 효소의 활성도를 증가시켜 포도당이 세포 내로 더욱 많이 유입되게 하여 ATP 감소를 보상시킵니다. 또 ATP의 감소는 Akt(Serine-threonine Specific Kinase)라는 효소의 활성도를 감소시킵니다. Akt는 전사과정, 포도당대사, 세포의 증식이나 자살과 같은 광범위한 세포기능과 관련된 효소인데, 이 효소의 활성도가 감소하면 AMPK 활성도 증가와 함께 NPY의 분비를 자극하여 식욕을 촉진합니다.

한편 전사과정에 작용하는 STAT3나 뇌하수체에서 생성되는 분자량이 큰 펩타이드로 분리되어 여러 호르몬(αMSH, 멜라닌생성호르몬,부신피질호르몬, 엔도르핀 등)의 재료가 되는 POMC(pro-opiomelanocortin)가 감소합니다. 이는 역시 에너지 섭취량을 증가시켜 비만을 초래하는 원인이 되는 것으로 밝혀지고 있습니다.

렙틴수용체이상과 비만

다음 그림은 지방조직에서 분비된 렙틴이 시상하부의 렙틴수용체와 결합하여 식욕을 억제시키는 정상적인 과정을 보여주고 있습니다. 즉 지방조직에서 분비된 렙틴(leptin)이 시상하부에 있는 렙틴수용체와 결합하면 포만감을 느껴 음식 섭취량량을 줄이게 됩니다.

렙틴의 생성은 지방조직 세포 속의 ob유전자(ob gene)에 의해서 이루어집니다. 이 유전자 변이는 ob/ob로 표시하는데, 생쥐를 대상으로 한 연구에서 ob/ob형 생쥐는 렙틴을 분비하지 못해서 식욕이 억제되지 못하여 계속해서 뚱뚱해진 것으로 보고되고 있습니다.

처음에는 사람들 역시 이 렙틴을 생성하지 못해서 뚱뚱해지게 된다고 생각해서 렙틴을 투여하면 문제가 해결될 것으로 생각했지만, 실망스럽게도 생각과는 달리 비만한 사람은 혈액 중 렙틴농도가 오히려 높은 것으로 나타났습니다.

연구결과 ob/ob 생쥐와는 달리 대부분의 비만인은 렙틴 생성 자체에는 문제가 없는 것으로 밝혀졌습니다. 비만한 사람도 렙틴은 정상적으

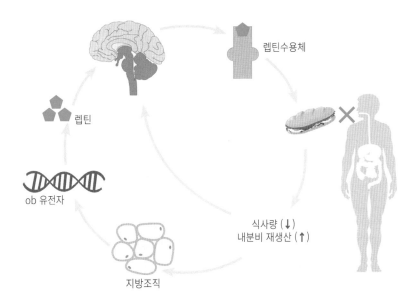

렙틴수용체

렙틴

ob 유전자

식사량 (↓)
내분비 재생산 (↑)

지방조직

ob유전자에 의한 렙틴생성과 렙틴수용체의 결합에 의한 식욕억제

로 생성되지만, 뇌 시상하부에서 렙틴수용체와 결합하는 과정이나 그 이후에 이루어지는 신호전달체계에 문제가 발생하였습니다. 이로 인해서 렙틴에 의해서 그만 먹으라는 신호가 제대로 전달되지 않으므로 식욕이 잘 억제되지 않게 됩니다. 이렇게 렙틴은 증가하는 데도 불구하고 식욕이 감소하지 않는 이유는 렙틴에 대한 렙틴수용체의 민감도가 떨어져 있기 때문입니다.

식욕이 억제되지 않으니 지방세포가 계속해서 늘어나고, 늘어난 지방세포는 더욱 많은 렙틴을 분비하고, 이로 인해 혈액 중 렙틴 수준이 증가하는 현상을 보입니다. 그래서 비만한 사람은 만성적으로 혈중 렙틴

수준이 높게 나타나는데, 이를 '렙틴저항성'이라고 합니다.

　그런데 운동은 렙틴저항성을 현저히 낮추는 가장 좋은 방법이라고 할 수 있습니다. 한 주에 3회 정도 30분 내외의 활기찬 걷기운동만으로도 렙틴저항성이 현저히 낮아지는 것을 기대할 수 있습니다.

내 몸의 벽난로-갈색지방

또 한 가지 체질과 관련하여 생각할 수 있는 것은 갈색지방입니다. 인체에는 지방을 저장하는 백색지방조직과 지방을 연소시켜서 열을 발생시키는 갈색지방조직이 있습니다.

이 갈색지방은 주로 동면하는 동물이 많이 갖고 있는데, 가을철 곰이나 다람쥐는 열심히 에너지원을 섭취하여 백색지방조직에 체지방을 비축합니다. 그리고 겨울철이 되면 땅 속이나 동굴 속으로 들어가 잠을 자는데, 이때 갈색지방조직이 백색지방조직에 비축한 지방을 연소시켜 열을 발생시킴으로써 동면하는 동안 체온을 유지하게 됩니다. 그러므로 갈색지방조직은 온집안을 덥히는 벽난로이고, 백색지방조직은 지방이라는 장작을 가득 쌓아둔 창고라고 볼 수 있지요.

신생아는 아직 근육이 발달되지 않아 스스로 몸을 떨어서 열생산을 하지 못하므로 이 갈색지방조직이 반드시 필요합니다. 신생아는 가슴의 흉골(복장뼈)부위, 겨드랑이부위, 견갑골부위 등에 150g 정도의 갈색지방을 갖고 있습니다. 또 갈색지방은 교감신경밀도가 높으며, 미토콘

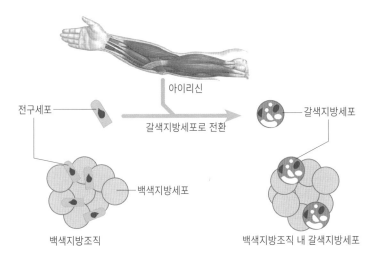

아이리신

전구세포

갈색지방세포로 전환

갈색지방세포

백색지방세포

백색지방조직

백색지방조직 내 갈색지방세포

운동에 의한 아이리신 분비와 갈색지방세포의 활성화

드리아가 다른 조직에 비해 상대적으로 밀집되어 있고, UCP1(uncoupled protein) 등이 많이 분포되어 있어서 에너지 소비에 더욱 유리합니다.

열적외선을 이용한 연구들을 보면 추운 날씨(섭씨 4도 정도)에 노출시켰을 때 마른 사람은 갈색지방조직이 활성화되는 것으로 나타나지만, 비만한 사람은 갈색지방조직이 잘 활성화되지 않는 것으로 나타났다고 합니다.

운동을 할 때 운동하는 근육에서는 아이리신(Irisin)이라는 호르몬을 분비하는데, 이 아이리신은 백색지방조직에 존재하는 갈색지방조직의 전구세포를 성숙한 갈색지방조직으로 전환시키는 것으로 밝혀졌습니다. 이렇게 백색지방조직 사이에 존재하는 갈색지방조직을 '베이지(beige)지방세포'로 구별해서 부르기도 합니다. 일부 상업적 광고 등에서 갈색지방조직을 활성화시키는 약물이나 식품, 스트레칭 등이 소개되는데, 이는 전혀 근거가 없습니다. 대근육 활동이 에너지소비 수준을 높일 수 있는 가장 효과적인 방법이라고 할 수 있습니다.

Diet Master
비만에 의한 염증과 인슐린저항성 및 면역력 저하

비만은 일종의 만성 염증상태를 초래합니다. 이것은 인체의 면역세포로부터 여러 호염증성 사이토카인을 분비하도록 하며, 연쇄적으로 인슐린저항성을 더욱 심화시킵니다. 그림은 좀 더 심화된 내용을 보여주고 있습니다.

비만은 일종의 만성적 염증반응을 일으키는데, 그 결과 면역세포로부터 종양괴사인자 TNFα와 같은 사이토카인의 분비가 증가합니다. 이로 인해서 인슐린저항성이 진행되고, 전반적인 면역기능이 저하됩니다. 비만으로 인해 심장순환계통질환이나 당뇨병과 같은 대사질환의

비만 : 만성적 inflammation 상태 초래, 대식세포→TNF-α 분비 증가

지방세포

단기적으로
① GLUT-4 gene expression 억제
② PPAR-γ 억제
③ adiponectin 억제

장기적으로
① IRS-1(insulin receptor substrate-1) 억제
② GLUT-4 억제
③ AKT 억제

인슐린저항성 증가

면역기능 증가

비만으로 인한 염증반응과 인슐린저항성 및 면역기능의 저하

위험이 높아질 뿐만 아니라 각종 암의 위험도 높아지는 이유가 여기에 있습니다.

보다 자세히 설명하면 종양괴사인자 TNFα의 분비는 지방조직세포에서 혈당의 세포 내 유입을 도와주는 단백질인 글루코스수송단백질(GLUT4 : glucose transporter 4)의 유전자 발현을 억제시키고, 세포 내에서 전사인자로서 작용하며 광범위한 대사작용을 매개하는 PPAR-γ를 억제합니다. 또 지방조직에서 분비되는 아디포넥틴(adiponectin)의 분비를 억제합니다.

이는 장기적으로는 세포막에서 인슐린수용체를 활성화시켜 포도당의 세포 내 유입을 위한 연쇄적인 신호과정의 첫 단계에 작용하는 IRS-1(insulin receptor substrate-1)과 당수송단백질인 GLUT4를 억제합니다. 또 전사과정, 포도당대사, 세포의 증식이나 자살과 같은 광범위한 세포기능을 수행하는 효소인 Akt(Serine-threonine Specific Kinase)를 억제하여 인슐린저항성을 발생시키고, 전반적인 인체저항력을 저하시키는 원인이 됩니다.

Diet Master

살찌면 일어나는 일들 – 암 발생위험과 운동

앞에서 비만은 염증의 질병이라는 점을 설명하였습니다. 지방조직세포가 증가하면 지방세포의 호염증성 사이토카인 분비가 촉진되면서 염증반응이 더욱 활발하게 일어나는데, 이러한 염증반응은 면역시스템과 상호 밀접하게 영향을 주고받습니다.

만성적인 염증에 대해서 인체는 반복적으로 항염증 작용을 하는 스트레스 호르몬, 즉 코티졸과 같은 호르몬의 분비를 촉진합니다. 그 결과 인체 전반의 내분비 균형에도 영향을 미치고, 장기적으로는 저항력을 감소시켜 결국 암의 발생위험을 높이게 됩니다. 물론 이러한 염증상태로 인해 가장 먼저 인슐린저항성이 일어나며, 이로 인해 제Ⅱ형 당뇨병이 나타날 수도 있습니다.

또한 염증반응에 의해 다량의 반응성 산소종(ROS)이 발생하게 됩니

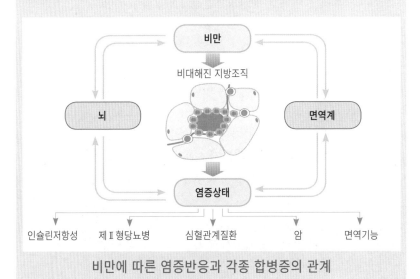

비만에 따른 염증반응과 각종 합병증의 관계

다. 이것은 혈관 내피세포에 손상을 입혀 내피세포 사이에 균열이 생기
도록 함으로써 동맥경화의 발단이 되어 심장병과 뇌졸중과 같은 심혈
관계질환에 취약한 상태를 초래합니다.

비만은 대장암이나 전립선암과 매우 관계가 깊고 갑상선암, 간암, 신
장암, 폐암, 임파선암, 유방암 등의 발생위험을 높입니다. 연구들에 따
르면 비만인 사람은 대장암이나 갑상선암 발생률이 2배 정도 높은 것으
로 나타났습니다.

암의 원인이라고 하면 과도한 방사선 노출, 환경호르몬, 자외선이나
유해물질과 약물, 흡연 등과 함께 유전을 떠올리기 쉽습니다. 그러나 사
실상 암의 가장 큰 발생원인은 비만이라고 할 수 있습니다. 그러므로
비만상태에서 벗어나는 것만으로도 암 발생위험을 크게 감소시킬 수
있습니다. 물론 금연이나 금주, 짜고 매운 음식을 피하는 것도 암 발생
위험을 추가적으로 줄일 수 있는 방법이 됩니다.

한편 암은 운동과도 깊은 관련이 있습니다. 크룩 박사팀이 1992년 이
래 암과 운동의 관계를 발표한 190여 개의 논문들을 분석한 결과 유
방암과 결장암·직장암은 운동과 매우 강하고 확실한 관계(strong &
convincing)를 갖고 있으며, 전립선암·폐암·자궁내막암 등도 운동
을 하면 그 발생위험을 낮출 수 있다고 보고하였습니다. 즉 활발하게
신체활동을 하는 사람은 암에 걸릴 확률이 그렇지 않은 사람에 비해
30~80% 범위에 있다고 평가하였습니다.

잭퀼린 박사팀은 여러 실험적·역학적 연구를 통해 운동은 결장암의
발생위험은 40~50%, 유방암은 30~40%까지 낮출 수 있다고 평가한 바
있습니다.

그러므로 비만한 상태에서 벗어나기 위한 수단으로서만 운동이 의
미가 있는 것이 아니고, 비만으로 인한 암과 여러 합병증의 발생위험을
현저히 낮출 수 있다는 데 운동의 의미가 크다고 할 수 있습니다.

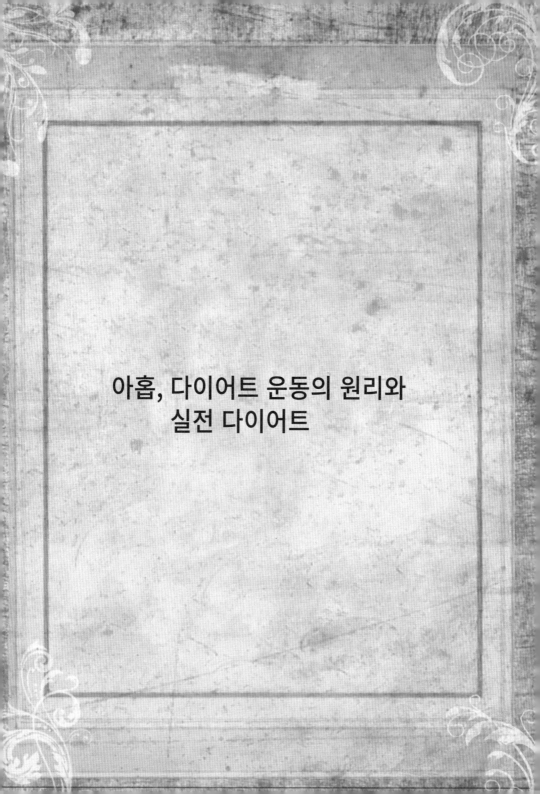

아홉, 다이어트 운동의 원리와
실전 다이어트

이 장에서는 비만과 함께 찾아오는 만병의 뿌리라고 할 수 있는 인슐린저항성이 운동에 의해 어떻게 개선될 수 있는지 보여주고 있습니다. 또 다이어트를 할 때 왜 운동이 반드시 필요한지도 설명합니다. 앞에서 설명한 체중과 체성분의 차이, 몸무게와 몸매의 차이, 렙틴저항성의 개선과 식욕조절에 대한 이해 등을 바탕으로 요요가 없는 건강한 다이어트법으로서 운동의 필요성을 이해하게 될 것입니다.

한편 보다 실제적인 다이어트법을 제시하고 있습니다. 사소한 습관의 개선에서부터 다이어트를 위한 첫 걸음을 내딛어보기 바랍니다. 앞 장에서 잘못된 식습관을 이해하였다면 스스로 자신의 식생활에 하나씩 적용하고 수정해나가야 합니다.

이에 더하여 이 장에서는 다이어트를 위한 운동의 기본원칙과 실천방안을 설명하고 있습니다. 그중에서도 꼭 기억해야 할 중요한 원리는 **"근육이 스스로 움직이지 않으면 에너지 소모가 없고, 에너지 소모가 없으면 지방의 연소도 없다."**는 것입니다.

그리고 구체적인 실천방안으로서 자신의 식습관, 운동과 생활습관 체크리스트 작성법을 설명합니다. 특히 여기에서는 간단한 칼로리일지를 예시하였는데, 이 방법대로 먹는 것과 신체활동을 기입하면 다이어트는 거의 성공했다고 할 수 있습니다.

마지막으로 먹는 습관의 구체적인 실천 방안을 예시하였고, 다이어트를 위한 근력운동방법을 설명하였습니다.

운동은 포도당 출입문을 여는 번호키

몸통에 지방이 붙으면서 가장 먼저 찾아오는 반갑지 않은 손님이 인 슐린저항성입니다. 인슐린저항성은 인슐린이라는 열쇠가 제대로 작동하 지 못하기 때문에 나타나는 현상입니다. 다음 그림을 보면 인체의 모든 세포막에는 포도당이 드나드는 문이 있고, 그 문에는 인슐린수용체라고 하는 자물쇠가 있습니다. 이 자물쇠와 결합하여 문을 여는 열쇠가 인슐 린이며, 췌장(이자)에서 생산합니다.

식사 후에 혈당(혈중 포도당)이 높아지면 이에 맞춰 췌장에서는 인슐린을 만들어 분비합니다. 이 인슐린이 제대로 생산되고 있으나 자물쇠(인슐린 수용체)가 잘 열리지 않아서 포도당을 제대로 받아들이지 못하는 경우를 '인슐린저항성'이라고 합니다. 인슐린저항성을 만드는 가장 큰 원인은 운동부족과 비만입니다. 물론 여기에 유전적 요인도 관여합니다.

세포막에 있는 포도당이 드나드는 문을 여는 방법은 하나가 더 있습 니다. 마치 출입문을 열 때 열쇠로 열거나 번호키로 여는 두 가지 방법 이 있는 것과 마찬가지입니다. 인슐린이 열쇠로 문을 여는 방법이라면,

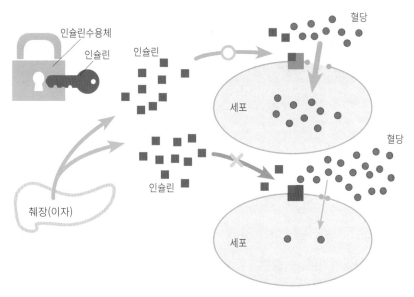

열쇠와 자물쇠의 관계로 본 인슐린과 인슐린수용체의 작용과 인슐린저항성

다른 방법은 번호키로 여는 것입니다. 이것은 인체의 모든 세포에 있는 AMPK(AMPkinase)라고 하는 효소를 통해서 이루어집니다.

다음 그림을 보면 AMPK는 번호키를 누를 때 감지하는 센서 역할을 하는데, 포도당이 세포 안으로 들어오는 문을 여는 일련의 전자신호가 이 센서를 통해서 시작된다고 비유할 수 있습니다. 이 신호(생화학적 반응)는 7~8차례의 과정을 통해서 이루어집니다. 이 과정은 인슐린과 관련없이 독립적으로 이루어지기 때문에 인슐린비의존형 경로(insulin independent pathway)라고 합니다. 이렇게 번호키를 누르는 행위가 바로 운동입니다. 즉 AMPK라는 효소는 근수축활동에 의해서 활성화됩니다.

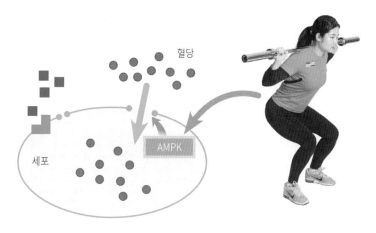

근수축 활동에 의해 활성화된 AMPK와 포도당 유입

당뇨병환자에게 운동이 반드시 필요한 이유가 여기에 있습니다. 인슐린 자체를 만들지 못하는 제Ⅰ형 당뇨병환자뿐만 아니라 인슐린저항성에 의해 진행된 제Ⅱ형 당뇨병환자에게도 운동은 꼭 필요합니다. 즉 운동은 혈당의 세포 내로의 유입을 촉진시키고, 혈당을 낮추는 매우 효과적인 방법입니다. 물론 운동은 인슐린저항성을 개선할 뿐만 아니라, 인슐린저항성과 당뇨병으로 인한 합병증의 위험성을 낮추기 위해서도 꼭 필요합니다.

다이어트를 위해서 꼭 운동을 해야 하나

  이 책의 앞부분에서 다이어트를 위해서 먹는 것과 운동 중에서 무엇이 더 중요한지 논쟁하는 예를 들었습니다. 이런 논쟁만큼 무의미한 일은 없는 것 같습니다. 왜냐하면 다이어트의 궁극적인 성공을 위해서 식이조절과 운동은 모두 필수적이기 때문입니다.

  식이조절을 하지 않고 운동만으로 하는 다이어트는 일반적으로 힘이 더 들 수밖에 없습니다. 또 운동은 하지 않고 식이조절만으로 체중을 빼는 것은 단기적으로는 가능하지만, 장기적인 측면에서 요요없이 건강하게 체중을 빼기는 어렵습니다.

  다이어트를 계획할 때 가장 먼저 고려해야 할 일은 식이조절입니다. 자신의 잘못된 식습관을 먼저 체크하고 이를 수정하는 것이 기본이 되어야 합니다. 그러나 식이조절을 강조한답시고 "운동을 죽어라 해도 소비열량은 스낵 한 봉지의 열량도 안 된다."거나 "30분간 걷기운동으로 소비한 열량은 비스켓 몇 개에 불과하다."는 말은 잘못된 것입니다.

  운동하는 동안만의 소비열량만을 따지면 틀린 말은 아니지만, 운동을 하면 운동강도에 따라서 운동 후 수시간까지 대사량이 10~30% 가량 증가하게 됩니다. 운동을 강하게 할수록 운동 후의 추가적인 대사량은 더 많아집니다. 이것은 운동으로 인해 분비된 각종 호르몬이나 대사산물을 처리하고, 고갈된 에너지를 재저장하는 데 따르는 현상입니다. 그러므로 운동하는 동안만의 에너지소비량을 계산해서 말하는 것은 옳지 못합니다.

이 말의 취지는 식이조절의 중요성을 강조하는 데 있지만, 기계적인 칼로리 계산이 다이어트의 전부가 아닐 뿐만 아니라 다이어트를 시도하는 많은 사람들에게 잘못된 인식을 심어줄 위험마저 있습니다.

또 다이어트를 위해 운동을 꼭 해야 하는 이유는 섭취열량을 줄이는 식이조절만의 다이어트로는 체중을 지속적으로 줄일 수 없기 때문입니다. 섭취열량을 줄이는 식이조절만으로 체중감량을 시도할 때 나타날 수 있는 문제는 수분과 제지방량의 감소, 기초대사량의 감소로 정체기가 나타난다는 점입니다. 그렇다고 해서 먹는 것을 더 이상 줄여서는 영양 불균형의 문제에 봉착하게 될 가능성이 높습니다. 정체기를 극복하기 위해서는 운동량을 늘리는 것이 좋은데, 이때 체력의 개선이 중요한 성공의 열쇠가 됩니다.

다음 그림은 순수하게 섭취열량을 줄여서 하루 1,000kcal의 마이너스 에너지균형을 달성하는 경우와 500kcal는 섭취열량을 줄이고 500kcal는 운동으로 에너지소비량을 증가시켜 1,000kcal의 마이너스 에너지균형을 달성하는 경우의 체중감량분 중에서 지방·수분·단백질이 차지하는 비율을 나타낸 것입니다. 섭취열량을 줄이는 식이제한만을 하면 단

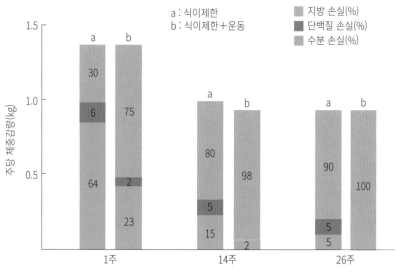

26주간 식이제한과 식이제한＋운동에 의한 체성분 감소량의 비교

기간에 수분과 단백질이 크게 손실되고, 14주와 26주가 지났을 때에도 여전히 수분과 단백질이 지속적으로 손실되는 모습을 볼 수 있습니다. 이것은 다이어트를 하는 동안 점점 탈수가 심화되고, 근위축이 일어나는 현상으로 볼 수 있습니다.

반면에 식이제한과 운동을 병행한 집단은 초기에만 수분과 단백질 손실이 약간 있을 뿐 26주에는 체지방만이 순수하게 100% 감소되는 것으로 나타났습니다.

계속 섭취열량만을 줄여가면 어느 한동안 체중은 줄더라도 몸의 컨디션에 문제가 생기거나 저항력이 약해져서 결국 활동량이 줄어들어 무기력증이나 현기증에 시달리다가 다시 살이 찌는 요요가 찾아올 확

률이 높아집니다. 그러므로 단순히 칼로리 계산이나 단기간의 체중감
량 효과만을 강조한 나머지 운동의 필요성을 평가절하하는 것은 어리
석은 일입니다.

운동과 렙틴저항성, 뇌의 당뇨(치매)

　운동을 꼭 해야 하는 이유는 렙틴저항성과 인슐린저항성의 극복이 다
이어트 성공의 지름길이기 때문입니다. 살이 찐 사람들에게서 공통적으
로 나타나는 현상은 혈중 렙틴 수준이 정상보다 높아져 있는 렙틴저항성
입니다.

　그런데 2~3개월간 다이어트를 해서 체중을 8~10kg 정도 줄였다 하더
라도 렙틴저항성은 바로 낮아지지 않기 때문에, 다이어트를 멈추면 다시
요요가 찾아오게 됩니다. 운동은 시상하부에서 렙틴수용체의 렙틴에 대
한 민감도를 증가시킴으로써 체지방 분해를 증가시키고, 신경펩타이드 Y
의 분비를 감소시킴으로써 장기적으로 식욕을 잘 조절할 수 있도록 해줍
니다.

한편 운동을 통해서 인슐린저항성을 낮추면, 뇌의 해마에서 뇌세포의 자살을 억제합니다. 이는 '뇌의 당뇨'라고 하는 치매를 예방하는 효과가 있음을 말해줍니다. 나아가 운동을 하면 뇌에서 세로토닌, 엔도르핀, 성장호르몬 등의 분비를 촉진하고 뇌유래신경영양인자(BDNF : brain derivated neurotrophic factor)와 같은 신경성장인자의 생성과 분비를 촉진하는 효과를 기대할 수 있습니다.

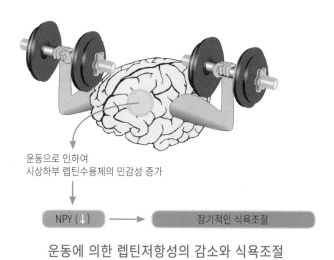

운동으로 인하여
시상하부 렙틴수용체의 민감성 증가

NPY (↓) ⟶ 장기적인 식욕조절

운동에 의한 렙틴저항성의 감소와 식욕조절

체질도 운동의 영향을 받는다

다이어트에 운동이 꼭 필요한 이유는 운동을 하면 보다 살이 잘 찌지 않는 체질로 바꿀 수 있기 때문입니다. 체질이란 매우 막연한 말이지만, 실제로 살이 쉽게 찌는 사람과 살이 잘 붙지 않는 사람이 있습니다. 체질을 결정하는 요인은 유전적 요인을 첫째로 생각할 수 있지만, 그밖에 여러 환경적 요인도 영향을 미칩니다.

유전적 요인 이외에 중요한 환경적 요인은 근력운동에 의한 근육량의 증대입니다. 근육이 많으면 그로 인해 기초대사량(BMR)이 증가합니다. 물론 근육의 증가가 BMR에 추가적으로 기여하는 정도는 그다지 크지 않습니다. 그러나 이것이 다이어트에서 근력을 개선하고 근육량을 증가시켜주는 운동의 필요성을 부정하는 것은 아닙니다.

사실 쉬고 있는 근육조직이 지방조직에 비해 추가적으로 소비하는 에너지는 약간 많을 뿐입니다. 다시 말해서 정확한 기초대사량은 기상 직후 대사량이 최저 상태인 아침에 쾌적하고 어두운 실내에서 30분 이상 누워서 쉬고 있을 때 측정합니다. 그러나 우리는 일상생활을 하면서 근

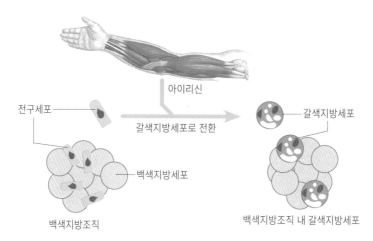

전구세포

아이리신

갈색지방세포로 전환

갈색지방세포

백색지방세포

백색지방조직

백색지방조직 내 갈색지방세포

근력운동에 의한 아이리신 분비와 갈색지방 활성화

육을 사용하여 끊임없이 앉기, 서기, 걷기 등을 하는데, 이때 근육은 더 많은 에너지를 소모합니다. 즉 근육량의 증가가 기초대사량에 추가적으로 기여하는 정도는 크지 않지만, 일상생활에서나 운동 중 근육량이 추가적으로 소모하는 에너지량은 그 이상 증가하기 마련입니다. 그러므로 다이어트를 시도할 때에는 근력과 근육량의 증대를 도모하는 운동이 꼭 필요하다고 할 수 있습니다.

또 한 가지 근육의 역할이 중요한 이유는 그림에서 보듯이 근력운동에 의해 생성되는 아이리신(irisin)이라는 호르몬이 백색지방조직에 있는 갈색지방전구세포, 또는 베이지색지방세포의 에너지소비를 촉진한다는 점입니다.

이러한 점들을 종합하면 다이어트에 성공하기 위해서는 단순한 칼로리 제한뿐만 아니라 운동의 중요성을 알 수 있습니다.

체중감량 성공은 2년 후에 이야기하자

　체중의 5~10%를 줄이는 데 성공한 사람들의 거의 대부분은 2년 내에 원래의 체중으로 돌아오게 되며, 5년 후에는 그보다 더욱 체중이 증가한다는 역학적 조사들이 보고되고 있습니다. 사실 3개월 후에 웨딩드레스를 입기 위해 체중의 5%나 10%를 빼는 것은 누구나 가능한 일입니다. 그러나 꿈같은 허니문 기간이 지나면 어느새 다시 힙이나 복부에 차오르는 지방을 발견하게 됩니다.

　모든 사람은 이와 같은 특별한 계기를 만나면 체중감량에 성공할 수 있습니다. 그러나 모든 사람이 체중이 감량된 상태를 건강하게 지속적으로 유지하지는 못합니다. 한 연구는 감량된 체중을 유지하는 데 성공한 사람 중 90%는 거의 매일 하루 평균 1시간 정도 운동을 하며, 또 이들 중 대다수는 정기적으로 아침을 먹고, 체중을 재며, TV 시청시간은 주당 10시간 이하라고 보고하였습니다.

　반대로 자신의 체중에서 5~10%를 감량하는 데 성공했지만, 2년 후 원래의 체중으로 돌아온 사람들의 대부분은 식이제한만을 했던 사람들이었습니다.

운동은 궁극적으로 건강한 일일 생활리듬을 만들어내는 계기가 될 수 있습니다. 즉 하루 일정한 시간대에 운동을 하면 수면 및 TV시청시간과 같은 습관에 변화가 일어나고, 생활리듬이 보다 장기적으로 규칙성을 갖게 됩니다.

또 장기적·규칙적 운동습관을 유지하는 사람은 체질이 개선된 것으로 나타났습니다. 이것은 갈색지방·아이리신·성장호르몬의 균형과 관련된 변화, 유산소적인 에너지연소 공장인 미토콘드리아의 기능 개선, 피로에 대한 내성과 합병증 위험의 감소 등 체질에 직·간접적인 영향을 미칠 수 있는 많은 요소들이 변화되었다는 것을 의미합니다.

이것이 다이어트를 할 때 운동의 효용성을 단순히 칼로리 계산만으로 말할 수 없는 이유입니다.

다이어트를 위한 운동은 어느 정도로 해야 하는가

　이 질문에 대한 답을 이해하기 위해서는 먼저 인체의 에너지원이 어떤 경로로 쓰여 지는지 알 필요가 있습니다.

　인체가 쓰는 가장 중요한 에너지원은 두 가지입니다. 그것은 탄수화물과 지방입니다. 탄수화물은 간과 근육에 글리코겐의 형태로 체내에 저장되어 있습니다. 그리고 혈액 중에서는 혈당의 형태로 존재합니다. 인체가 에너지원으로 쓸 때는 글리코겐이 다시 포도당으로 분해됩니다.

　지방은 주로 중성지방의 형태로 지방조직에 저장되어 있습니다. 운동 중에는 이 중성지방이 글리세롤과 지방산으로 분해되어 혈액 중으로 나옵니다. 혈액 중으로 나온 지방산은 운동하는 근육으로 보내져서 에너지원으로 연소되고, 글리세롤은 간으로 보내져 포도당으로 전환됩니다.

　다음 그림을 보면 우리의 몸이 운동을 할 때에는 에너지원이 실선 방향으로 이동되어 분해되는 것을 알 수 있습니다. 운동을 시작하면 운동하는 근육은 활발하게 자신 안에 저장되어 있던 탄수화물과 지방을 분해하기 시작합니다.

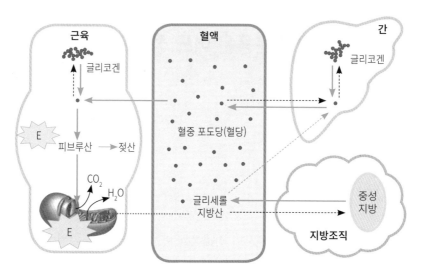

운동 중 체내 에너지 저장고로부터 에너지원의 동원

운동을 시작하면 근육은 포도당뿐만 아니라 지방산도 에너지원으로 함께 사용하지만, 운동을 지속하면 이 지방산의 대부분은 지방조직에 저장된 중성지방이 분해되어 공급됩니다. 지방산이 연소되려면 반드시 산소가 필요하며, 최종적으로 물과 이산화탄소를 생성하게 됩니다.

운동을 지속하면 혈액에서부터 근육으로 유입되는 혈당과 혈중 지방산이 많아집니다. 한편 간에 저장되어 있던 글리코겐은 더욱 활발하게 포도당으로 분해되어 혈액 중으로 나오게 됩니다. 그리고 지방조직에서는 중성지방이 분해되어 글리세롤과 지방산의 형태로 혈액 중으로 나옵니다. 이렇게 나온 혈당과 지방산은 운동하는 근육으로 계속해서 보내집니다.

운동을 하는 근육은 지속적으로 포도당과 지방산을 분해하여 에너지를 발생시킵니다. 포도당은 유산소적으로 분해되어 최종적으로 물과 이산화탄소를 발생시키기도 하고, 산소없이 무산소적으로 분해되어 젖산을 생성하기도 합니다. 그러나 지방산은 무조건 유산소적으로만 분해되어 최종적으로 역시 물과 이산화탄소를 생성합니다. 운동을 장시간 지속하면 할수록 지방조직의 중성지방이 분해되어 나오는 지방산이 운동하는 근육에 의해 이용되는 비율이 높아집니다.

총에너지소비량은 운동의 강도와 시간을 어떻게 정할 것인가에 따라 결정됩니다. 대체로 운동하는 습관이 없던 사람, 즉 아직 체력 수준이 낮은 사람이 다이어트를 위한 운동을 시작할 때에는 당연히 높은 강도의 운동은 할 수없습니다. 그렇기 때문에 낮은 강도의 운동을 상대적으로 더 긴 시간 해야겠지요.

그런데 이미 체력 수준이 높은 사람은 운동을 통해서 체중을 감량하기가 더 쉽습니다. 그들은 높은 강도로 운동을 지속할 수 있어서 더 많은 에너지를 소비할 수 있기 때문입니다.

흔히들 다이어트를 위한 운동으로 걷기가 좋다거나, 이런저런 운동이 좋다고 말합니다. 또 살을 빼려면 어떤 운동종목이 가장 좋을지 묻는 경우도 많습니다. 그러나 사실 온몸의 대근육을 사용하는 운동이라면 어떤 운동이라도 좋습니다. 가장 중요한 것은 자신의 체력과 건강 수준, 이전의 경험이나 기술의 정도, 개인의 선호도나 환경 등을 고려하여 적당한 운동을 정하는 것이 정답이라고 할 수 있습니다.

Diet Master

운동강도와 시간에 따른 에너지 동원

운동 중에 어떤 연료를 더욱 많이 사용할 것인지는 운동의 강도나 지속시간, 그리고 운동하는 사람의 체력 수준에 의해서 결정됩니다. 예를 들어 운동의 강도가 높아질수록 근육에서는 지방보다 상대적으로 탄수화물이 더 활발하게 연소됩니다. 또 운동의 강도를 높여서 강하게 운동할수록 탄수화물(포도당)의 많은 부분이 무산소적으로 분해되는데, 이때 젖산이라는 피로물질을 생성합니다.

높은 강도로 운동할 때 피로를 느끼게 되는 것은 바로 이 젖산이라는 물질 때문이지요. 젖산이 근육에 축적되면 국부 근육의 피로를 느끼게 됩니다. 또 젖산은 근육 내에 머물러 있지 않고 약 2~3분의 시차를 두고 혈액으로 빠져나옵니다. 혈액 중으로 빠져나온 젖산의 농도가 높아지면 혈액이 산성화되어 전신피로를 유발합니다.

인체는 장시간 운동을 지속할수록 탄수화물에 비해서 상대적으로 지방의 연소비율을 증가시킵니다. 앞의 그림은 운동을 할 때 지방조직에서 지방이 에너지원으로 동원되는 과정을 보여주고 있습니다. 운동을 지속하면 교감신경계가 흥분하게 됩니다. 교감신경이 흥분하면 콩팥 위에 붙어 있는 부신이라는 호르몬 분비샘으로부터 코티졸, 아드레날린과 같은 호르몬을 혈액 중으로 분비시킵니다. 이들 호르몬을 스트레스호르몬이라고도 합니다.

이 호르몬들은 지방조직에서 지질분해효소(HSL:hormon sensitive lipase)를 활성화시켜 중성지방의 분해를 촉진하는 작용을 합니다. 이렇게 지질분해에 의해서 지방조직으로부터 혈액 중으로 나온 지방산은 운동하는 근육으로 보내져서 에너지원으로 이용됩니다.

한편 운동 중에 분비가 증가하는 코티졸과 아드레날린은 췌장의 인

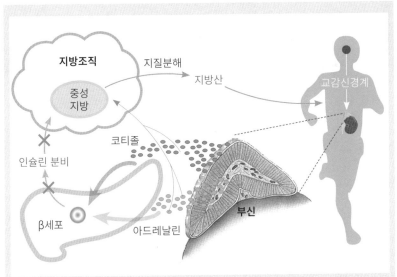

운동 중 코티졸과 아드레날린의 분비를 통한 지질동원 촉진

슐린 분비를 억제합니다. 이렇게 인슐린 분비가 억제되면 지방조직에서 지질분해가 더 잘 이루어집니다. 인슐린은 에너지원을 지방세포나 간세포 안으로 집어 넣는 역할을 하는 반면, 스트레스호르몬은 반대로 저장된 에너지원을 꺼내는 역할을 합니다. 이 때문에 운동 중에 인슐린 분비가 억제되면 지방조직에서 중성지방이 더 순조롭게 분해되어 운동하는 근육에 연료를 공급할 수 있습니다.

체중감량을 위한 운동지침

다이어트를 시작하면서 가져야 할 가장 중요한 마음가짐은 자신의 습관이나 행동의 수정을 통제하는 힘이 외부 요인이 아니라 내적인 요인에 달려 있다고 믿는 것입니다. 물론 다이어트를 실행에 옮기는 계기가 외적인 자극에 있는 경우가 많습니다. 멋진 몸짱 사진을 보고 자신도 그렇게 되고 싶다든가, 건강상의 이유라든가, 옷을 사면서 예전에 맞았던 사이즈가 맞지 않게 되었다든가 등과 같은 외적인 자극이 계기가 되어 다이어트를 하려는 내적인 욕구를 유발시키기도 합니다. 그다음 단계로 다이어트에 필요한 행동의 수정을 시도하게 됩니다.

그런데 자신의 행동을 통제하는 힘이 외부 요인에 달려 있다고 무의식적으로 믿는 사람일수록 잘못된 습관이나 행동을 수정하기 어렵습니다. 그들은 항상 다이어트에 필요한 행동을 실천하지 못하는 이유를 찾는 경향이 있습니다. 즉 실천하지 못하는 이유를 시간이 없다든가, 돈이 없다든지와 같은 외부 환경 탓으로 돌리게 됩니다.

일단 자신의 생활상 문제점을 깨닫게 되면, 그 문제점을 해결하는 데 방해가 되는 여러 요인들을 정확히 인식하고, 그 방해요소를 하나씩 풀어나가거나 타협해서 행동의 수정을 실천해야 합니다. 가장 중요한 요소는 자신의 행동을 통제하는 힘이 있는 곳을 알고 있는지 여부에 달려 있습니다. 그 행동에 대한 통제력이 자신에게 있다고 믿을수록 다이어트의 성공 가능성은 높아집니다.

다음부터 다이어트를 위한 운동에서 고려해야 할 기본적 지침과 구체적으로 지키면 좋은 지침을 알아보기로 하겠습니다.

다이어트를 위한 운동의 기본적 지침

첫째, 다이어트를 위하여 운동을 하려고 할 때 가장 중요한 일은 시간과 장소에 너무 얽매이지 않는 것입니다. 흔히 운동은 특별한 시간이나 장소, 그리고 조건이 구비되어 있어야 할 수 있다는 고정관념을 갖기 쉽습니다. 물론 하루 중 운동하기 가장 편한 시간과 정해진 장소가 있다면 그것도 좋습니다. 그러나 그 시간과 그 장소가 아니면 운동을 하지 못한다는 생각을 버리라는 것입니다.

예를 들어 운동할 시간대를 놓쳐서 그 장소에 가지 못하더라도 사무실의 컴퓨터 앞에서 잠깐 일어나거나, 퇴근 후 집에서 5~15분 정도 틈틈이 운동을 할 수 있습니다. 물론 이때 운동하는 방법 몇 가지만 알아도 그 시간을 이용해서 자신의 허벅지 근육과 심장에 충분한 자극을 줄 수 있습니다.

지금까지는 체중감량을 위해서 하루에 적어도 30분 이상 지속적으로

운동을 하라고 권장하였습니다. 그러나 최근 연구들에 의하면 하루 중
2~3차례 10분이나 15분씩 운동을 하여도 체중감량 효과를 거둘 수 있
습니다. 비만인을 대상으로 하는 연구 중에는 오히려 하루에 짧은 시간
으로 나누어 운동할 때의 체중감량 효과가 하루 중 특정한 시간에 지속
해서 운동을 할 때보다 더 효과가 높았다는 연구결과도 있습니다.

  그 이유는 생리적인 원인보다는 하루 두세 차례 운동을 하면 습관이
되어 하루의 생활리듬이 운동을 중심으로 규칙적이 될 뿐만 아니라 다
른 생활요인들의 건전성에도 기여하기 때문입니다. 다시 말해서 시간
적·공간적 제약을 두고 운동을 하려는 생각을 버리고, 시시각각 변하
는 형편과 여건에 따라 될 수 있으면 짧은 시간이라도 자주 운동을 하라
는 뜻입니다.

  둘째, 적극적으로 운동하는 방법을 배워보기 바랍니다. 다이어트를 위
한 운동은 고정된 한 가지 형태의 운동만을 반복하기보다는 심폐순
환계통을 자극할 수 있는 전신운동, 근력을 개선하는 저항운동, 근
육·관절의 이완과 유연성을 높이는 스트레칭 등으로 구성하는 것
이 좋습니다.

  또 심폐순환계통을 자극하는 전신운동을 할 때에도 한 가지 형태의
운동이 아니라 온몸의 대근육을 사용하는 다양한 동작으로 구성된 운
동을 하면 더욱 효과가 있습니다. 예를 들어 체중을 이동하는 운동이
라면 단순히 달리기만 할 것이 아니라 여러 가지 형태의 스텝운동을
교대로 하는 것도 좋은 방법입니다. 그러므로 운동경험이 없는 사람은
처음에는 트레이너나 생활체육지도자의 도움을 받아 여러 형태의 운

동방법을 익히는 것이 좋습니다.

만일 주변에서 생활체육 프로그램을 접할 기회가 있다면, 프로그램에 참여하는 것도 좋은 방법입니다. 요즘은 각급 지방자치단체에서는 생활 체육지도자를 배치하여 생활체육 프로그램을 매우 저렴한 비용으로 운 영하고 있습니다. 그러므로 다이어트 계획과 함께 탁구, 배드민턴, 수 영, 요가, 에어로빅 등의 운동을 배워나가는 것도 좋은 방법이라고 할 수 있습니다. 다만 운동을 배우는 초기 단계에서는 어느 정도 기술 수준 에 이르기까지는 그 운동 자체를 통해서 다이어트 효과를 많이 보겠다 는 성급한 생각은 갖지 않는 것이 좋습니다.

셋째, 적절한 체중감량의 속도는 주당 1kg 미만이라는 점을 기억하기 바랍니다. 많은 사람들이 다이어트를 계획하면서 얼마나 빠른 기간에 얼 마나 많은 체중을 감량하는지가 다이어트의 성공 여부를 결정짓는다는 잘못된 생각에 빠져 있습니다. 사실 체중의 감량폭은 다이어트를 계획 하는 사람의 체중과 체지방률, 체형적 특성에 따라서 다를 수밖에 없고, 또 달라야 합니다. 예를 들어 외관상 말라보이지만 체지방이 많은 체형 인 사람이 목표로 하는 체중감량폭은 상대적으로 적을 수밖에 없겠지 만, 전체 체중과 체지방이 많은 저근육형 비만인 사람은 체중감량폭이 훨씬 클 수 있습니다.

정해진 체중감량 속도는 없지만 일반적으로 그 기준값은 주당 1kg 이 내가 적당합니다. 물론 다이어트를 시작한 지 2개월 내의 초기에는 이 보다 더 빠르게 감량할 수 있겠지만, 다이어트 기간이 길어질수록 감량 속도는 둔화되기 마련입니다. 따라서 12주(3개월)나 24주(6개월)를 기준으로 할 때 평균 체중감량은 주당 1kg 미만이 적정하다고 할 수 있습니다. 이 정도의 감량은 식사량을 줄이고 운동을 병행할 때 가능한 속도이며, 운동만으로 체중감량을 시도할 때에는 감량목표를 이보다 절반 이하로 잡아야 합니다.

넷째, 다이어트할 때에는 체중감량만을 유일한 목표로 삼지 말고 체성분의 변화도 함께 보아야 합니다. 많은 다이어터들을 실망시키는 일 중의 하나는 어느 정도 체중이 감량된 이후에 정체기가 나타나서 체중이 좀처럼 줄지 않는 것입니다. 이것이 체중감량만을 유일한 목표로 삼아 다이어트를 하는 사람이 실망한 나머지 포기하는 원인입니다.

그러나 운동 위주로 다이어트를 할 때에는 체중은 줄지 않더라도 체성분이 변화되고 있는 중인 경우가 많습니다. 즉 체지방이 실질적으로 감소하고 있지만, 체수분량의 증가와 제지방량(근육량, 골밀도 등)의 증가로 체중감량의 순효과(net effect)는 나타나지 않을 수도 있습니다. 그런데 이러한 체성분의 변화가 다이어트의 궁극적인 목적인 좋은 몸매를 만들기 위한 기본조건이 됩니다.

다섯째, 체중보다 체력을 먼저 생각해야 합니다. 체중감량에 어려움을 겪는 사람은 대부분 체력이 매우 저하된 경우가 많습니다. 사실 체중감량은 체력을 먼저 해결하면 더욱 쉽게 해결할 수 있습니다.

다이어트를 한답시고 끼니를 거르고, 매우 무기력하고 비활동적인 생활리듬을 갖는다면 체력이 더욱 떨어져서 이후에 높은 운동량을 제대로 소화할 수 없게 됩니다. 그러므로 운동경험이 없고 체력이 약한 사람은 체중을 먼저 생각하기보다는 다이어트를 통해서 체력을 점진적으로 향상시켜나가면 이후에 더 많은 운동량을 소화해낼 수 있는 상태가 되어 체중도 자연히 해결할 수 있습니다.

다이어트의 필요성을 느끼는 대부분의 사람들은 체력 수준이 떨어져 있는 경우가 많습니다. 따라서 바닥까지 떨어져 있는 체력을 먼저 생각하여 체력을 단계적으로 높이는 데 집중하면, 체중은 자연히 해결될 것입니다.

여섯째, 몸의 기능적 움직임과 자세, 컨디션이나 기분의 변화가 있는지 살펴보아야 합니다. 살을 빼는 동안 자신의 컨디션이나 기분이 점차 향상되지 않고 가라앉는 느낌이 든다면 무언가 잘못된 것입니다. 몸매는 체중을 감소시키면 개선되지만, 이에 더하여 몸의 기능적 움직임과 자세를 교정하면 더욱 좋아질 수 있습니다.

이러한 측면에서 요즈음 더욱 강조되는 것이 척추와 골반의 안정화를 이루는 코어근육 강화운동입니다. 다이어트를 위한 운동에는 마치 유산소 운동만이 있는 것으로 일반에 회자되고 있지만, 코어근육의 기능을 개선하는 운동이 포함되면 장기적으로는 더욱 큰 효과를 거둘 수 있습니다.

다이어트를 위한 운동의 구체적 지침

첫째, "근육이 스스로 움직이지 않으면 에너지소모가 없고, 에너지소모가 없으면 지방의 연소도 없다." 이 말을 항상 기억하면 피트니스클럽에서 뱃살을 빼기 위해 진동벨트를 잡고 10~20분을 보내거나, 전기 자극을 주어 복부지방을 연소시킨다는 기구의 광고에 현혹되지 않을 것입니다.

또 특정한 체조를 해서 일시적으로 신체의 일부 둘레를 감소시킬 수 있다거나, 특정 부위의 운동이나 마사지로 그 부위의 지방만을 선택적으로 제거할 수 있다고 생각해서 불필요한 시간을 허비하지 말기 바랍니다. 이때의 체중감량은 체수분의 재배치 등에 의한 일시적인 효과일 뿐 지방 자체를 제거해서 나타나는 효과가 아닙니다. 스트레칭·체조·마사지를 하면 긴장된 근육의 이완 및 혈류순환을 촉진하는 효과, 유연성을 향상시키는 효과 등을 기대할 수 있으므로 그러한 목적을 가지고 실시하면 좋을 것입니다.

또 특정 부위의 근력운동은 그 부위의 근육량을 증가시키거나 뼈의 밀도(골밀도)를 높이는 효과는 있으나, 그 부위의 지방을 제거할 수는 없다는 점을 꼭 기억하기 바랍니다. 예를 들어 일류급 테니스 선수의 쓰는 팔과 쓰지 않는 팔을 비교하면 쓰는 팔의 근육량과 골밀도는 더 높게 나타나지만, 피하지방량은 전혀 차이가 없습니다. 하루에 수 시간씩 운동하는 테니스 선수도 양팔의 체지방량은 차이가 없는데, 겨우 한두 차례의 스트레칭이나 체조로 그 부위의 지방을 감소시킬 수 있다는 것은 코메디일 뿐입니다.

둘째, 체중감량에 좋은 운동은 국부적이거나 소근육 운동이 아니라 온몸의 대근육을 동시에 움직이는 형태의 운동입니다. 극단적인 소근육 운동은 컴퓨터 자판이나 피아노 건반을 빠르게 두드리는 것을 예로 들 수 있습니다. 이런 운동이 고도의 집중력이 요구되는 활동이기는 하나, 하루 종일 컴퓨터 자판을 두드려도 전체 에너지소비량은 매우 보

잘 것 없는 수준입니다.

상체에 있는 대근육은 가슴부위의 대흉근, 배부위의 복부근육들, 어깨나 등 위쪽의 삼각근과 승모근, 등허리부위의 광배근 등입니다. 그리고 하체에 있는 대근육은 엉덩이의 대둔근과 중둔근, 넓적다리 앞면의 대퇴사두근, 뒷면의 햄스트링스, 종아리 앞면의 전경골근, 뒷면의 비복근 등입니다.

대근육들이 동시에 움직이는 운동종목은 대체로 자신의 체중을 중력에 대항하면서 전후좌우로 이동시키는 운동입니다. 대표적으로는 걷기와 달리기가 있으며, 수영, 등산, 사이클, 에어로빅댄스 그리고 대부분의 구기운동이 여기에 해당된다고 할 수 있습니다. 물론 이렇게 대근육들이 동시에 움직일 때 인체의 에너지소비량은 많아집니다.

그런데 윗몸일으키기는 복부근육이라는 대근육을 움직이지만, 동원되는 근육이 복부부위의 근육에 한정된 국부적인 운동이므로 반복된 동작에 의해 쉽게 피로해지고, 그 운동을 통해서 많은 에너지가 소비되지 않습니다. 물론 윗몸일으키기는 여러 가지 이점이 있어서 다이어트를 할 때 꼭 넣어야 하는 필수적인 운동이지만, 총에너지소비량을 증가시키기 위한 목적으로 해야 할 운동은 아니라는 뜻입니다.

셋째, 다이어트를 위한 운동에는 근력 개선과 근육량 증대를 위한 저항운동(근력운동)**을 꼭 포함시키는 것이 좋습니다.** 근육량의 적절한 유지·증대는 신체밀도를 높이고 몸매를 아름답게 가꾸는 데 필수적인 것임은 두 말할 나위가 없습니다. 또 적절한 근육량이 있으면 기초대사량과 함께 일상생활의 에너지소비량이 자연히 증가하게 됩니다.

근력운동을 함으로써 얻을 수 있는 또 하나의 이점은 성장호르몬의 분비를 자극한다는 것입니다. 연구들에 따르면 유산소 운동에 의해서도 성장호르몬의 분비가 자극되지만, 일정 수준 이상의 강도로 저항운동을 하면 성장호르몬의 분비가 더욱 자극되는 것으로 보고되고 있습니다.

다음 그림을 보면 운동하는 근육에서 인터루킨 6(IL-6)와 같은 사이토카인이 분비되는데, 이것은 뇌하수체로부터 성장호르몬 분비를 자극합니다. 이 성장호르몬은 2차적으로 간의 소마토메딘(IGF-1) 분비를 촉진합니다. 이 두 호르몬은 근 단백질의 합성과 조직의 재생뿐만 아니라 에너지 대사에 광범위한 영향을 미치고 지질분해도 촉진하는 작용을 합니다.

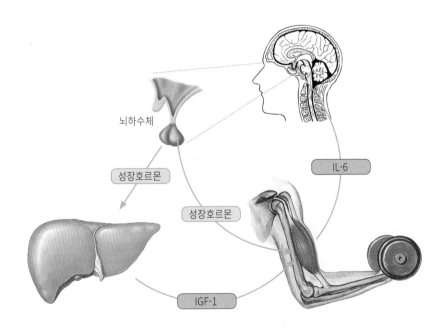

근력운동에 따른 성장호르몬과 IGF-1(소마토메딘)**의 분비 자극**

따라서 다이어트를 위해 운동을 할 때에는 전체 운동시간 중에 근력 운동 시간이 약 30~40%를 차지하도록 구성하는 것이 바람직합니다.

넷째, 체중을 지탱하는 관절(발목, 무릎, 허리 등)**에 무리가 가는 고충격 운동은 피하여야 합니다.** 체중이 부하되는 운동을 하면 가장 많이 겪는 문제가 이들 관절의 통증입니다. 특히 관절 손상의 이력이 있거나 과체중인 사람, 체력 수준이 낮은 사람은 체중이 부하될 때 관절부위의 인대나 연골이 더 큰 손상을 입을 위험성이 높습니다.

따라서 이러한 문제가 있는 사람은 고충격 운동이 좋지 않습니다. 또 운동을 할 때 관절의 통증을 느끼면 즉시 운동을 멈추고 며칠간 쉬다가 통증을 느끼지 않을 때 조심스럽게 운동을 재개하는 것이 좋습니다. 만일 통증이 지속되거나 반복적으로 나타나면 의사의 치료를 받고, 그 부위의 근육을 강화시키는 재활운동을 먼저 하는 것이 좋습니다. 또 관절에 부하가 적게 걸리는 수영이나 자전거타기와 같은 운동을 택하도록 합니다.

다섯째, 일상생활에서 신체활동 수준을 높여야 합니다. 우리는 막연히 특정 종목의 운동을 하는 것만이 체중감량의 수단이라고 생각하는 경우가 많습니다. 그러나 일상생활에서 몸을 조금만 더 움직이는 방법을 찾으면 의외로 많이 있습니다. 예를 들어 하루 종일 책상 앞에 앉아 일을 하는 사람은 휴대폰 알람을 맞추어 놓고 한 시간 간격으로 의자에서 일어나 3~5분 정도 가벼운 스트레칭과 체조를 하거나, 평소 엘리베이터나 에스컬레이터를 이용하던 것을 계단을 이용하거나, 짧은 거리는 운전대신 걷는 등 조금만 습관을 바꿔도 매우 큰 효과를 거둘 수 있습니다.

오늘날에는 스마트시계, 스마트폰, 옷, 머리띠, 팔찌 등에 부착되어 하루의 활동량과 에너지소비량을 측정할 수 있는 센서인 '웨어러블 디바이스(wearable device)'가 널리 보급되어 있습니다. 이러한 장비를 이용하여 목표를 설정하고 진도를 확인하는 데 도움을 받는 것도 좋은 생각입니다.

여섯째, 간단한 칼로리일지 로그(calorie balance log, p.313 참조)를 이용하여 자신의 칼로리 섭취량과 소비량을 기록하는 습관을 가집시다. 하루 중 자신이 섭취하는 음식의 종류와 양, 칼로리를 기록하는 일은 매우 어렵게 느껴질 수도 있습니다. 그러나 요즈음은 음식의 칼로리를 알 수 있는 컴퓨터나 모바일 앱이 많이 개발되어 있으므로 그렇게 어렵지 않은 일이 되었습니다. 또 활동의 종류와 활동량에 따른 칼로리도 앱을 이용하여 신체활동량을 기록하는 습관을 갖는다면, 다이어트는 이미 성공한 것이나 마찬가지입니다.

이 책의 앞부분(p.17)에서 음식일기의 효과를 보여주는 미국 국립보건원의 비만인을 대상으로 한 대규모 연구를 소개한 바 있습니다. 즉 일주일에 단 하루만이라도 자신이 먹은 음식을 기록하게 한 집단이 6개월 후에 비교집단에 비해서 2배나 더 체중을 많이 감량한 것으로 나타났습니다. 이는 평소에 알지 못했던 자신의 습관에 대해 자각하는 것이 얼마나 중요한지를 보여줍니다.

물론 이렇게 로그를 작성할 때 섭취 칼로리와 소비 칼로리를 아주 정확하게 알지 못하고 대체적인 추정값만을 기록하더라도 부족하지 않습니다. 기록을 계속 하다 보면 얼마 지나지 않아서 점차 음식이나 소비

칼로리의 개념을 잘 이해하게 됩니다. 스스로 무엇을 먹고, 무엇을 어느 정도 소비하는지 자각하는 노력만으로도 이미 체지방과의 전쟁에서 8부 능선 이상 승리하였다고 볼 수 있습니다.

상식+

다이어트 효과가 높은 인터벌 운동과 서킷 운동

단순한 달리기를 하더라도 똑같은 속도로 달리는 것이 아니라, 인터벌 훈련법을 적용하여 운동한다면 총에너지소비량을 증가시켜 더 높은 운동효과를 거둘 수 있습니다. 예를 들어 자신의 최대속도의 70~80%에 해당하는 빠르기로 20초~1분 가량 달린 후에 다시 30초~1분 정도 가벼운 조깅을 교대로 반복하는 것도 운동효과를 높일 수 있는 좋은 운동방법입니다.

한편 심폐순환계통을 자극하는 운동과 근력을 개선하기 위한 저항운동을 교대로 하는 서킷 운동도 체중감량에 좋습니다. 예를 들어 팔벌려뛰기 20회 → 팔굽혀펴기 10회 → 오버헤드스쿼트 15회 → 버피스텝 10회 → 윗몸일으키기 20회 → 제자리 빠르게 달리기 20초 → 누워서 다리들어올리기(레그레이스) 15회 → 런지 20회 등의 순으로 운동을 하면 5분 정도 시간이 걸리는데, 이것을 2회 반복하면 비교적 짧은 시간 동안 충분한 운동량을 달성할 수 있습니다.

그러므로 시간이 없어서 운동을 못한다는 것은 사실 특정 시간에 본격적인 준비를 갖추고 운동해야 한다는 고정관념 때문이고, 실제로는 운동하는 방법을 몰라서 못하는 경우가 대부분입니다.

적정한 체중 감량속도

식이제한과 운동을 병행하여 체중을 감량할 때는 주당 0.5~1kg 감량을 목표로 하여 처음 4주 동안 2~4kg의 감량이 적절한 체중 감량속도라고 할 수 있습니다. 그 후 2개월부터 6개월까지의 주당 감량속도는 0.3~0.7kg 정도가 적절합니다.

이러한 감량속도로 다이어트를 지속한다면 8주(2개월)까지 최소 3.2kg에서 최대 7kg 정도까지 감량할 수 있습니다. 또 12주(3개월)까지는 최소 4.4kg~최대 10kg까지 감량할 수 있으며, 24주(6개월)까지는 최소 8kg에서 최대 18kg까지 감량할 수 있습니다.

그러나 이러한 예측값이 모두에게 적용되는 이상적인 감량속도는 아닙니다. 감량속도는 체중과 체지방량, 운동량을 소화할 수 있는 체력 수준 등에 따라 다를 수 있으므로 참고값으로만 활용하는 것이 좋습니다.

다이어트 계획의 적용과 실천

지금까지 다이어트의 여러 측면에 대해 살펴보았습니다. 독자들께서 지금까지 설명한 내용을 어느 정도 이해하였다면, 다이어트의 원리를 거의 마스터했다고 할 수 있습니다.

이제 독자 여러분은 원리에 입각해서 자신의 생활습관을 관찰하여 스스로 다이어트 계획을 세우고 실천할 만반의 준비가 되었을 것입니다. 그 이유는 다이어트에 관련된 식사 및 운동지침이나 긴 실천목록을 채워나가기보다는 '왜' 그렇게 해야 하는지를 이해하였기 때문입니다.

그럼에도 불구하고 다음에 제시한 실천항목을 활용하면 본격적인 다이어트 준비가 될 것입니다.

첫 번째 단계:자신의 체중과 체성분을 측정하기 바랍니다. 다이어트 계획의 첫걸음은 체중뿐만 아니라 체성분도 아는 것입니다. 그렇게 해야 자신의 몸상태를 보다 정확히 알 수 있고, 나아가 다이어트의 성과도 정확히 평가할 수 있게 됩니다.

체성분은 요즘 대부분의 피트니스센터나 보건소에 비치되어 있는 생체전기저항측정장비(요즈음 거의 보통명사처럼 사용되는 제품인 Inbody를 예로 들 수 있습니다)를 이용하면 손쉽게 측정할 수 있습니다. 이 장비를 이용하면 자신의 체지방률(%fat)을 알 수 있는데, 체지방률은 체중에서 지방의 무게가 차지하는 비율을 뜻합니다. 물론 이 장비의 이용이 다이어트의 절대적인 조건은 아닙니다.

자신의 체중이나 체성분은 하루 중 동일한 시간대에 측정하여야 합니다. 예를 들어 식사 전이나 운동하기 전 일정한 시간에 측정하여야 측정치들은 정확하게 비교할 수 있습니다. 특히 생체전기저항측정 장비로 체성분을 측정할 때에는 측정에 앞서 식사, 물·커피와 같은 이뇨작용이 있는 음료, 알코올 등의 섭취를 제한하고 측정지침을 잘 지켜서 측정해야 정확한 값을 얻을 수 있습니다.

다이어트 기간 사이의 체성분 변화를 체크하려면 적어도 한 달 이상의 기간을 두는 것이 바람직합니다. 1주나 2주 정도 단기간의 변화를 측정하는 것은 측정오차의 범위 내에 있어서 바람직하지 않습니다.

두 번째 단계:체크리스트를 만들어 식습관이나 운동습관, 그밖의 습관을 매일 체크해나가는 것이 좋습니다. 다음에 체크리스트의 예를 제시하였습니다. 그런데 이것은 절대적인 것이 아닙니다. 본인의 습관을 관찰하여 필요한 항목을 추가하거나 필요 없는 항목은 삭제하여 사용하시기 바랍니다.

체크리스트에서 먹는 습관 10개 항목, 신체활동과 생활습관 10개 항목에 각각 '예' '아니오'라고만 매일 체크합니다. 식습관의 경

※ 식습관 체크리스트(예)

번호	체크 포인트(다이어트 시작 전과 비교해서 새롭게 정기적으로 시작하는 행동수정 사항)	예	아니오
1	끼니마다 밥을 한 수저나 그 이상 덜어냈다.	O	
2	한입에 넣는 밥의 양을 평소보다 적게 하였다. (젓가락을 사용하는 것도 한 가지 좋은 방법)	O	
3	평소보다 반찬을 더 많이 먹었다.		X
4	국을 먹을 때 국물을 다 마시지 않았다.	O	
5	평소보다 적어도 10회 이상 더 씹은 다음 삼켰다.	O	
6	인스턴트식품, 스낵류, 전분질식품을 간식으로 먹지 않았다.		X
7	저녁 8시 이후에 음식을 먹지 않았다.	O	
8	칼국수, 짜장면 등의 밀가루음식을 먹지 않았다.	O	
9	물을 가지고 다니며 약 1ℓ 이상 섭취하였다.	O	
10	하루 동안 기름에 튀긴 음식을 먹지 않았다.	O	

우 하루 7개 항목 이상을 실천하면 성공했다고 볼 수 있습니다. 예를 들어 일주일 단위로는 매일 4가지 항목을 지속적으로 지키고 있다면 행동 수정에 성공한 것이고, 실질적으로 체중감량에도 성공하게 됩니다.

또 신체활동과 생활습관을 평소에 한 가지 항목도 실천하고 있지 않은 사람은 한두 개의 항목만 실천해도 성공한 것으로 볼 수 있습니다. 예를 들어 3번 "전신적인 신체활동을 30분 이상 했다."는 한 가지만 실천해도 기존의 습관에서 큰 변화가 일어난 것으로 볼 수 있습니다. 또 사람에 따라서는 체크리스트가 8개가 될 수도 있고, 13개가 될 수도 있습니다.

※ 신체활동과 생활습관 체크리스트(예)

번호	체크 포인트(다이어트 시작 전과 비교해서 새롭게 정기적으로 시작하는 행동수정 사항)	예	아니오
1	근력 운동을 10분 이상 했다(푸시업, 윗몸일으키기, 스쿼트, 프랭크-코어운동, 프리웨이트, 장비나 밴드를 이용한 저항운동 등).		X
2	2km 이상의 거리를 산책하였다.	O	
3	숨이 약간 가쁜 정도의 전신적인 신체활동(작업 포함)을 30분 이상 했다.		X
4	오늘 근무 중(사무직 직장인의 경우) 3번 이상 일어나 기지개를 펴고 윗몸 굽히기와 몸풀기를 하였다.	O	
5	퇴근 후 TV시청이나 인터넷 서핑, 스마트폰을 하지 않았다.	O	
6	10분 이상 요가나 스트레칭과 같은 유연성 운동을 했다.		X
7	정해진 시간에 의도적인 운동(스포츠활동)을 30분 이상 했다.		X
8	엘리베이터나 에스컬레이터 대신 계단을 이용했다(기회가 있을 때).		X
9	밤 12시 이전에 취침하였다.		X
10	적어도 7시간 이상 잤으며, 숙면하였다.	O	

　체크 항목은 자신의 평소 식습관을 당장 획기적으로 바꾸거나, 이상적인 식습관을 달성하는 데 목표를 두는 것이 아닙니다. 지금까지의 식습관은 그대로 두고 아주 작은 행동의 변화부터 조금씩 실천함으로써 궁극적으로 다이어트에 성공하는 것을 목표로 합니다. 이러한 행동의 변화는 다이어트를 시작하기 이전의 행동습관을 기준으로 하므로 사람마다 일률적인 것이 아니고, 체크리스트를 저마다 다르게 변용시켜 사용할 수도 있습니다.

※ 일일 칼로리일지 로그(log)

일자	섭취 kcal		소비(활동) kcal	
9/27일 (수) 46일째	토마토 간 것	80	기초대사량	1,540
	비빔밥	400	수영 40분	470
	커피(아메리카노)	50		
	감자떡	300		
	요구르트	150		
	저녁(백반)	350		
	스낵 두 조각	50		
	사과	60		
	송편	80		
kcal	1,520 kcal		2,010 kcal	
에너지균형	1,520-2,010＝ －490 kcal		누적	－20,320 kcal
9/28 (목) 47일째	토마토 간 것	80	기초대사량	1,540
	샌드위치 + 우유	350	수영 30분	350
	된장찌개백반	400		
	사과＋배 약간	70		
	두유	120		
	요거트	70		
	바나나 1개	80		
	저녁(집)	450		
	견과 한 봉지	80		
kcal	1,700 kcal		1,890 kcal	
에너지균형	1,700－1,890＝－190 kcal		누적	－20,520 kcal

세 번째 단계 : 실제로 자신이 먹은 음식과 신체활동의 내용을 적고, 그 섭취 칼로리와 소비 칼로리의 밸런스를 체크할 일일 칼로리일지 로그(log)를 만들기 바랍니다. 언뜻 보면 복잡한 것 같지만 몇 가지 요령만 알고 나면 매우 쉽게 로그를 채워나갈 수 있습니다. 섭취한 칼로리에 비해서 소비한 칼로리가 많은 상태를 마이너스(부적) 칼로리균형이라고 할 수 있습니다. 소비한 칼로리에 비해 섭취한 칼로리가 많은 날도 있겠지만, 길게 보면 누적된 마이너스 칼로리가 점차 많아짐으로써 체중이 감소하게 됩니다.

섭취한 음식과 칼로리는 하나도 빠짐없이 적어야 합니다. 반면에 소비한 칼로리는 키와 체중을 이용해 사전에 계산한 자신의 기초대사량(BMR)을 적습니다. 여기에 더하여 그날 분명히 의도적으로 실시한 신체활동만을 적습니다. 예를 들어 보통 날과 달리 유별나게 많이 걸었거나 신체적인 작업을 한 경우에는 특별히 목적을 갖고 행한 운동만 기입합니다. 실제로 섭취한 열량보다 소비한 열량이 저평가될 수도 있습니다. 이러한 상태로 칼로리일지 로그를 작성하면 섭취열량보다 소비열량이 더 적은 상태인 마이너스 칼로리량인 나날이 계속 늘어가게 할 수 있습니다.

음식의 열량과 신체활동에 의한 에너지소비량은 스마트폰 앱이나 인터넷을 통해 쉽게 접할 수 있으므로 이를 찾아서 기입하면 됩니다. 처음에는 일일이 찾아서 기입하는 것이 번거로울 수 있으나, 계속 기입해나가면 보다 쉽게 그 칼로리량을 찾아서 쓸 수 있고, 그것을 통해서 칼로리에 대해 숙달된 개념을 가질 수 있게 됩니다. 물론 가급적 정확한 칼로리값을 적으면 좋겠지만, 약간의 오차가 있는 것은 그다지 큰 문제가 아닙니다. 또 기초대사량의 계산은 인터넷에서 자신의 키와 체중, 나이 등을 넣어서 쉽게 구할 수 있는 '기초대사량계산기'를 활용할 수도 있습니다. 기초대사량은 체표면적, 나이, 성별 등이 가장 큰 영향을 미칩니다.

기초대사량을 구하는 일반적인 공식은 다음과 같습니다.

남자 : 기초대사량$=66.47+(13.75 \times 체중)+(5 \times 키)-(6.76 \times 나이)$

여자 : 기초대사량$=65.51+(9.56 \times 체중)+(1.85 \times 키)-(4.68 \times 나이)$

※ 단위 : 체중 kg, 키 cm

다이어트의 구체적 실천방안

'제대로' 된 다이어트를 위한 실천방안은 앞에서 설명한 살찌는 원인을 이해하고 스스로 실질적인 습관의 변화를 만들어가는 것입니다. 여기에서 '제대로'란 단기간의 체중감량이 목표가 아니라 보다 장기적인 체중감량에 성공하고, 요요 없이 건강하게 다이어트를 하려는 본래의 목적, 즉 '보기 좋은 몸매를 갖게 되는 것'을 뜻합니다.

다이어트 본래의 목적을 달성하려면 다음에 제시한 실천방안을 일거에 모두 실시하려는 생각보다는 그중에서 기존의 생활습관에 비추어 실천 가능한 한두 가지 변화된 습관을 영구적으로 정착시키려는 마음가짐이 필요합니다. 물론 가장 중요한 것은 일일 칼로리섭취량의 감소가 가장 우선적인 전략이 되어야 하겠지요.

다이어트에 성공했다고 하더라도 원래의 체중으로 돌아가는 사람이 많다는 사실을 잊어서는 안 됩니다. 끝까지 요요를 겪지 않고 감량한 체중을 유지하는 사람은 변화된 한두 가지 생활습관을 끝까지 유지한 사람입니다. 그들의 대부분은 규칙적인 운동을 자신의 새로

운 습관으로 정착시킨 사람이라는 것을 기억할 필요가 있습니다.

다음에 제시하는 실천방안을 한두 가지만이라도 확실하게 실천하겠다는 마음가짐을 갖는다면 다이어트는 올바른 방향으로 가고 있으며, 나아가 성공의 길에 들어섰다고 볼 수 있습니다.

- 👍 밥을 먹을 때 한 수저나 두 수저를 따로 덜어놓고 먹는다.
- 👍 주식을 뜨기 전에 짜거나 맵지 않은 반찬을 이전보다 한두 번 더 집어먹는 습관을 갖는다.
- 👍 입 안에 넣는 주식(밥)의 양을 줄인다. 밥을 먹을 때 수저대신 젓가락을 사용하는 것도 한 가지 방법이다.
- 👍 음식을 입 안에 넣고 평소보다 최소한 5~10회 더 씹은 다음 목구멍으로 넘긴다.
- 👍 한 끼의 식사를 모두 마치는 데 걸리는 시간은 최소 15분 이상이 되도록 한다. 처음 한동안은 시계를 맞춰놓거나 시간을 확인하면서 식사를 한다.
- 👍 다이어트를 하는 동안 일체의 가공·인스턴트식품을 먹지 않는다.
- 👍 밀가루로 만든 음식은 가급적 피하되, 주 1~2회 이내로 먹는다.
- 👍 끼니를 거르지 않고 규칙적인 식사시간을 지킨다. 아침거르기가 습관이 되어 지킬 수 없다면, 아침식사 대용으로 토마토, 키위, 바나나, 사과, 당근 등을 갈아서 계란프라이와 함께 먹는 것도 좋다.
- 👍 생수병을 가지고 다니면서 수시로 물을 섭취한다. 물은 무조건 많이 마시는 것이 좋은 것이 아니고, 계절이나 활동량에 따라 다르지만

평균적으로 하루 약 1~1.5ℓ 정도가 좋다.

👍 장 내 미생물의 서식환경을 개선하기 위해서 프로바이오틱스 제품을 활용한다. 또 이들 미생물들의 먹이가 되는 프리바이오틱스를 가급적 많이 공급하기 위해 야채류·과일류를 많이 먹는다.

👍 밤 9시 이후에는 물 이외에 칼로리가 있는 음식을 입에 대지 않는다. 공복감을 참기 어려우면 약간의 견과류나 과일, 그리고 물을 먹는다.

👍 잠자리에 드는 시간을 평소보다 앞당기도록 노력한다. 늦어도 12시 이전에는 잠자리에 들도록 한다.

👍 수면의 질을 높이기 위해 적절한 수면환경(조명 ,소음, 온도, 침구류 등)을 만든다.

👍 운동을 자신의 새로운 습관으로 정착시킨다. 그러나 운동은 반드시 특정 시간에 준비해서 하는 것이라는 고정관념에서 벗어나 수시로 기회가 있을 때마다 잠깐씩이라도 몸을 움직이는 것으로 생각한다.

👍 계속해서 앉아 있는 시간을 1시간 이내로 하고, 업무 중 수시로 일어나 3~5분간 스트레칭이나 근력운동을 한다.

👍 일상생활에서 몸을 더 움직일 수 있는 기회를 놓치지 않고 적극적으로 활용한다(걷기, 계단이용하기 등).

👍 칼로리일지를 작성한다. 모바일 앱 등을 활용하여 자신의 기초대사량을 산정하고, 음식으로 섭취한 칼로리와 운동에 의한 에너지 소비량을 기록하는 일지를 쓴다(칼로리일지 로그 참조).

다이어트를 위한 근력운동

근력운동의 일반적 원칙은 다이어트를 위한 운동에도 그대로 적용됩니다. 근력운동은 근력을 단련시키거나 근육량을 증대시키는 목적 외에 다이어트를 위해서 총에너지소비량을 증가시키는 추가적인 효과도 기대할 수 있습니다.

대근육 및 복합관절 운동은 소근육 및 단일관절 운동 앞에 한다

피트니스클럽에 가면 순서를 생각하지 않고 우선 비어 있는 장비나 가까이 위치한 기구 위주로 운동하는 모습을 볼 수 있습니다. 예를 들면 덤벨 컬(상완이두근 운동)과 같은 소근육 운동부터 시작하거나, 레그 익스텐션(대퇴사두근 운동)과 같이 대근육 운동이지만 단일관절 운동을 먼저 하는 것입니다.

제대로 된 운동순서는 단일관절 운동(덤벨 컬이나 레그 익스텐션과 같이 한 개의 관절만을 중심으로 이루어지는 운동)에 앞서서 2개 이상의 관절이 관여하는

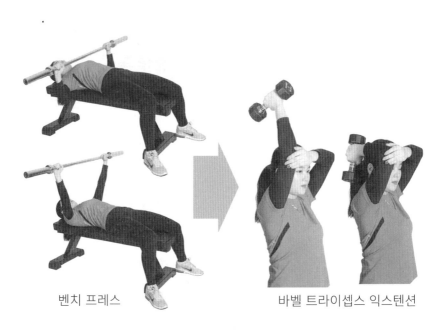

벤치 프레스

바벨 트라이셉스 익스텐션

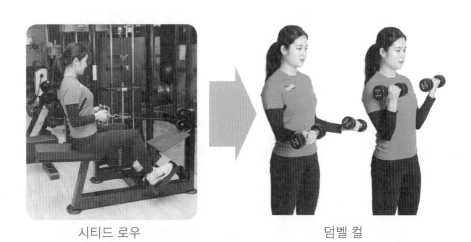

시티드 로우

덤벨 컬

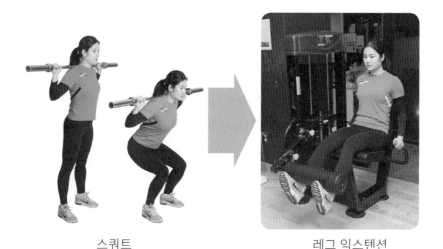

스쿼트   레그 익스텐션

근력운동 : 복합관절 운동에서 단일관절 운동으로

복합관절 운동을 먼저 하는 것이 맞습니다. 즉 레그 익스텐션(대퇴사두근 운동)과 같은 단일관절 운동에 앞서서 스쿼트와 같이 여러 대근육이 관여 하는 복합관절 운동을 먼저 합니다.

상체나 어깨·팔부위를 운동할 때는 벤치 프레스를 먼저 하고, 트라 이셉스 익스텐션(상완삼두근 운동)은 나중에 하는 것이 좋습니다. 그리고 복 합관절 운동인 시티드 로우를 먼저 하고 덤벨 컬(상완이두근 운동)은 나중에 합니다.

일정 기간 동안 소근육 운동만 열심히 하여 그 근육만 발달되면 나중 에 보다 큰 근육에 자극을 주는 데 방해가 될 수 있습니다. 예를 들어 상 완삼두근만 열심히 운동하여 그 근육들이 발달한 다음 벤치 프레스와 같은 복합관절 운동을 하면 의도한 효과를 충분히 거두지 못할 수 있습니다. 왜냐하면 굵어진 상완삼두근이 중량을 상당 부분 감당함으로써 막상 대흉근이나 삼각근과 같은 대근육에는 충분한 자극을 주지 못하기 때문입니다.

또 덤벨 컬만을 열심히 하여 상완이두근만 발달한 후에 풀 업이나 랫 풀 다운, 시티드 로우와 같은 운동을 하면 힘쓰는 것을 먼저 익힌 상완 이두근이 지나치게 관여하기 때문에 광배근과 같은 큰 근육에 자극이 집중되지 못해서 등부위의 근육을 강화시키려는 본래 목적을 달성하기 어렵게 됩니다.

예외적으로 역도 선수와 같이 특별한 종목의 선수는 보다 무거운 중량을 들기 위한 훈련방법으로 소근육을 먼저 피로하게 한 다음 전체적인 동작을 연습하기도 합니다. 이것은 그 동작에 참여하는 대근육에 자극을 주기 위한 훈련방법인데, '사전탈진훈련법'이라고 합니다. 그러나 기록향상만을 목적으로 하는 역도 선수와는 달리 근육증대나 다이어트를 위한 운동은 당연히 대근육을 먼저 운동하고 소근육을 나중에 운동하는 것이 맞습니다.

복합관절 운동의 장점은 다음과 같습니다.

👍 많은 근육군이 참여하므로 에너지 소비량을 높이기 쉽다.

👍 복합관절 운동에 의해 충분한 워밍업 효과를 가진 다음 특정 근육운동에 들어갈 수 있다.

👍 어느 한 근육의 피로가 먼저 초래되지 않고 회복된 상태에서 단일관절 운동에 들어갈 수 있다.

👍 전신의 복합관절 운동을 수행하는 동안 코어근육(심부근육)을 함께 자극하기 쉽다.

👍 특정 운동종목에 전이시킬 수 있는 이점이 있다. 즉 실제 경기동작의 근육동원 패턴과 비슷한 신경근육 훈련이 되어 근육의 협응력을 증가시킨다.

사전탈진훈련법

일반적으로 대근육 → 소근육, 복합관절 → 단일관절의 순으로 운동을 하는 이유는 에너지소비량을 높이고, 안정적이고 단계적인 자극을 주기 위해서입니다. 그러나 역도 선수와 같은 특별한 종목의 선수는 보다 큰 중량을 들기 위한 훈련방법으로 소근육을 먼저 피로하게 한 다음 전체적인 동작을 연습하기도 합니다. 즉 반대로 소근육 → 대근육, 단일관절 → 복합관절의 순으로 저항훈련을 합니다. 이것은 그 동작에 참여하는 대근육이 그 동작을 수행하기 위한 부하를 더 많이 감당함으로써 대근육에 보다 큰 자극을 주기 위한 훈련방법으로, '사전탈진훈련법'이라고 합니다.

그러나 기록향상만을 목적으로 하는 역도선수와는 달리 대근육을 먼저 운동하고 소근육 운동을 나중에 하는 것이 많은 에너지소비량을 달성하거나 근육증대를 주목적으로 하고, 부상위험을 줄인다는 측면에서 바람직합니다.

주동근과 대항근을 균형 있게 발달시켜야 한다

예를 들어 벤치 프레스만 죽어라 운동한 결과 대흉근은 매우 커졌지만 등 부위에 있는 광배근, 능형근, 대원근 등은 상대적으로 발달이 미약한 경우가 많습니다.

대흉근은 팔을 미는 동작이나 공을 던지는 동작을 할 때 주된 작용을 하는데, 속근섬유의 비율이 높아 자극에 의해서 쉽게 발달합니다. 컴퓨터 앞에서 대부분의 시간을 보내는 현대인에게 있어서 대흉근의 중요성은 앞발로 지면을 딛고 체중을 지지하는 데 사용하는 네발동물만큼 중요하지 않습니다.

사무실 컴퓨터 앞에 윗몸을 구부리고 앉아 있는 시간이 많아지면 가슴부위의 소흉근 · 대흉근이 과활성되어 단축되는 현상이 나타납니다. 가뜩이나 가슴부위 근육이 긴장되어 있는 상태인 데도 불구하고 피트니스클럽에 와서는 대흉근 위주의 운동만을 하고 약화된 등 부위의 운동은 소홀히 하는 경우가 많습니다. 이 때문에 다음 그림과 같은 소위 '라운드 숄더'가 되기 쉽습니다.

라운드 숄더란 가슴부위의 소흉근과 대흉근의 긴장도(tension)는 높아진 반면 등부위에서 견갑골 운동을 돕는 능형근 · 대원근 · 소원근 등의 근력이 약화되어 어깨가 가슴쪽으로 둥그렇게 말리는 자세를 말합니다. 이렇게 되면 상완골(위팔)과 견갑골이 이루는 어깨관절의 각도가 변화합니다. 이 상태에서 팔을 들어올리면 견봉과 상완골이 이루는 공간이 좁아져 회전근개(돌림근띠)가 견봉과 반복해서 닿아서 염증을 일으키거나 끊

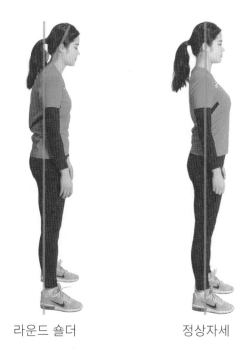

라운드 숄더　　　　　정상자세

라운드 숄더와 정상자세

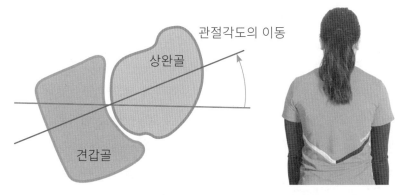

라운드 숄더에서 어깨의 견갑골과 상완골두가 이루는 각도

어지기도 하는 '어깨충돌증후군'이 발생할 수 있습니다.

외관상 멋진 몸매를 갖기 위해 운동을 하지만 몸의 자세는 더욱 이상해지고, 심지어 관절이 손상되어 큰 고생을 할 수도 있습니다.

주동근과 대항근을 균형 있게 발달시키기 위해서는 근육의 특성을 어느 정도 알아야 합니다. 종아리부위의 가자미근, 아래팔부위의 전완근, 위팔 앞부분의 상완이두근, 그리고 배부위의 근육 등은 지근(서근)이 많습니다. 이 지근들은 지구력은 좋지만 자극에 의해 잘 커지지 않습니다.

반대로 가슴부위의 대·소흉근이나 상완삼두근에는 속근이 상대적으로 많습니다. 속근은 지구력은 떨어지지만 자극에 의해 빠르고 강하게 수축하며, 근육이 쉽게 커지는 특성이 있습니다. 그래서 트라이셉스 익스텐션과 바벨 컬을 같이 하더라도 상완삼두근만 너무 커져서 자신이 원하지 않는 체형을 갖게 될 수도 있습니다. 또 레그 익스텐션과 런지 등으로 대퇴사두근을 운동하고, 레그 컬로 허벅지 뒤쪽의 햄스트링스를 운동시키면 상대적으로 대퇴사두근이 더 발달합니다.

원래 대퇴사두근은 근육량이 햄스트링스보다 훨씬 많을 뿐만 아니라 속근의 비율도 더 많아서 발달하기 쉽습니다. 문제는 대퇴사두근에 대한 햄스트링스의 근력비율이 70% 정도는 되어야 하는데, 대부분 50%대에 불과하다는 것입니다. 심지어 필자가 근무하는 대학교의 축구부 학생들을 대상으로 측정하였더니 그 비율이 50~60%로 떨어져 있었습니다.

이렇게 대퇴사두근과 햄스트링스의 근력 불균형이 발생하면 햄스트링스 파열 등의 부상위험이 높아집니다. 경기 중에 몸을 빠르게 턴하

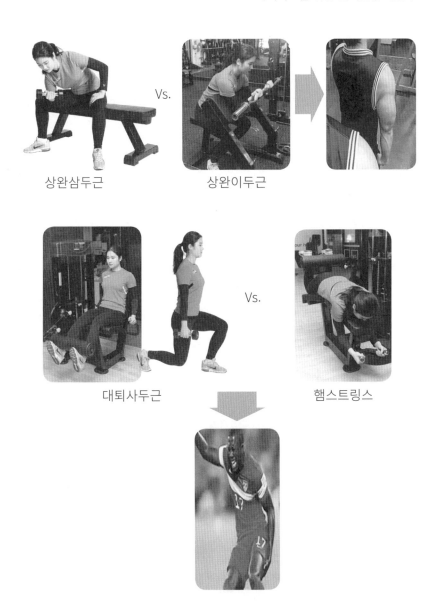

상완삼두근   Vs.   상완이두근

대퇴사두근   Vs.   햄스트링스

근력훈련의 불균형으로 인한 주동근과 대항근의 불균형한 발달거나, 강한 킥을 위해 발을 딛거나, 점프를 하고 내려올 때 두 근육을 동시에 강하게 수축시키는 일종의 신경자극 오류가 발생할 수 있는데, 이를 '롬바르드의 역설(Lombard's paradox)'이라고 합니다. 이때 햄스트링스가 파열될 수도 있습니다.

훈련을 할 때에는 근육의 특성을 잘 이해하고 균형잡힌 근력훈련을 하는 것이 중요합니다.

목적과 체력 수준에 따라 중량, 반복횟수, 세트 수, 세트 간 휴식시간 등을 결정한다

근력운동을 할 때에는 목적에 따라 중량, 반복횟수, 세트 수, 세트 간 휴식시간 등을 결정합니다. 이때 목적은 크게 두 가지로 나눌 수 있습니다.

하나는 근육의 비대가 주목적인 경우로서 중량은 중간정도로 정하고 횟수를 가급적 늘리며, 근육에 충분한 자극을 주기 위해 세트 간의 휴식시간은 짧게 합니다.

다른 하나는 근육의 비대보다는 근육이 발휘하는 힘, 즉 근력향상이 주목적인 경우로서 중량은 높이고, 그에 따라 반복횟수는 적게 하며, 세트 간의 휴식시간은 충분히 길게 하는 방법입니다. 이 방법은 역도 선수나 투포환 선수와 같이 근육의 기능을 개선하여 기록향상을 일차적인 목적으로 할 때 운동하는 방법입니다.

일반적인 다이어트를 위한 근력운동은 전자에 보다 가까운 방법을 택

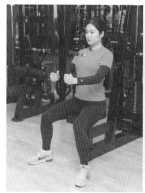
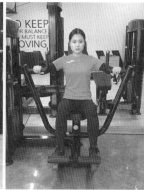
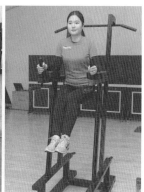

펙 덱 플라이   벤치 프레스 머신   서포티드 레그 레이즈

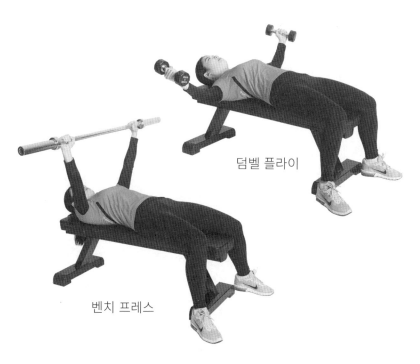

덤벨 플라이

벤치 프레스

가슴앞부위의 근력강화를 위한 운동

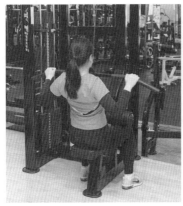
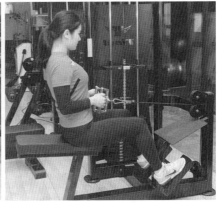

랫 풀 다운   시티드 로우

등부위의 근력강화를 위한 운동

하는 것이 좋습니다. 그것이 근력운동을 통해서 근육량의 유지 · 증대와 더불어 총에너지소비량을 높이는 데 부합되기 때문입니다.

예를 들어 체지방이 많고 근육은 적은 저근육 비만형인 사람은 처음에는 12RM에서 20RM까지의 저중량을 선택하여 반복횟수를 늘리는 방법을 택하고, 그밖에 근력이나 체지방이 보통인 사람은 10~12RM을 선택하는 것이 좋습니다.

RM의 개념과 최대근력인 1RM을 구하는 방법에 대해서는 이 책의 뒷부분(부록, p.382)에 자세히 설명하였습니다.

중량을 들어올리거나 내릴 때의 호흡법을 익힌다

처음 중량을 드는 근력운동을 할 때 호흡을 멈추거나 불규칙하게 하는

사람이 많습니다. 이렇게 힘을 쓸 때 자연스럽게 호흡하기 어려운 이유
는 운동을 하는 골격근이 중량을 견디는 동안 인체에서는 그것을 돕기
위해 코어근육인 횡격막이 수축해서 고정시키려는 반응이 일어나기 때
문입니다.

중량이 무거울수록 그러한 반응이 잘 일어나는데, 역도 선수가 최대
나 최대에 가까운 중량을 들어올릴 때 숨을 멈추는 것은 이러한 이유 때
문입니다. 또 그들이 허리에 벨트를 차는 것도 복강 속의 압력을 최대한
높여서 척추를 견고하게 지지하기 위해서라고 할 수 있습니다.

이러한 호흡법을 발살바 동작(Valsalva maneuver)이라고 합니다. 전투
기 조종사들이 비행기를 이·착륙시키기 위해 고도를 빠르게 변화시킬
때 급격하게 발생하는 체내의 압력과 외부 압력의 차이로 인해 고막파
열 등의 위험이 높아지는데, 이러한 압력차이를 해소하기 위해 성문(기관

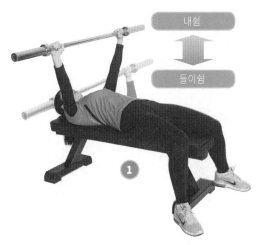

벤치 프레스 운동 시의 호흡법

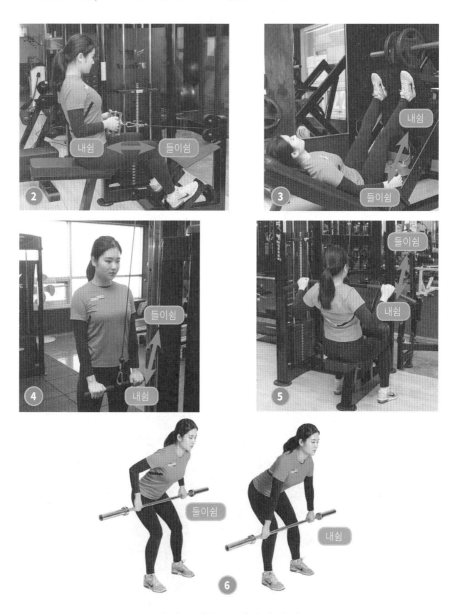

여러 근력운동 시의 호흡법

이 상부에 있는 호흡기의 입구)을 막고 강하고 짧게 '흡, 흡'하면서 숨을 내쉬는 동작을 반복하는 것을 말합니다.

그러나 단순히 근력을 개선하거나 건강 또는 다이어트를 위해서 운동을 할 때 이러한 호흡법을 쓰는 것은 전혀 불필요하고 위험성도 따르므로 피해야 합니다.

중량을 들 때에는 다음과 같이 호흡하는 것이 좋습니다. 즉 근육이 수축할 때, 즉 힘을 쓸 때에는 숨을 내쉬고, 반대로 근육을 이완시키고 중량을 내릴 때는 숨을 들이쉽니다. 그림과 같이 벤치 프레스 동작에서 중량을 들어올릴 때는 숨을 내쉬고, 반대로 중량을 내릴 때는 서서히 숨을 들이쉽니다. 쉽게 설명하면 당기는 운동(당길 때 힘을 주는 운동)에서는 당길 때 내쉬고, 미는 운동(밀 때 힘을 주는 운동)에서는 밀 때 숨을 내쉰다고 기억하면 됩니다. 이렇게 힘을 주면 흉강 속의 압력을 감소시켜 앞에서 설명한 혈압의 급격한 상승이나 뇌빈혈의 위험을 감소시킬 수 있습니다.

한 가지 예외로 볼 수 있는 동작이 그림의 6번과 같은 벤트 오버 바벨 로우 운동입니다. 이 운동은 상체가 앞으로 굽혀진 자세에 의해 횡격막의 운동이 제한을 받게 되고, 동시에 팔의 동작에 의해 횡격막의 움직임도 크게 영향을 받습니다. 이러한 경우에는 들어올릴 때(당길 때) 반대로 숨을 들이쉬고, 내릴 때는 숨을 내쉬는 것이 자연스럽습니다.

그밖에 흉곽의 움직임에 따라 숨을 자연스럽게 내쉬거나 들이쉬는 것이 좋다는 주장도 있습니다. 그런데 이것은 동작에 따라서 호흡법을 익히는 데 혼선을 주기 쉬우므로 근육이 수축하여 힘을 발휘할 때 내쉬고, 이완될 때 들이쉬는 것이 좋습니다.

Diet Master

발살바 동작 시 혈압과 심박수의 변화

무거운 중량을 들어올리기 위해 힘을 쓸 때 호흡을 멈추는 발살바 동작(Valsalva maneuver)에서 나타날 수 있는 가장 큰 위험은 혈압의 급격한 변화와 심장의 부담입니다. 발살바 동작의 각 국면에서 혈압은 급격한 상승과 하강을 반복하는데, 이로 인해 뇌출혈과 뇌빈혈의 위험이 번갈아 높아지며 심장에도 커다란 부담을 가하게 됩니다. 각 국면(Ⅰ~Ⅳ)에 따른 혈압과 심박수의 변화는 다음과 같습니다.

〈국면Ⅰ〉 처음 중량을 들면서 숨을 멈출 때에는 흉강 속의 압력이 급격히 높아지면서 그림의 국면Ⅰ과 같이 혈압이 순간적으로 높아집니다. 이때 심박수는 혈압의 급격한 상승에 대한 반사작용으로 감소하게 됩니다.

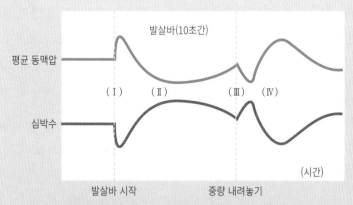

(Ⅰ) 혈압의 급격한 상승, 심박수의 반사적 감소
(Ⅱ) 대정맥 압박으로 정맥환류량 감소, 심박출량 감소, 혈압 감소
(Ⅲ) 중량을 놓으며 가슴 안 혈관의 일시적 확장과 혈압 감소
(Ⅳ) 혈압의 재상승과 심박수 감소

중량을 들면서 발살바 동작을 10초간 행할 때 혈압과 심박수 변화

〈국면Ⅱ〉이어서 수 초간 숨을 멈추고 힘을 쓰는 동안 흉강 속의 압력이 지속적으로 높아져 결과적으로 그림처럼 심장으로 들어가는 하대정맥을 누르게 됩니다. 대정맥은 동맥과는 달리 근육층이 없고 얇기 때문에 이러한 압력에 의해 쉽게 눌리게 됩니다. 하대정맥이 눌리는 수 초 동안 심장으로 들어가는 혈액(정맥환류량이라고 합니다)은 막혀서 감소합니다. 이렇게 되면 다시 심장박출량이 감소하며, 심장박출량이 감소하면 혈압이 감소하여 뇌로 보내는 혈액이 감소하는 뇌빈혈 현상이 나타납니다. 이때 중량을 들고 있다면 현기증이 나거나 졸도할 위험이 높아집니다.

〈국면Ⅲ〉이후에 중량을 내려놓으면 가슴 안의 혈관이 일시적으로 확장되면서 혈압은 다시 감소하는데, 이때에도 뇌빈혈의 위험이 높아집니다. 혈압의 감소를 보상하기 위해 심박수는 다시 반사적으로 증가합니다.

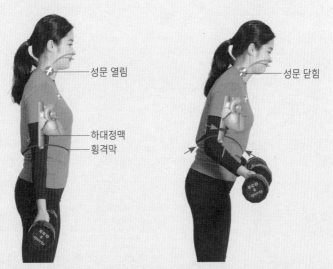

성문 열림
하대정맥
횡격막

성문 닫힘

발살바동작 시 흉강 내 압력의 증가와 하대정맥의 차단

〈국면 IV〉 그 이후에는 혈압을 재차 상승시키기 위한 반사반응이 일어나고 심박수는 다시 감소하는 반응이 나타납니다. 이때 뇌출혈이나 심장마비의 위험성이 다시 크게 증가하게 됩니다.

열, 유행성 다이어트

이 장에서는 수 년 전부터 최근까지 크게 유행하였던 대표적인 다이어트법에 대한 의견을 밝힙니다.

최근 유행하였던 '고지방·저탄수화물 다이어트'는 매스미디어를 통해서 소개되면서 사회적으로 커다란 반향을 일으켰습니다. 이 다이어트법이 방영될 당시 필자는 SNS 등을 통하여 이 다이어트법의 배경과 한계, 문제점에 대해서 밝힌 바 있는데, 그 내용을 소개합니다.

또한 그 전에 유행했던 '간헐적 단식'에 대해서도 필자의 저서 『트레이너가 꼭 알아야할 99가지 진실과 거짓』이라는 책에서 의견을 밝힌 바 있습니다.

물론 두 가지 다이어트법 모두 상당한 과학적 근거를 갖고 있습니다. 그러나 비록 '과학적 근거'가 있을지라도 과학이란 이름으로 어느 일면만을 지나치게 부각시키면 인체 생리와 대사과정을 통합적으로 이해하는 데 방해가 될 뿐입니다. 따라서 이는 일반대중들의 건강한 다이어트를 잘못된 방향으로 이끌어갈 수 있는 소지가 있다는 것이 필자의 견해입니다.

고지방·저탄수화물 다이어트에 대해서

　지난 해에 '고지방·저탄수화물 다이어트'가 크게 유행한 바 있습니다. 국내의 일부 전문가들이 직접 체험을 통해 이같은 '지방의 역설'을 검증하여 매끼니 삼겹살·갈비탕·스테이크 등과 같은 고지방식을 하면서 살을 빼는 데 성공했다는 소식을 전한 바 있습니다. '고지방·저탄수화물(LCHF : Low Carbohydrate Hihg Fat) 식단'은 탄수화물 0~10%, 단백질 10~30%, 지방 60~90%로 구성합니다. 이 경우에는 마블링이 많은 돼지고기와 소고기, 버터, 치즈 등이 주식이 됩니다.

　실제로 이러한 식단을 통해서 체중(최고일 때 13kg, 최소 5kg)도 감량하고 지방간, 이상지질혈증(고지질혈증), 부정맥 등에서 벗어났다는 매우 획기적인 소식도 있습니다. 과연 이러한 정보를 우리는 어떻게 받아들여야 할까요?

　먼저 체중이 감량되었다는 것은 40여 년 전에 처음 소개된 다음 10년 간격으로 되풀이하여 유행하는 '앳킨스다이어트법'과 맥락을 같이 하는 것으로 보입니다. 고단백 식사인 앳킨스다이어트법도 저탄수화물 식사를 바탕으로 하고 있기 때문입니다. 이때 체중이 단기간에 현저하게 감량되는 것은 당연한 결과입니다.

일단 고지방 다이어트의 효과를 전하는 일부 매체는 '지방이 체중 증가의 원흉으로 지목되는 일반의 상식'과는 다른 결과라는 점을 강조하고 있습니다. 그런데 실제로 그것은 오래되어 폐기된 상식이고, 비만의 가장 큰 원인은 정제된 탄수화물의 과도한 섭취라는 점은 이미 잘 알려진 사실입니다.

따라서 고지방 식사든 고단백 식사든 그것이 탄수화물 섭취, 특히 정제된 당 섭취량 줄이기를 바탕으로 한다면 일단 다이어트의 방향은 제대로 잡은 것이고 성공의 확률은 그만큼 높아질 것입니다. 사실 여러 차례 강조하였지만, 현대인의 식생활에서 비만을 유발하고, 나아가 각종 성인병을 유발하는 직접적인 원인이 지방 또는 육류의 섭취보다는 식품의 산업화로 대량 생산된 전분의 섭취입니다.

그렇다면 지금까지 알려진 영양학자와 건강학자들이 주장하는 3대 영양소의 이상적인 섭취비율(탄수화물 : 지방 : 단백질=60 : 25 : 15) 중에서 무조건 탄수화물의 섭취비율을 줄이고, 지방이나 단백질 섭취비율을 높이면 다이어트에 성공하게 될까요? 정말 탄수화물을 극단적으로 0~10%로 줄이는 다이어트법이 그렇게 효과가 있는 것일까요?

한 가지 의문점은 고지방 식사나 고단백 식사를 하면서 실제로 총칼로리의 섭취는 어떻게 했는지 전혀 설명이 없다는 사실입니다. 대개 무슨 특별한 다이어트(주로 원푸드다이어트)를 해서 체중을 감량했다는 성공담이 들리는데, 실제 원인은 특정한 식품 때문이 아니라 전체 섭취칼로리를 줄인 효과 때문인 경우가 많습니다. 예를 들어 이제부터 어떤 특별한 다이어트를 하려고 마음먹는다면, 그 특별한 다이어트법 때문이라기보다는 지금까지와는 확연히 다른 마음가짐과 생활의 변화, 그리고 총칼로리의 섭취를 줄였기 때문에 나타난 효과일 가능성이 높습니다.

3대 영양소의 섭취비율은 그대로 두고 전체 칼로리 섭취를 줄이면 안 될까요? 우선 '체중을 줄인다'라는 측면에서만 생각하면 저탄수화물 섭취가 단기간에 매우 효과적인 방법임에는 틀림이 없습니다. 그러나 "그것이 과연 그처럼 지속적이고(요요가 없고) 부작용이 없는 방법인가?"라는 물음에 대해서 저는 단연코 "No"라고 말하겠습니다.

저탄수화물 식사를 할 때 나타나는 기본적인 대사의 변화는 다음과 같습니다. 간이나 근 글리코겐은 감소하고 혈당이 감소하면 인체는 대체연료로서 단백질과 지방을 더 많이 사용하게 됩니다. 간 글리코겐이나 혈당이 감소하면 간에서는 글리세롤이나 아미노산을 재료로 해서 포도당을 새롭게 만드는 당신생 작용을 활발하게 진행시켜 혈당 수준을 높이려고 합니다. 왜냐하면 혈당이 뇌의 가장 중요한 에너지원이기 때문입니다.

그 결과 단백질 대사의 중간산물인 요산, 요소, 크레아티닌 등의 질소화합물과 지방의 대사산물인 케톤체가 다량으로 발생하게 됩니다. 이렇게 되면 혈중 요산농도나 케톤체농도가 높아져서 혈액은 되풀이하여 산성화됩니다. 그러면 인체는 신장(콩팥)에서 산성물질을 자꾸만 소변으로 만들어 밖으로 내보내게 되므로 체중이 단기간(1~2주일만에 심지어는 5~10kg)에 급격히 감소합니다. 이렇게 감소된 체중은 대부분 수분이 배출된 결과입니다.

고지방 식사로 체중이 감량되었다는 사람들의 실제 체성분은 어떻게 변화했는지는 알 수 없으므로, 이때의 체중이 지방의 감량을 통해 감량된 것인지는 확인할 수 없습니다.

고지방·저탄수화물 다이어트 옹호론자들이 주장하는 "케톤이 혈액 속에 과다하게 있으면 우리 몸은 산성화되어 신장(콩팥)에서 독성을 유발하는 등 케톤산증에 걸릴 수 있지만, 고지방·저탄수화물 식사는 케톤을 바로 에너지원으로 쓰게 하므로 독성을 유발하지 않는다."는 말을 그대로 받아들이면 안 됩니다. 왜냐하면 케톤체를 대사하는 능력은 각자의 건강상태 등에 따른 개인차가 많으며, 케톤체의 반복적인 생성은 장기적으로는 더 큰 문제를 일으킬 수 있기 때문입니다.

다음 그림은 지방을 과도하게 섭취하면 뇌의 포도당 유입을 방해하여 연쇄적으로 말초조직의 인슐린저항성을 초래할 수 있다는 점을 보여줍니다. 이는 고지방·저탄수화물 다이어트를 옹호하는 근거가 되는 케톤체 생성이 뇌의 기능을 보다 긴밀하게 하고, 인슐린에 대한 말초조직의 민감도를 향상시킨다는 케토제닉 다이어트의 이론을 정면으로 부정하고 있습니다.

지방을 과다하게 섭취하면 뇌에 포도당이 부족해집니다. 이것은 혈뇌장벽(blood-brain barrier)에서 포도당 운반에 중요한 역할을 하는 GLUT-1 단백질이 줄어드는 원인이 된다고 최근 연구들에 의해 밝혀졌습니다. GLUT-1 단백질은 세포질 내에서 세포막으로 이동하여 글루코스를 세포 내로 이동시키는 출입문 역할을 하는 매우 중요한 단백질입니다. 이

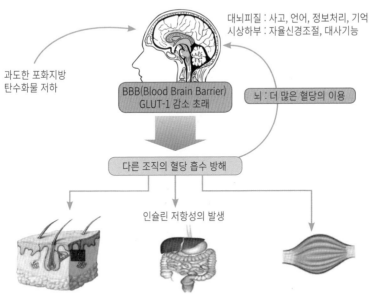

대뇌피질 : 사고, 언어, 정보처리, 기억
시상하부 : 자율신경조절, 대사기능

과도한 포화지방
탄수화물 저하

BBB(Blood Brain Barrier)
GLUT-1 감소 초래

뇌 : 더 많은 혈당의 이용

다른 조직의 혈당 흡수 방해

인슐린 저항성의 발생

GLUT(Glucose Transporter) : 세포 내 포도당 운반을 담당하는 단백질

고지방 식사에 의한 뇌 GLUT-1의 감소와 말초조직의 인슐린저항성

것이 줄어들면 온몸의 대사를 조절하는 시상하부, 사고·언어·정보처리·기억 등 뇌의 고등기능을 담당하는 대뇌피질과 같은 뇌의 여러 부위에 포도당 부족현상을 일으킵니다.

이렇게 되면 뇌는 이를 비상사태로 인식하여 근육을 비롯한 인체 다른 조직이 포도당을 흡수하지 못하도록 방해하여 가급적 혈당이 '뇌' 자신에게만 공급되도록 비상령을 발동하게 됩니다. 이 때문에 인체 전반에 '인슐린저항성'을 일으키는데, 이를 '이기적인 뇌(Selfish brain)'이론이라고 합니다.

다시 말하면 고지방 식사는 단기간에 체중은 감량되더라도 인체 전반의 컨디션에 문제를 일으키고, 만병의 근원인 인슐린저항성을 일으키는 원인이 될 수도 있습니다. 물론 과도한 탄수화물의 섭취도 일차적인 인슐린저항성의 원인일 뿐만 아니라 비만의 원인인 것도 사실입니다.

거의 모든 다이어트법이 그렇듯이 고지방·저탄수화물 다이어트도 건강한 사람이 운동으로 생활을 건강하게 변화시킴과 동시에 총칼로리 섭취를 줄이는 형태로 실행한다면 성공의 가능성이 분명히 있습니다. 또 그러한 전제하에 인슐린 분비를 줄이는 효과가 있어 인슐린저항성을 낮추고, 비만·지방간·당뇨병을 예방한다는 주장도 타당성이 있을 수 있습니다. 그런데 정도의 문제는 반드시 생각해야 합니다.

이러한 다이어트법은 자칫 일반 대중에게 큰 혼란을 주고 오해를 야기시킬 수 있습니다. 즉 삼겹살을 매일 먹고도 살을 뺀다거나 탄수화물을 무조건 0~10%로 먹는 극단적 고지방 식사는 분명 일반화될 수도 없고 일반화되어서도 안 되는 다이어트법이라는 것입니다.

고지방 식사의 또 한 가지 문제는 지방조직에서 분비되어 시상하부의 신경펩타이드호르몬 분비를 억제시키는 렙틴(leptin)이라는 호르몬과 관련된 문제입니다. 지방조직에서 분비되는 렙틴은 뇌의 식욕중추를 억제하는 작용을 하는데, 최근 연구들은 동물성 육류에 많은 포화지방이 이 렙틴의 분비를 억제한다고 보고하였습니다.

또한 포화지방은 위장 하부와 십이지장에서 분비되어 식욕을 억제하는 CCK(cholecystokinin)의 분비를 방해하는 것으로 밝혀졌습니다. 이는 여러 동물 실험이나 임상 실험을 통해서도 입증된 사실입니다. 우리가

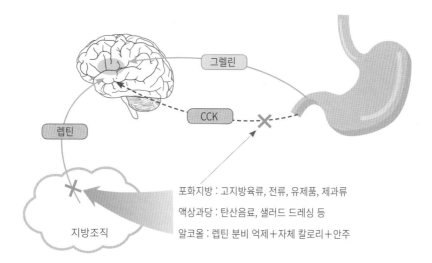

포화지방 : 고지방육류, 전류, 유제품, 제과류
액상과당 : 탄산음료, 샐러드 드레싱 등
알코올 : 렙틴 분비 억제＋자체 칼로리＋안주

지방조직

렙틴과 CCK 분비에 영향을 미치는 요인들

회식 때 삼겹살을 배가 터지게 먹고도 찾아오는 약간의 허전함 때문에 공기밥이나 냉면을 시켜 먹게 되는 원인이 되지요.

또한 총지방량의 과다섭취와 포화지방의 섭취는 동맥경화를 유발시키는 요인인 혈중 저밀도지질단백질 콜레스테롤(LDL-C)의 증가와 직접적으로 관련되어 있습니다.

고지방·저탄수화물 다이어트의 또 한 가지 문제점은 고지방·저탄수화물 식사를 하면서 운동을 하면 근 글리코겐이 매우 빠르고 심하게 고갈된다는 점입니다. 이렇게 되면 운동하는 근육에서 더 많은 지방을 연소시키는 효과는 기대할 수 있지만, 한편으로는 크렙스사이클의 마지막 산물인 옥살로초산이 간으로 보내져 당을 새롭게 합성하는 과정(당신생과정)이 촉진됩니다.

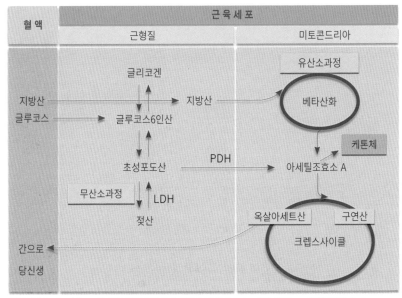

혈중 글루코스 저하 → 옥살아세트산의 당신생참여 증가＋Beta 산화 증가 → 아세틸조효소 A → 케톤체 생성 증가

LDH : Lactate dehydrogenase, PDH : Pyruvate dehydrogenase

극단적 고지방·저탄수화물 식사로 인한 운동 중 케톤체 생성

이렇게 크렙스사이클에서 옥살로초산이 간의 당신생과정에 참여하면 정작 운동하는 근육에서는 크렙스사이클의 속도가 현저하게 늦추어집니다. 즉 옥살로초산은 미토콘드리아에서 크렙스사이클에 들어가는 아세틸조효소 A와 결합하여 구연산으로 전환되면서 크렙스사이클을 계속 돌아가게 합니다. 이때 옥살로초산이 모자라면 아세틸조효소 A는 크렙스사이클에 들어가지 못하고 케톤체로 전환시키는 속도를 증가시킵니다.

한편으로는 운동을 수행하는 동안 베타산화과정에 의해서 아세틸조효소 A는 지속적으로 생성되면서 케톤체의 생성은 비정상적으로 빨라집니다. 물론 인체는 어느 정도는 케톤체를 연료로 연소시킬 수는 있지만, 당뇨가 있거나 인슐린저항성이 있는 사람에게는 케톤산증(Ketoacidosis)을 유발시킬 수 있습니다.

정상적인 인체의 생리적 조절과 대사를 위해서 일정량의 탄수화물이 반드시 필요합니다. 그래서 "탄수화물의 화염 속에 지방이 연소한다."라는 말이 생긴 것입니다.

과도한 탄수화물의 섭취, 특히 상업적으로 이용되는 정제된 탄수화물의 과도한 섭취는 분명히 가장 큰 문제입니다. 그렇지만 적절한 복합탄수화물 섭취의 극단적인 제한(예:10%나 30% 이내)은 확실히 잘못된 방법입니다. 그러므로 '과유불급(過猶不及)'이라는 말을 되새길 필요가 있습니다.

이에 대하여 하버드대학교의 프랭크 색스(Frank Sacks) 교수팀에 의해 최근 진행된 실험적 연구 결과(New England Journal of Medicine : NEJM)를 소개하면 다음과 같습니다.

대상자들을 다음 그림과 같이 네 집단으로 나누어 각각 저지방 보통단백질, 저지방 고단백질, 고지방 보통단백질, 고지방 고단백질을 먹도록 하되, 모든 집단이 하루 750kcal씩 적게 먹는 다이어트를 하도록 하였습니다. 결과는 6개월 뒤 모든 집단에서 6kg 정도 체중이 감소한 것으로 나타났으나, 각 집단 간 체중감량의 차이는 불과 0.5kg밖에 되지 않았습니다. 그리고 다시 정상식사로 돌아간(에너지섭취량을 예전 수준으로 하였을 때) 6개월 뒤부터 체중이 증가하기 시작하여 1~2년 후까지 체중이 증

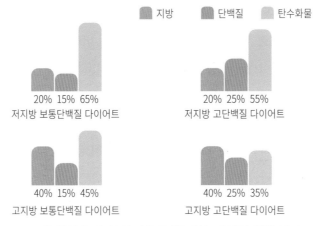

3대 영양소의 섭취비율을 달리한 다이어트법 비교

가하였습니다.

이러한 결과는 열량원의 구성비가 다이어트에 영향을 미치지 않는다는 것을 말해준다고 할 수 있습니다. 이러한 구성비의 변화는 4주 정도 단기간의 체중감량에는 효과가 있으나 장기적인 효과는 없다는 결과입니다.

간헐적 단식에 대해서

　'간헐적 단식'을 옹호하는 사람들의 논리적 근거는 다음과 같습니다. 과거 수렵채취 생활을 했던 우리 조상들은 수 천 년간 음식을 잘 먹지 못하는 시기와 음식을 풍부하게 먹는 시기를 반복하면서 간헐적 단식에 적응하는 유전형질이 발달되어 왔습니다.

　그러다가 오늘날과 같은 음식이 풍족한 시기를 겪으면서 세포는 과도하게 유입되는 음식으로 인해 스트레스를 받게 됩니다. 이는 더 많은 인슐린 분비를 자극하고, 지방 저장을 촉진하며, 산화적 스트레스를 높이고, 인체의 염증반응을 촉진시킵니다. 즉 인슐린저항성이 큰 문제가 되고 있습니다. 그런데 간헐적 단식은 인슐린 분비는 억제하는 대신 성장호르몬(hGH) 분비를 촉진하는데, 이는 조직의 복구, 효율적인 연료 이용, 항염증성 면역반응 등의 작용을 촉진합니다.

　간헐적 단식을 지지하는 또 하나의 논리적 근거는 간헐적 단식이 조직세포 안에서 카르니틴(L-carnitine) 농도를 증가시킨다는 것입니다. 카르니틴은 필수아미노산인 라이신과 메티오닌에서 합성되는 물질로서 미토콘드리아 내로 지방산을 운반시키는 작용을 하는 효소의 주성분입니다. 즉 카르니틴은 세포의 지방산 산화를 촉진하는 작용을 한다고 볼 수 있습니다.

또 일부 연구는 단식과 칼로리 제한이 PPAR(세포 내 전사활동을 매개하는 주요 수용체)을 활성화시켜서 카르니틴 운반자인 OCTN-2(novel organic cation transporter)를 증가시키고, 이어서 조직 내 카르니틴농도를 상승시킨다고 보고하고 있습니다. 한마디로 간헐적 단식을 하면 인체는 지방산 산화를 촉진하는 인체의 능력을 증가시키는 적응성 반응을 보인다는 것입니다.

그렇다면 일정 기간 매일 조금씩 칼로리를 지속적으로 제한하는 방법에 비해서 간헐적 단식의 이점은 무엇일까요? 그것은 간헐적 단식은 지속적으로 칼로리를 제한하는 기존의 방법과 비슷한 생리적 이점과 체중감량 효과를 초래하면서도, 식욕에 대한 스트레스나 실패에 대한 심리적 부담을 적게 하면서 행할 수 있다는 점입니다.

실제 동물을 대상으로 간헐적 단식을 실험한 연구들을 보면 간헐적 단식집단이 통제집단에 비해 체중이 감량되었다는 사실입니다. 이는 간헐적 단식의 긍정적인 결과로 볼 수도 있습니다.

사실 칼로리를 제한하는 어떤 다이어트법을 적용하더라도 말 못하는 동물들이야 주는 대로 먹을 수밖에 없으니 체중이 감소하는 것은 당연한 결과입니다. 문제는 간헐적 단식집단의 시상하부에서 식욕중추를 자극하는 신경전달물질인 AGRP(agouti-related NPY)와 NPY가 증가하였다는 것입니다. 즉 간헐적 단식을 한 집단에서는 식사를 제공한 후에도 식욕을 촉진하는 신경전달물질이 감소되지 않았고, 심지어 통제집단에 비해서 두 배나 높은 상태를 보였다는 것입니다.

더 나쁜 소식은 허기증을 일으키는 호르몬인 그렐린은 간헐적 단식에 의해 영향을 받지 않았지만, 지방조직에서 분비되어 식욕억제 작용을 하는 렙틴(leptin)은 절반으로 감소된 것으로 나타났습니다. 이것은 렙틴저항성이 감소된 결과로 해석할 수도 있습니다. 그런데 식욕을 일으키는 AGRP나 NPY가 증가한 것을 고려하면 렙틴저항성의 감소 때문이 아니라 실제로 식욕충동이 잘 억제되지 않는다는 것을 의미한다고 볼 수 있습니다. 또 간헐적 단식집단의 체중감량이 체지방 감소뿐만 아니라 제지방의 감소에도 일정 부분 기여한 것으로 나타났습니다.

동물이 아닌 인간의 경우에도 이러한 식욕조절 메카니즘이 그대로 나타난다면, 인간에게 있어서 식욕조절과 관련된 문제는 더 심각한 다이어트 장애요인이 될 수밖에 없습니다. 동물과는 달리 인간은 자기가 먹고 싶으면 어느 때나 먹을 수 있으니 식욕조절이 다이어트의 가장 큰 관건이라고 할 수 있습니다.

일정 기간의 금식이 때때로 체지방의 증가로 나타날 수 있는 인슐린저항성의 증가, 염증반응의 증가, 저항력의 감소 등을 개선하는 계기가 될 수 있는 것은 분명합니다. 그러나 간헐적 단식이 지속 가능한 건강한 다이어트라고 보는 데는 문제가 있습니다. 이 다이어트법 역시 분명 여러 성공사례가 있겠지요. 그 어떤 다이어트법도 성공사례가 없는 것은 없습니다.

간헐적 다이어트 역시 다른 형태의 다이어트법과 마찬가지로 그 방법을 시도할 때 나타나는 보상적인 음식섭취 욕구를 어떻게 관리하느냐에 성패가 달려 있다고 생각합니다. 그렇지만 개인의 의지를 많이 요구하는, 즉 보상적 식욕을 억제해야만 하는 다이어트법은 아무리 많은 생리적 장점을 갖고 있어도 결국은 의지가 굳건한 소수의 사람들을 위한 다이어트법에 그치게 될 것입니다.

부록

자세와 움직임
다이어트를 위한 셀프 운동처방

다이어트의 궁극적인 목적은 몸매의 개선입니다.

이를 위해서는 먼저 체중과 체성분을 변화시키는 것이 당연하지만, 결국 아름다운 몸매는 자세 또는 체형을 바르게 갖추어야 완성됩니다. 현대인들에게 공통된 문제점은 컴퓨터나 스마트폰의 과도한 사용, 하루 중 대부분을 앉은 자세로 생활하는 데 따르는 인체정렬(kinetic chain)의 이상, 근육의 약화나 과긴장, 그로 인한 다양한 통증증후군의 발생 등입니다.

여기에서는 이러한 문제점을 스스로 평가하고 수정하기 위한 간단한 교정운동법을 제시하고 있습니다. 또 체중감량을 위한 운동으로 근력운동이나 심폐지구력 운동을 계획할 때 스스로 기본적인 운동처방법을 정량적으로 적용하는 방법을 소개하고 있습니다.

자세와 움직임

자세이상으로 인한 현대인의 고질병 – 하지교차증후군

　다이어트에 성공해서 체중을 성공적으로 감량했다고 해도 신체의 자세와 정렬이 어딘가 문제가 있다면 원래 목적했던 만족스러운 몸매와는 거리가 먼 모습이 될 수도 있습니다. 특히 불과 십 여 년 사이에 스마트폰과 컴퓨터 이용시간이 늘면서 자세이상이 더욱 심각해지고 있습니다. 이러한 자세이상은 단순히 외관상의 문제에 그치지 않고 근막통증증후군, 요통 등의 근본원인이 되고 있습니다.

　인체를 지지하는 관절 중 어느 한 부위의 정렬이 비틀어져 발생하는 스트레스나 부하를 완화시키기 위해 최적의 정렬을 이루려는 인체 반응이 일어나는데, 이를 인체정렬(kinetic chain)이라고 합니다. 어느 한 관절에 정렬이상이 생기면 이를 보상하기 위해 여러 관절에서 재정렬이 일어나게 됩니다. 이로 인해 관절을 중심으로 작용하는 근육의 불균형한 긴장, 요통과 같은 통증, 자세의 불균형, 부상위험 증가 등의 문제가 일어날 수 있습니다. 아래 그림은 발목관절이상이 연쇄적으로 체중을 지지하는 다른 신체부위 관절의 정렬에 영향을 미치는 모습과 그로 인해 어느 한 쪽의 근육은 과긴장하고 다른 쪽은 늘어난 현상을 보여주고 있습니다.

　근육의 불균형은 특히 골반에 많이 나타나는데, 그 대표적인 증상이 하지교차증후군(lower crossed syndrome)입니다. 이것은 골반을 전·후·

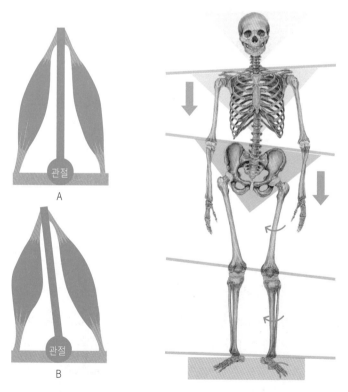

관절이상에 의한 연쇄적인 인체정렬(키네틱 체인)의 변화와 근육의 불균형

상·하에서 잡아주는 주된 근육들이 불균형한 상태가 되어 나타나는 증세입니다. 즉 한 쪽의 근육은 지나치게 긴장하여 수축된 상태이고, 다른 쪽 근육은 운동신경을 통한 자극이 오랫동안 주어지지 않아서 약화되어 이완된 상태를 보이는 것입니다. 이러한 현상이 그림과 같이 교차되어 나타나므로 '하지교차증후군'이라고 합니다.

그림을 보면 골반의 회전축을 중심으로 복부근육과 대둔근은 약화되어 있고, 척주기립근과 장요근은 매우 긴장된 상태로 교차되어 있습니다. 이렇게 긴장된 쪽 근육들의 작용에 의해 골반이 앞으로 기울어지게 됩니다. 이를 만회하기 위해 허리부분의 만곡(요추만곡)은 더욱 깊어져서 마치 알파벳의 C자처럼 휘어진 모습을 보입니다. 이렇게 요추만곡

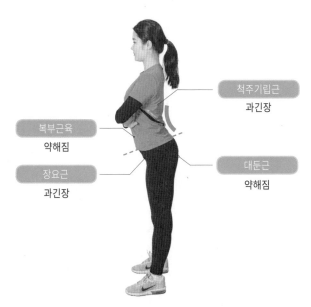

하지교차증후군에서 과긴장된 근육과 약화된 근육

이 심해져 C자형 자세가 되면 상체의 무게가 분산되지 않고 주로 요추 3~4번에 집중되어 요통이나 추간판(Disc)탈출증을 일으키는 원인이 됩니다.

인류의 역사상 가장 오랜 시간을 앉아서 생활하는 현대인에게 자세이상으로 인해 나타나는 하지교차증후군과 그로 인한 근육의 불균형 현상이 점점 증가하는 것은 당연한 일입니다. 하지교차증후군은 앉아서 생활하는 것과 가장 관련이 깊고, 잘못된 자세나 코어근력의 약화가 더욱 문제를 악화시킵니다.

앉아 있을 때 가장 할 일이 없는 대표적인 근육 중 하나가 엉덩이부위의 대둔근입니다. 우리가 앉아 있다가 일어설 때는 대둔근이 수축하면

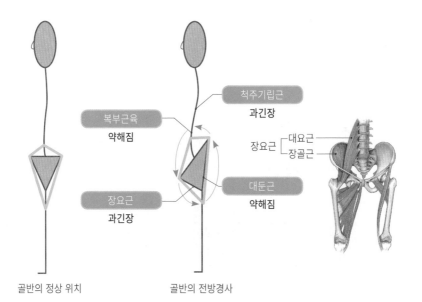

골반의 정상 위치   골반의 전방경사

골반의 전방경사와 장요근의 과긴장

서 허리부위의 관절을 펴게 하고 상체를 세워서 일어나게 합니다. 그런데 계속 몇 시간 앉아 있을 때에는 대둔근은 움직일 일이 없어서 방석 역할밖에 못합니다. 물론 엉덩이부위의 근육이 없는 마른 사람이나 노인분들은 이러한 대둔근이 하는 쿠션 역할이 얼마나 중요한지 실감하게 되지만요.

몇 시간 동안 앉아 있으면 엉덩이부위의 근육이 자극을 받지 못하여 모처럼 일어서려고 할 때 신경자극이 제대로 전달되지 못하여 제역할을 하지 못하게 됩니다. 그래서 엉덩이부위의 근육대신에 할 수 없이 허리부위의 척주기립근이 평소보다 더 힘을 써야만 몸을 세울 수 있게 됩니다. 젊은 사람은 근육의 기능이 있어서 그나마 괜찮지만, 나이든 사람은 일어서면서 허리를 쥐고 '아이구구' 앓는 소리를 내게 되지요.

이러한 현상을 '엉덩이기억상실증(Gluteal Amnesia)'이라고도 하는데, 이는 실제로 마비되지는 않았지만 마치 신경기능이 억제된 근육이 마비된 것처럼 보인다고 해서 가성마비(가짜마비 : pseudoparesis)라고 합니다. 물론 장시간 앉아서 생활하는 습관에 의해서 엉덩이부위의 근육이 비활성화되고 이완되는 것이 원인이라고 할 수 있습니다. 이를 보상하기 위하여 요추부위의 근육이 과활성화되는데, 이것이 요통을 유발시키는 원인이 됩니다.

다음 그림은 장시간 앉은 자세를 유지함으로써 하지교차증후군이 발생하는 과정을 설명하고 있습니다. 앉아 있을 때에는 고관절(엉덩관절)이 굽혀집니다. 이때에는 고관절을 굽히는 근육들인 장요근, 장경인대, 대퇴직근 등이 짧아진 상태로 그 자세에 적응하게 됩니다.

이렇게 되면 다음 그림과 같이 ① 고관절을 펴는 엉덩이부위의 신전 근, 즉 둔근은 반사적으로 이완되어 ② 관골(볼기뼈)을 앞으로 기울어지 게 하는데, 이를 골반의 전방경사(Anterior Pelvic Tilt)라고 합니다. 이렇 게 엉덩이 뼈가 전방경사되면 ③ 척주에도 기울어지려는 힘이 작용합니 다. ④ 인체는 척주가 앞으로 기울어지는 데 대항하여 본능적으로 척주 를 세우려고 합니다. 이 과정에서 요추만곡이 더욱 심해져 C자형 자세 가 됩니다.

이렇게 요추만곡이 심해진 상태인 요추전만이 되면 추간판에 압박을 주어 요통을 유발하고 척추 자체의 변성도 초래할 수 있습니다.

대둔근 기능의 약화 여부를 스스로 체크할 수 있는 간단한 방법은 다

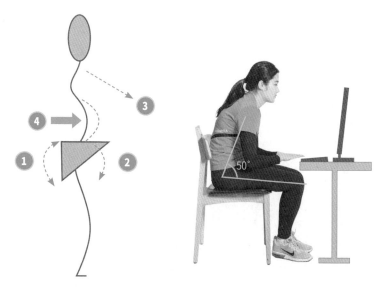

장시간 잘못된 자세로 인한 골반의 전방경사와 요통의 발생

음과 같습니다. 다음 그림과 같이 엎드려 이마를 한 쪽 팔 위에 올립니
다. 그리고 한 쪽 다리는 뒤로 들어올리고, 다른 팔은 뒤로 돌려 다리를
드는 쪽의 엉덩이를 만져봅니다. 이때 엉덩이가 단단하고 힘이 들어가
지 않고 물렁거리고 힘이 느껴지지 않는다면 엉덩이부위 근육의 기능이
저하되어 있음을 의미합니다.

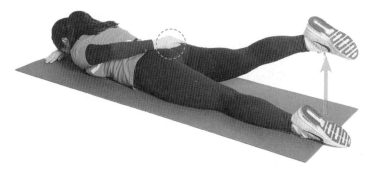

대둔근의 활성화 여부에 대한 자가 진단법

위 그림과 같이 다리를 뒤로 들어올릴 때 작용하는 근육은 대둔근과
햄스트링스(허벅지뒤편 근육)인데, 두 근육이 1:1의 비율로 작용하는 것이
정상입니다. 그러나 앞에서 설명한 엉덩이기억상실증이 있다면 햄스트
링스가 다리를 들어올릴 때 과도한 힘을 떠맡게 됩니다.

하지교차증후군을 교정하기 위한 운동

하지교차증후군은 장시간 앉은 자세를 유지함으로써 대둔근이나 햄스

트링스 · 복부근육이 약화되고, 반대로 척추기립근이나 장요근 · 대퇴사두근이 짧아져 과긴장되어 골반의 전방경사가 나타나는 증세를 말합니다. 이를 교정하려면 약화된 근육은 강화시키고, 반대로 지나치게 긴장된 근육은 이완시켜야 합니다.

다음의 그림 1~5는 약화된 엉덩이부위의 근육들과 복부근육 및 햄스트링스를 강화시키는 운동입니다. 그림 6~8은 반대로 지나치게 긴장된 척추기립근, 장요근 및 대퇴사두근을 이완시켜주는 운동입니다.

그림 1의 운동은 허리부분까지 지면과 틈이 없도록 누워서 시작합니다. 엉덩이부터 천천히 들어올려 등부위까지 지면에서 떨어지도록 하여 3초간 유지한 후에 다시 등부위부터 서서히 지면에 닿게 합니다. 다시 지면에 닿을 때에는 허리부위의 아치가 의도적으로 지면과 완전히 밀착되는 느낌이 들어야 하는데, 이는 전방경사된 골반을 원래의 위치로 돌리는 데 도움을 줍니다. 10회나 15회 반복을 1세트로 하고, 1~3세트 운동합니다.

그림 2, 3은 중둔근을 활성화시키는 밴드를 이용한 저항운동입니다. 그림 2에서는 적절한 부하로 무릎을 벌린 자세를 2~3초간 유지하도록 합니다.

그림 3은 발을 어깨너비로 벌려 기마자세를 한 채 오른발을 옆으로 크게 딛는 동작입니다. 이렇게 하면 중둔근에 자극을 주게 되는데, 계속 좌우로 이동하면서 운동을 합니다.

그림 4, 5는 대둔근, 햄스트링스 및 복부근육을 강화시키는 복합관절 운동입니다.

그림 6은 윗몸 앞으로 굽히기와 유사하지만 주의할 점은 몸을 동그랗

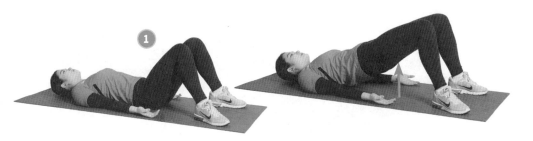

대둔근 강화운동

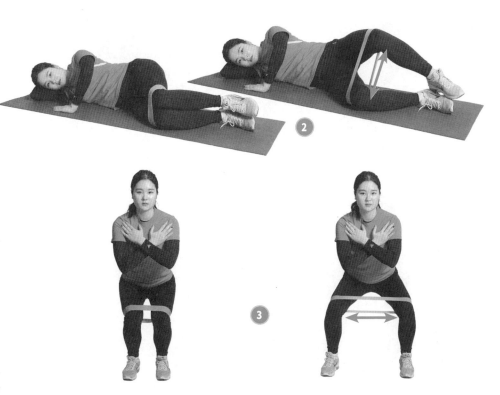

중둔근 강화운동

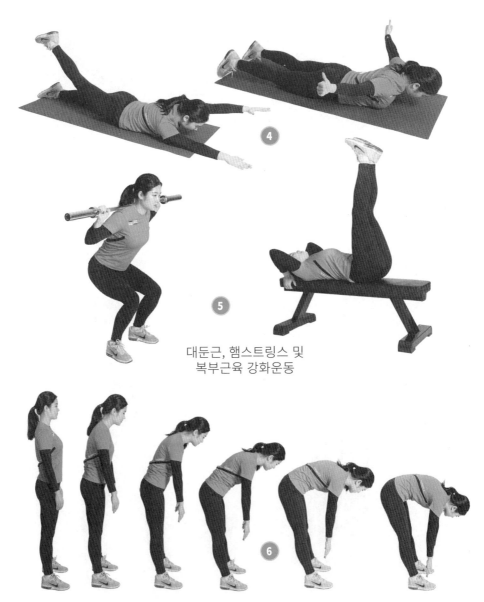

대둔근, 햄스트링스 및
복부근육 강화운동

척주기립근 이완운동

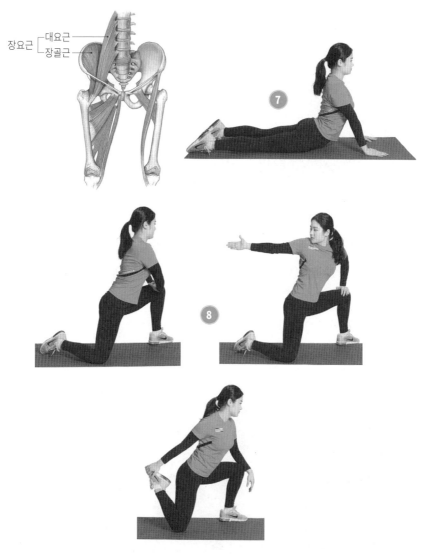

장요근 및 대퇴사두근 이완운동

하지교차증후군 교정운동

게 말아서 머리→목→어깨→가슴→허리의 순으로 반동을 주지 말고 천천히 앞으로 굽히는 것입니다. 이러한 동작을 통해서 척주기립근을 충분히 이완시킬 수 있습니다.

그림 7, 8은 장시간 앉아 있어서 짧아지거나 과활성화된 장요근과 대퇴사두근을 이완시키는 운동입니다.

한편 골반의 전방경사와는 달리 골반이 뒤로 기울어진 형태가 될 때도 있는데, 이를 골반의 후방경사(Posterior Pelvic Tilt)라고 합니다. 이 경우는 대둔근의 전방경사 시와 마찬가지로 엉덩이부위의 대둔근은 매우 약해지지만, 허벅지 뒤쪽의 햄스트링스는 과활성된 형태를 보입니다. 이렇게 되면 다음 그림과 같이 골반이 뒤로 돌면서 엉덩이가 처지는 민짜엉덩이가 되고 맙니다. 즉 골반이 전방경사되면 요추만곡이 심해지는 C자형 자세가 되고, 반대로 후방경사되면 엉덩이가 처지는 민짜엉덩이가 됩니다. 어느 경우든 몸매에 좋지 않은 영향을 미칩니다.

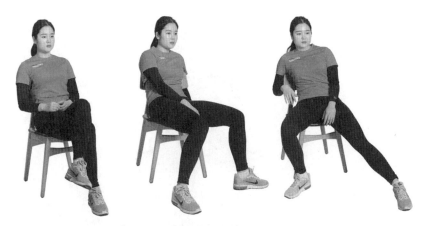

골반의 후방경사를 유발하는 자세

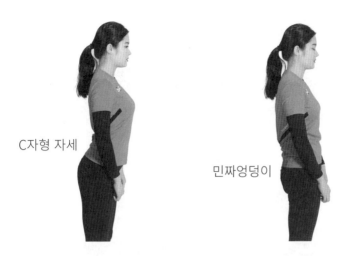

C자형 자세

민짜엉덩이

골반의 전방경사(왼쪽) 및 후방경사(오른쪽)

골반의 후방경사도 역시 대부분 자세이상과 근력약화로부터 시작되는
데, 특히 대둔근의 약화가 그 주된 원인이 됩니다. 다음 그림처럼 엎드
려서 다리를 뒤로 들어올릴 때에는 대둔근과 햄스트링스가 1:1의 비율
로 힘을 써야 되지만, 대둔근이 약화된 상태에서는 다리를 올릴 때 햄스

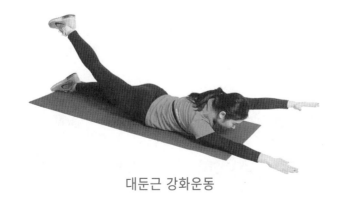

대둔근 강화운동

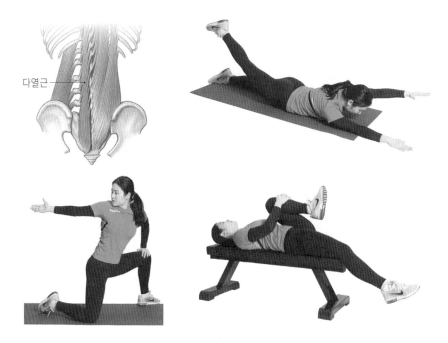

다열근

다열근 강화운동

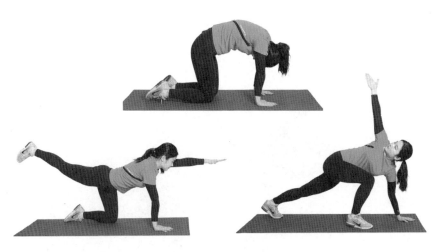

다열근 스트레칭

트링스에 더 큰 부하가 걸리게 됩니다.

한편 척추의 심층부 근육인 다열근을 앞의 그림과 같이 강화시키는 운동을 하거나 스트레칭을 하면 하지교차증후군의 교정에 좋은 효과를 줄 수 있습니다.

자세이상으로 인한 현대인의 고질병 - 상지교차증후군

인류의 긴 역사 중에 오늘날처럼 거의 모든 사람이 고개를 숙인 자세로 살았던 적은 없었습니다. 이 말은 겸손하다는 의미가 아니라 말 그대로 고개를 아래로 떨군 자세를 취하며 살고 있다는 뜻입니다. 이 것은 사람들이 컴퓨터나 스마트폰을 보기 위해 많은 시간을 보내고 있기 때문입니다. 이러한 모습 때문에 '수구리족'이니 '스몸비(스마트폰 좀비)'라는 용어까지 생기게 되었지요.

이러한 현상이 나타나는 가장 보편적인 원인은 다음 그림과 같이 상체를 앞으로 구부정하게 내민 상태로 장시간 앉아 있으면 가슴부위의 근육(대흉근, 소흉근 등)이 그 자세에 적응되어 짧아지면서 견갑골이 앞쪽으로 당겨지기 때문입니다. 이로 인해서 어깨가 앞으로 둥그렇게 말리고, 등이 굽어지고, 머리를 앞으로 내민 자세를 보입니다.

이러한 자세가 되면 상체의 앞면과 뒷면의 근육이 과긴장되거나 약화되는 현상이 교차로 나타나므로 '상지교차증후군(upper crossed syndrome)'이라고 합니다. 이때 가슴 앞면의 소흉근과 대흉근은 과긴장되고, 이와 교차되어 등 위쪽의 승모근과 견갑거근도 과긴장됩니다. 반대로 견갑골

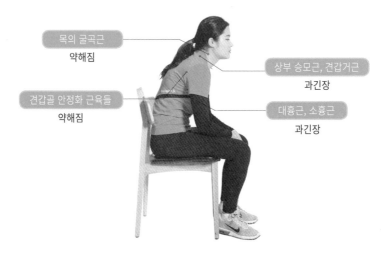

목의 굴곡근
약해짐

상부 승모근, 견갑거근
과긴장

견갑골 안정화 근육들
약해짐

대흉근, 소흉근
과긴장

자세이상과 상지교차증후군으로 인한 근육의 과긴장과 약해짐

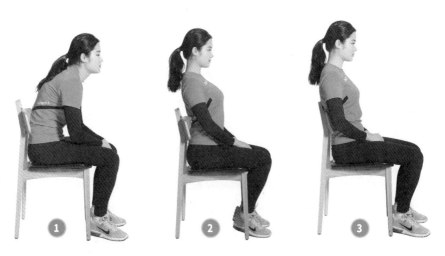

잘못된 자세(①), 턱을 당긴 자세(②), 가장 안정된 자세(③)

을 안정화시키는 능형근 등은 약화되며, 목부위 앞쪽 깊은 부위의 굴곡근도 약화됩니다.

앞의 아래쪽 그림은 앞으로 구부정한 자세에서 보다 안정적인 자세로 전환하는 모습을 보여주고 있습니다. 흔히 이러한 자세이상은 그림 2처럼 턱을 가슴쪽으로 당기면 교정된다고 하지만, 이는 일시적인 도움을 줄 수 있어도 근본적인 해결책은 되기 어렵습니다. 특히 이미 상지나 하지교차증후군이 상당히 진행된 상태에서 턱을 당기는 자세만을 강조하면 그림 2와 같이 오히려 허리에 더 큰 부담을 주어 요통 등을 악화시킬 수 있습니다. 이미 허리부위나 골반을 안정화시키는 코어근육이 무너진 상태이기 때문입니다. 따라서 가장 근본적이고 확실한 해결책은 코어근육을 강화시키고, 아래로는 하지교차, 위로는 상지교차의 근력불균형을 개선하는 것입니다.

거북목과 근막통증증후군

상지교차증후군과 함께 나타나는 자세이상이 소위 '거북목'입니다. 우리의 머리무게는 평균 5~7kg 정도입니다. 보통 체중의 1/10에 해당합니다. 볼링공 무게 정도의 머리를 앞으로 내밀수록 머리를 뒤에서 잡아주는 근육은 힘이 들게 마련입니다. 20분, 30분 정도가 아니라 하루 종일 컴퓨터를 들여다보는 학생이나 직장인들의 머리를 뒤에서 붙잡아주는 근육은 힘이 들 수밖에 없습니다.

이렇게 머리가 앞으로 떨어지지 않도록 뒤에서 잡아주거나, 머리를 뒤

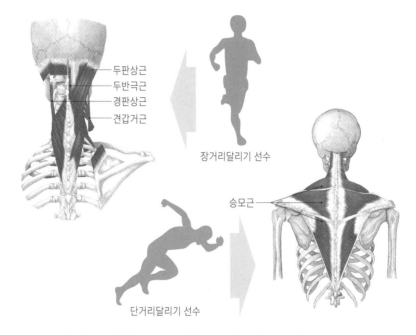

두판상근
두반극근
경판상근
견갑거근

장거리달리기 선수

승모근

단거리달리기 선수

목부위의 근육들－장거리달리기 선수와 단거리달리기 선수

로 젖혀 하늘을 쳐다보게 하는 근육은 인체 깊은 부위에 있는 두판상근
(머리널판근), 경판상근(목널판근), 두반극근(머리반가시근), 견갑거근(어깨올림근)
등입니다. 그리고 표면부위에는 매우 크고 넓은 승모근(등세모근)이 있습
니다.

깊은 부위에 있는 근육들은 머리를 지속적으로 중립위치에 있도록 하
는 장거리달리기 선수들이라고 할 수 있습니다. 이 근육들은 장시간 피
로를 견디면서 머리의 위치를 잡아주고 있지요.

그런데 이 장거리달리기 선수들도 대책 없이 몇 시간이고 컴퓨터 앞에 앉아서 앞으로 내밀고 있는 머리를 계속해서 붙잡아주기에는 역부족이 됩니다. 결국 이 장거리달리기 선수들을 돕기 위해서 단거리달리기 선수까지 나설 수밖에 없습니다. 이 단거리달리기 선수는 목 뒤편과 등 상부 및 어깨의 표면 부위에 넓게 걸쳐 있는 승모근입니다.

이 단거리달리기 선수까지 나서게 되면 문제는 심각해집니다. 단거리달리기 선수는 힘은 세지만 금세 지치고 피로하게 됩니다. 이렇게 단거리달리기 선수까지 피로해지면 목과 등·어깨부위의 여기저기에서 아우성을 치며 통증신호를 보내게 됩니다. 이것은 근막통증증후군(myofascial pain syndrome)의 한 원인으로 볼 수 있습니다. 이렇게 과긴장된 근육에서는 '통증유발점(triger point)'이 활성화됩니다. 이렇게 활성화된 통증유발점은 전기적으로 과민해진 근방추인데, 이것은 근육 내에서 근육이 늘어나는 정도를 뇌에 보내주는 센서라고도 할 수 있습니다.

다음 그림처럼 근방추 주변에 위치한 근육섬유들이 수축하면 근육섬유가 뭉친 단단한 띠(taut band) 부분들이 많이 나타납니다. 근육섬유가

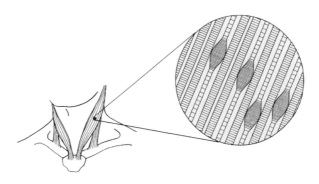

통증유발점(trigger point)과 근막통증증후군의 발생

뭉친 부위가 미세혈관의 압박으로 인한 부분적 혈류의 제한으로 저산소 상태로 되면 인접한 통증감각신경에서 통증자극물질이 분비됩니다.

이 때문에 통증유발점에서 발생하는 직접적인 통증뿐만 아니라 척수로 들어가는 감각신경절에 인접한 감각신경에 영향을 주어 머리나 얼굴 부위에 통증을 일으키는 연관통이 발생하기도 합니다. 어깨나 목부위 근육의 경직은 척추동맥(추골동맥)과 같이 뇌저(뇌바닥)에 혈액을 공급하는 혈관을 압박하여 뇌빈혈이나 두통을 일으키는 원인이 됩니다.

목이 앞으로 2.5cm 나올 때마다 어깨부위 근육이 받는 하중은 약 4kg씩 증가합니다. 사무직 근로자는 머리가 중립위치에서 평균 5~6cm 정도 앞으로 나온 상태라고 하니 어깨부위의 근육은 하루에 최소한 7~8시간 이상 8kg이나 되는 하중을 받고 있는 셈입니다.

견갑골 안정화 운동과 근관절 기능의 평가

요즘 코어근육 운동의 중요성이 일반에 널리 알려지고, 운동방법도 많이 소개되고 있습니다. 코어근육은 척주와 복부를 둘러싼 근육들(척주기립근, 다열근, 복부근육, 장요근, 요방형근), 허리와 골반, 골반과 다리를 이어주는 근육들(둔근, 햄스트링스, 내전근 등), 골반저근과 횡격막 등을 말합니다.

이러한 근육들은 인체의 깊은 부위에 있으면서 척주와 골반을 안정화시키는 중요한 역할을 하고 있습니다. 특히 인체의 기능적 움직임은 깊은 부위의 코어근육에서 시작하여 사지로 힘을 전달하므로, 코어근육은 운동수행능력을 뒷받침하는 기본 바탕이 됩니다. 또 코어근육의 강화는 상지교차증후군이나 하지교차증후군의 근본적인 해결책으로 제시되고 있습니다.

코어근육을 단련하는 운동 중에서도 프랭크 운동은 가장 일반적으로 소개되는 동작이어서 한 번쯤 시도한 사람도 많으리라 생각합니다. 이 동작은 코어근육 운동의 기능적 개념을 가장 잘 나타내고 있습니다. 다음 그림과 같이 횡격막, 척주기립근, 복부근육, 골반저근은 연결고리(link)를 가진 하나의 단위(unit)로서 척주와 골반을 안정화시키는 역할을 하고 있습니다. 프랭크 운동을 할 때에는 그 원리와 방법을 잘 이해하고 실시하여야 코어근육의 단련효과를 극대화시킬 수 있습니다. 그런데 이러한 원리를 잘 이해하지 못하고 단순히 동작만 따라하면 운동효과는 반감되어버립니다.

프랭크 운동에서 가장 유의할 점은 몸통과 하체를 잇는 부위(그림의 사각형

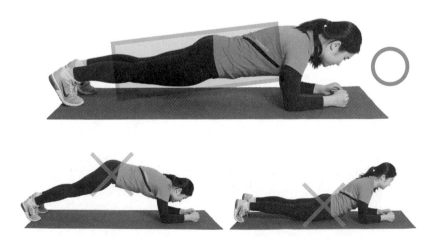

프랭크 운동의 정확한 동작과 잘못된 동작

부위)를 마치 통조림통(canister)처럼 견고하게 한 묶음으로 유지하는 것입니다. 프랭크 운동을 할 때에는 이 묶음을 굳건히 지지하는 여러 코어근육들이 협력적으로 연결되어 수축하여야 운동효과가 배가됩니다. 또 이 동작을 할 때에는 지면에 닿는 아래팔로 지면을 세게 누르면서 턱을 가슴쪽으로 당겨야 합니다. 그리고 엉덩이는 조이고 복부에 힘을 주어 자세를 유지합니다.

그림의 잘못된 동작처럼 엉덩이가 올라가서 상하체가 직선을 이루지 못하거나, 엉덩이가 가라앉고 턱이 들리는 동작을 하면 코어근육을 제대로 자극할 수 없습니다.

이 프랭크 운동에 더하여 견갑골을 안정화시키는 운동 몇 가지를 소개합니다. 일상생활을 하면서 현대인이 좀처럼 쓰지 않게 된 근육들이 견갑골을 움직이는 여러 근육들입니다. 그중에서도 주로 등부위에 있는 대원근, 소원근, 견갑거근, 전거근, 능형근, 극상근, 극하근 등은 거의 쓸 기회가 없습니다. 의도적으로 운동하지 않는다면, 의자에 앉아서 기

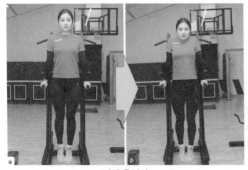
어깨 올리기

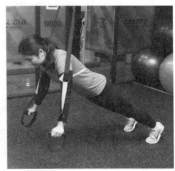
등척성 운동

견갑골의 안정화 운동

지개를 펴거나 지하철에서 손잡이를 잡을 때 쓰일 정도입니다.

이런 상태로 지내다보니 몇 십 년 동안 이들 근육을 제대로 쓰지 않게 되었습니다. 오래간만에 강가에 놀러가서 넓적한 돌을 강력하게 던져 물수제비를 뜨려고 하면 젊은 시절의 실력이 사라졌음을 깨닫게 됩니다. 사실 이렇게 강한 힘으로 돌을 던지는 동작은 견갑골을 움직이는 근육들의 정교한 시간차별 움직임으로 이루어지는데, 이것을 어떻게 움직일지 잊어버린 것입니다. 약화된 근육과 유착된 관절 자체의 문제에 더하여 근육동원의 순서와 협응력을 잃어버린 결과 한 번 잘못 던진 물수제비로 인해 어깨관절이 손상을 입는 경우도 자주 발생합니다.

전신의 근육과 관절기능 평가 – 오버헤드 스쿼트

온몸의 근육과 관절 기능을 평가할 때 흔히 사용하는 오버헤드 스쿼트(Overhear Squat) 동작을 소개하겠습니다. 보통 하체근육과 코어근육을 단련하기 위해 스쿼트 운동을 많이 합니다. 모든 운동과 마찬가지로 스쿼트 운동도 잘못하면 관절부위에 무리가 올 수 있습니다. 특히 잘못된 자세로 스쿼트 운동을 하면 무릎이나 허리를 다칠 수도 있습니다. 가급적 전문가의 지도에 따라서 자신의 체형과 체력에 맞는 방법으로 스쿼트 운동을 하는 것이 좋습니다. 다음 그림은 오버헤드 스쿼트의 올바른 자세와 그렇지 못한 자세를 보여주고 있습니다.

요즈음 젊은 사람들도 다리를 꼬고 앉거나 비스듬히 팔을 괴고 앉는 잘못된 자세로 인해 인체정렬(kinetic chain)이 무너져 있거나, 관절을 중

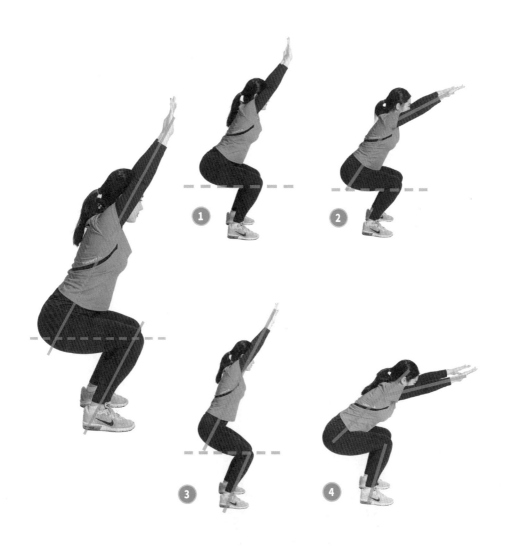

측면에서 본 올바른 오버헤드 스쿼트 자세와 잘못된 자세

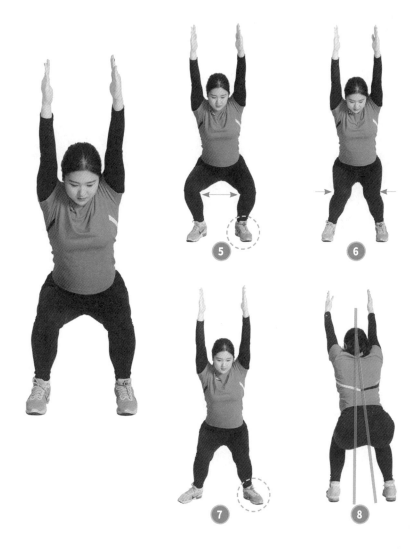

정면과 후면에서 본 올바른 오버헤드 스쿼트 자세와 잘못된 자세

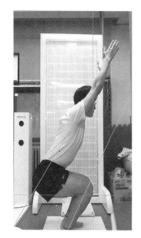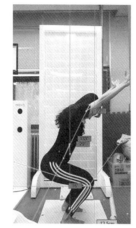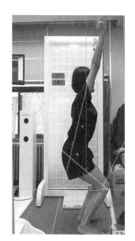

측면에서 본 올바른 오버헤드 스쿼트 자세와 잘못된 자세

심으로 근육이 불균형한 사람이 많습니다. 이런 문제점을 평가하는 한 가지 방법이 오버헤드 스쿼트 자세를 취하는 것입니다. 이때 실제로 정확한 동작을 취할 수 있는 사람이 의외로 많지 않습니다. 앞의 그림들은 잘못된 자세의 예를 보여주고 있습니다. 1번은 허리가 앞으로 휜 C자형이어서 충분히 앉지 못한 모습입니다. 2번은 팔이 아래로 떨어져 있으며 충분히 앉지 못한 모습입니다. 3번도 충분히 앉지 못한 자세이며, 4번은 충분히 앉았지만 허리가 너무 많이 숙여지고 팔도 아래도 쳐져 있습니다.

정면에서 본 잘못된 오버헤드 스쿼트 자세는 무릎이 지나치게 벌어지거나 좁아진 자세, 발목의 각도가 벌어진 자세입니다. 후면에서 본 잘못된 자세는 몸이 한쪽으로 쏠려 있는 경우입니다. 이러한 자세이상은 주로 척추를 중심으로 한 쪽 근육은 지나치게 활성화되어 있고, 반대쪽 근육은 약화된 상태일 때 나타나기 쉽습니다.

　끝으로 다이어트를 위한 운동은 단지 칼로리를 소모하는 수단으로만 그쳐서는 안 됩니다. 기왕이면 운동이 더욱 건강하고 아름다운 몸매를 만드는 방법이라는 인식을 갖는다면 더욱 즐겁고 효과적인 운동이 될 것입니다.

다이어트를 위한 셀프 운동처방

다이어트를 위한 근력운동

다이어트를 위한 운동에서 근력운동(저항운동)은 장기적으로 체력을 관리하기 위한 필수조건이라고 할 수 있습니다. 근력훈련을 함으로써 제지방조직이 증가하고, 휴식 시 에너지소비량이 늘어납니다. 또 노인층의 경우 낙상을 예방하고, 골다공증의 진행을 지연시키거나 예방하는 데 필요합니다.

근력운동에는 근육의 길이나 관절의 각도는 변화가 없이 근육에 부하를 주는 정적 근력운동(등척성 운동)과 모든 관절부위의 움직임이 동반되는 동적 근력운동이 있습니다.

근육에 자극을 주는 운동은 기구나 장비를 이용하는 운동, 덤벨이나 바벨과 같이 중량을 이용하는 운동(프리웨이트 운동), 푸시업이나 윗몸일으키기와 같이 자기 자신의 체중을 이용하는 운동 등입니다. 또 매우 고가의 특수한 운동장비를 이용하는 등속성 운동이 있습니다.

근력운동을 계획할 때 운동강도와 운동량의 결정에 중요한 RM을 설명하겠습니다. RM(repetition maximum)이란 중량운동을 할 때 최대까지 반복할 수 있는 중량(무게)을 의미합니다. 예를 들어 어떤 사람이 30kg의 중량을 벤치프레스로 최대 12번까지 들어올릴 수 있다면, 30kg이 그 사람의 12RM입니다. 만일 레그 익스텐션으로 25kg의 중량을 8회까지 최대로 수행할 수 있다면, 중량 25kg이 그 사람에게는 8RM이 됩니다.

그러므로 1RM이란 최대 1회를 들어올릴 수 있는 최대중량이라고 할 수 있습니다. RM의 숫자가 높아질수록 최대로 반복할 수 있는 횟수가 증가하므로 RM이 높으면 가벼운 중량을 의미합니다.

■ 최대근력(1RM)과 적정중량 구하는 법

1RM을 실제로 측정하려면 위험성이 있으므로 일반적으로 다음과 같은 방법으로 구합니다. 예를 들어 설명하겠습니다.

레그컬 운동을 할 때 자신에게 적절한 운동강도를 알고 싶다면 우선 자신의 1RM을 알아야 합니다. 다음과 같은 절차를 통해서 1RM을 결정합니다.

- 자신이 최대로 반복해서 7~8회 정도 할 수 있는 중량을 선택합니다. 영희는 약간의 경험을 토대로 레그 컬 운동을 7~8회 할 수 있다고 생각되는 중량으로 30kg을 선택하였습니다.
- 그다음 선택한 30kg의 중량으로 레그 컬 운동을 최대한 반복해서 수행합니다. 그런데 실제로 해보니 10회까지 레그컬 운동을 반복할 수 있었습니다.

● 이 경우 다음과 같은 공식을 이용해서 영희의 1RM을 구할 수 있습
니다.

$$W_1 = W_0 \times 0.025 \times R$$
$$1RM = W_0 + W_1$$
$$※ \ W_0 = 선택한 \ 중량, \ R = 반복횟수$$

● 위의 공식을 이용하여 영희의 1RM을 구하면 37.5kg이 됩니다.

$$W_1 = 30kg \times 0.025 \times 10회 = 7.5kg$$
$$1RM = W_1 + W_0 = 30kg + 7.5kg = 37.5kg$$

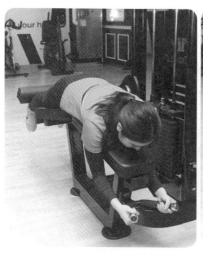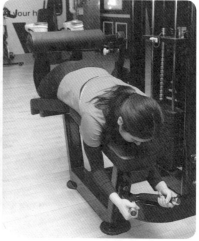

레그컬 운동

위의 방법으로 영희의 1RM인 37.5kg을 구하였습니다. 보통 근력을 개선하기 위한 적정 운동강도는 1RM의 60~80% 수준입니다. 따라서 영희가 레그컬 운동을 할 때에는 1RM의 60% 수준인 22.5kg(37.5×0.6)에서 1RM의 80% 수준인 30kg(37.5×0.8)의 중량을 선택하는 것이 바람직합니다. 처음 운동을 시작하는 단계에서는 22.5kg을 선택하고 점차 적응됨에 따라 주 단위 또는 격주 단위로 중량을 증가시켜 나가면 됩니다.

또 다른 예를 들어 중량을 선택하는 과정을 설명하겠습니다.

- 철수는 벤치 프레스에서 자신의 1RM을 알고, 또 자신의 체력 수준에 맞는 적정중량을 구하고자 합니다. 그래서 60kg의 중량을 선택해서 벤치 프레스 운동을 해본 결과 최대 8회까지 반복할 수 있었습니다.
- 이 경우 철수의 1RM과 60~80% RM에 해당하는 중량은 다음과 같이 구할 수 있습니다.

$$W_1 = W_0 \times 0.025 \times R \quad \text{※ } W_0 = \text{선택한 중량, } R = \text{반복횟수}$$
$$1RM = W_0 + W_1 \text{에서}$$
$$W_1 = 60kg \times 0.025 \times 8\text{회} = 12kg$$
$$1RM = 60kg + 12kg = 72kg$$

- 철수의 벤치 프레스 운동에서 1RM은 72kg이 됩니다. 그러므로 1RM의 60%에 해당하는 중량은 약 43kg이고, 80%에 해당되는 중량은 약 58kg이라고 할 수 있습니다.

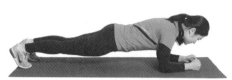
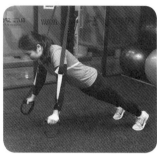

정적 근력운동(등척성 근력운동)

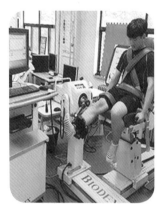

등속성운동

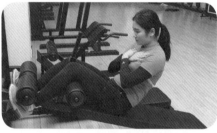

체중을 이용한 운동

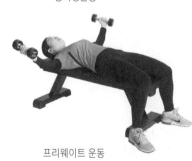

프리웨이트 운동

장비를 이용한 운동

여러 가지 동적 근력운동

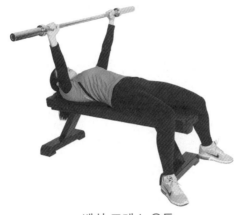

벤치 프레스 운동

근력운동 프로그램은 일반적인 체력향상이나 건강증진을 목표로 하는 경우, 보다 전문적인 보디빌딩을 목표로 하는 경우, 운동선수의 근력훈련을 목적으로 하는 경우 등에 따라 각각 다르게 구성합니다.

다음의 표는 근력운동 프로그램을 목적에 따라 다르게 구성한 것입니다. 다이어트를 위한 훈련방법은 대체로 일반적 체력향상을 목표로 하는 프로그램 구성을 참조하면 됩니다.

근력운동은 전신운동, 상체와 하체를 나누어 실시하는 격일제 운동,

목적에 따른 근력운동 프로그램의 구성(예)

목 적	저 항	세 트	세트간 휴식	빈도(주당)
일반적 체력향상	3~20RM	1~3	2분	2~3
근력운동선수	1~6RM	3~6	3분	2~3
보디빌더	8~20RM	3~8	1분 이내	4~12

전신을 세 부분으로 나누어 돌아가면서 실시하는 운동으로 나눌 수 있습니다. 한 세트의 운동을 하면 특정 부위의 근육이 더 이상 횟수를 반복하지 못할 정도로 피로가 유발되어야 하며, 체력 수준에 따라서 1~3분 정도 휴식을 취한 후 다시 2~4 세트를 반복할 수도 있습니다.

한 가지 꼭 기억해야 할 점은 어느 한 부위의 근육을 여러 세트 반복하여 탈진할 정도까지 운동하였다면 약 48시간의 회복시간을 주어야 한다는 것입니다. 근육피로가 유발될 정도의 운동을 하면 근육섬유 내의 구조에 미세한 손상이 일어나는데, 이때 다시 복구되는 과정을 거쳐야 더 크고 강한 구조를 갖게 됩니다. 이는 근육의 리모델링 과정이라고 할 수 있습니다. 따라서 근육에 대한 자극은 체육관에서 이루어지지만, 실제 근육의 성장은 체육관 밖에서 이루어진다고 할 수 있습니다.

심박수를 활용한 셀프 운동처방

다이어트를 위해서는 주로 심폐순환계통에 자극을 주는 전신지구성 운동이 권장되고 있습니다. 이것은 주로 인체의 대근육이 포함된 리드미컬하고 지속적인 운동인데, 걷기, 달리기, 수영, 에어로빅댄스, 사이클, 줄넘기, 라켓볼, 크로스컨트리스키, 각종 구기운동 등이 여기에 포함됩니다.

이러한 형태의 운동을 사람들은 막연히 유산소 운동이라고 합니다. 엄밀히 말하면 유산소 운동은 운동종목을 의미하는 것이 아니라 운동강도가 비교적 가벼운 운동이라고 할 수 있습니다. 즉 유산소 운동은 개인의 체력에 비추어 무산소적인 대사산물이자 피로물질인 젖산이 일정 수준 이상 축적되지 않을 중간강도 이하의 운동을 뜻합니다. 그러므로 달리기를 무조건 유산소 운동이라고 해서는 안 됩니다. 가볍게 달리는 운동은 유산소 운동이고, 보다 빠른 속도(높은 강도)로 달리는 운동은 무산소 운동이 됩니다.

어쨌든 체중조절을 위해서는 가벼운 유산소 운동이든 강도가 높은 무산소 운동이든 모두 인체의 대근육이 포함된 리드미컬하고 지속적인 운동이 권장되고 있습니다.

그런데 각자에게 낮거나 높은 운동강도의 기준은 어떻게 알 수 있을까요? 가장 간편하고 정확하게 이용할 수 있는 방법은 심박수(맥박)입니다.

지금은 본격적인 ICT 산업사회 시대가 도래되어 운동할 때 인체가 나타내는 생리적 지표들을 측정하는 센서와 이를 디스플레이하고, 기록하고, 분석해주는 장비가 비약적으로 개발·보급되어 있습니다. 그중에서 가장 손쉽고 정확하게 운동강도나 훈련효과를 평가할 수 있는 지표가 바로 심박수입니다. 스마트시계나 스마트폰, 머리띠나 팔찌, 의류 등에 부착된 센서를 이용하여 심박수 정도는 비교적 정확하게 측정할 수 있는 시대가 되었습니다. 이러한 측정장비들은 몸에 차거나 입을 수 있다고 해서 웨어러블 디바이스(wearable device)라고 합니다. 이런 장비는 가격이 점점 저렴해지면서 널리 보급되고 있습니다.

피트니스센터에 있는 고정자전거나 러닝머신에는 심박수 측정센서가 손잡이나 손가락 또는 귓불에 착용하는 형태로 장착되어 있습니다. 이것을 이용하면 운동을 할 때 스스로 측정한 심박수를 활용하여 자신에게 적정한 운동강도를 결정하거나 운동효과를 평가할 수 있습니다. 물론 운동처방에 대한 몇 가지 기초적인 지식을 알아둔다면 매우 유용하게 개별화된 운동처방을 스스로 내릴 수도 있습니다.

■ 자신의 최대심박수와 목표심박수 구하기

자신의 체력 수준에 비추어 지금 하고 있는 운동이 가벼운 운동일까, 중간정도의 운동일까, 아니면 힘든 운동일까를 어떻게 가늠할 수 있을까요. 물론 자신이 주관적으로 갖는 느낌도 중요한 판단의 근거가 되겠지만, 그 느낌만으로는 막연하기만 합니다. 각자의 체력 수준에 비추어 운동강도를 가장 객관적으로 판단할 수 있는 지표는 심박수입니다.

요즈음은 각종 웨어러블 디바이스나 운동장비 자체에 부착된 센서를 활용하면 안정 시뿐만 아니라 운동 시에도 심박수를 측정하여 분당횟수로 나타낼 수 있습니다. 운동을 할 때 심박수는 시시각각으로 변화합니다. 우리가 안정을 취하고 있을 때의 평균 심박수는 60~80회/분 정도입니다.

그런데 운동을 하면 심박수는 동시적으로 증가합니다. 운동강도를 점진적으로 높여가면 심박수도 거기에 따라서 점차 증가하게 됩니다. 점차 운동강도를 높여나가서 최대의 강도로 운동할 때, 즉 탈진할 정도로 운동을 할 때 나타나는 심박수가 바로 최대심박수입니다.

그러나 최대심박수를 알기 위해서 실제로 탈진할 때까지 운동하는 것은 누구도 원하지는 않겠지요. 탈진할 정도의 최대운동을 하면 예상치 못한 사고(심부전, 뇌졸중 등)로 이어질 수도 있습니다. 특히 중년기에 접어든 사람일수록 그 위험도는 높습니다.

일반적으로 최대심박수는 나이를 이용해서 추정합니다. 최대심박수는 HRmax로 표시하고, 220에서 자신의 나이를 뺀 값입니다.

그러나 안정시심박수(HRrest)는 직접 측정할 수 있습니다. 안정시심박수는 적어도 20분 이상 앉거나 누워서 안정을 취한 상태에서 측정하여야 합니다. 최대심박수에서 이렇게 측정하여 얻어진 안정시심박수를 뺀 값을 여유심박수(HRR: Heart Rate Reserve)라고 합니다.

최대심박수(HRmax, 회/분)＝220－나이(년)

여유심박수(HRR, 회/분)＝최대심박수(HRmax)－안정시심박수(HRrest)

예를 들어 나이가 20세이고, 안정시심박수가 68회/분으로 측정된 철수의 최대심박수와 여유심박수는 다음과 같습니다.

최대심박수 ＝220－20세＝200 회/분

여유심박수 ＝최대심박수－안정시심박수＝200회/분－68회/분
＝132회/분

즉 최대심박수는 200회/분, 여유심박수는 132회/분입니다.

이렇게 얻어진 여유심박수를 이용해서 자신이 체력에 비추어 각각의 운동강도에 해당하는 목표심박수(THR: Target Heart Rate)를 구할 수 있습니다.

운동강도에 따른 목표심박수를 구하는 공식은 다음과 같습니다.

목표심박수(THR)＝안정시심박수＋(여유심박수×운동강도)

※ 이때 운동강도는 %를 100으로 나눈 값을 의미함(예:50%는 0.5, 85%는 0.85)

이 공식을 활용해서 철수의 최대운동능력이 각각 50%, 60%, 85%일 때의 목표심박수(THR)는 다음과 같이 구할 수 있습니다.

50% 수준에서의 목표심박수(THR)=68+(132×0.5)=134회/분

60% 수준에서의 목표심박수(THR)=68+(132×0.6)=147회/분

85% 수준에서의 목표심박수(THR)=68+(132×0.85)=180회/분

이렇게 각각의 운동강도에서 철수의 목표심박수를 구할 수 있습니다. 대체로 심혈관계통이 적응하기 위한 적정운동강도의 범위는 여유심박수의 50~85%로 권장되고 있는데, 이는 다이어트를 위한 운동에도 적용할 수 있습니다. 비활동적인 사람은 운동 시작 처음 6~8주까지는 운동강도를 여유심박수의 50~60% 수준으로 하는 것이 좋습니다.

보통 저강도 운동은 여유심박수의 40~50% 범위의 운동을 말하고, 중간강도의 운동은 50~60%이며, 고강도 운동은 60~85%의 범위의 운동을 말합니다. 예를 들어 걷기운동은 저강도 운동에 속한다고 할 수 있습니다.

그런데 이 정도의 강도로 운동을 하더라도 혈중 지질 수준 개선, 인슐린과 렙틴저항성의 감소와 같은 건강상 여러 가지 이점이 있습니다. 그러나 심폐지구력을 높은 수준까지 향상시키기 위해서는 이보다는 높은 강도로 운동을 하여야 합니다.

■ 자신만의 심박수 그래프 그리기

한 가지 중요한 사실은 운동강도가 점진적으로 증가할 때 심박수는 그

운동강도의 증가에 대해 비례적인 직선관계로 증가하는 특성이 있다는 점입니다. 이를 이용하여 운동에 대한 자신만의 심박수 그래프를 간단하게 그릴 수 있습니다. 운동강도에 대한 심박수 반응은 개인에 따라 다르게 나타나므로 각자 자신만의 운동에 대한 심박수 그래프를 가질 수 있습니다.

나만의 심박수 그래프를 그리기 위한 예를 들겠습니다. 다음 그림은 35세인 영철 씨가 실제로 운동을 할 때 보인 심박수와 운동강도와의 관계를 그린 그래프입니다. 그림의 X축은 운동강도를 나타내는데, 이때 단위를 와트(watt)로 표시합니다. 이러한 단위는 주로 피트니스센터에 있는 고정자전거에서 일반적으로 이용되는 운동부하의 단위입니다. 그

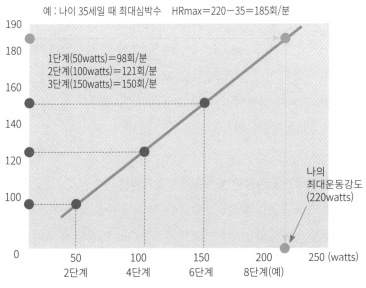

각 운동단계에서 나타난 심박수와 운동강도의 관계

러나 이렇게 구체적으로 단위가 표시되어 있지 않고 1, 2단계로 조정하는 단순한 자전거라도 그림과 같이 그래프를 그리는 것은 문제가 없습니다. 어떤 단위라도 그 장비에 맞추어 사용하면 됩니다. 또 러닝머신이라면 달리기속도(시간당 km 또는 분당 m)를 운동강도로 표시하면 됩니다.

그래프에서 보면 영철 씨의 최대심박수는 220에서 나이 35세를 뺀 185회/분입니다. 실내 고정자전거에서 단계별로 운동을 했을 때 1단계에서 98회/분의 심박수를 보였고, 2, 3단계에서 각각 121회/분과 150회/분의 심박수를 보였습니다.

그러면 세 단계의 운동강도에서 각각의 심박수가 만나는 교점을 찍고, 그 세 교점을 잇는 직선을 그립니다. 이때 세 교점이 완전한 직선이 되지 않더라도 가급적 세 교점을 최대한 가깝게 통과하는 직선을 그리면 됩니다.

그다음에는 추정되는 최대심박수 185회/분에서 평행으로 선을 긋고, 심박수 직선의 연장선과 만나는 교점을 구합니다. 그 교점에서 수직으로 내렸을 때 X축에 나타난 운동강도를 자신의 최대운동강도(220watts)로 볼 수 있습니다.

■ 심박수 그래프를 이용한 훈련효과의 평가방법

만일 영철 씨가 꾸준히 4주 동안 운동을 하고 난 다음에 다시 똑같은 절차로 심박수를 측정하고 심박수 그래프를 그린다고 가정할 때, 다음 그림과 같은 결과를 얻게 될 것입니다. 운동의 심혈관계통 적응 효과에 의해 똑같은 운동강도에서 심박수가 낮아지는 현상을 보편적으로 볼 수 있습니다.

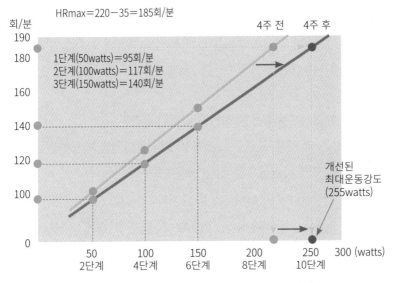

4주간의 운동훈련 후 심박수그래프의 변화 (예)

예를 들어 보겠습니다. 영철 씨는 4주 동안 열심히 운동을 한 후에 위와 똑같은 절차로 자신의 체력을 평가하기 위한 운동을 수행하였습니다. 그 결과 1, 2, 3단계에서 심박수가 각각 95회/분, 117회/분, 140회/분으로 측정되었습니다. 이처럼 일정 기간 동안의 운동효과는 동일한 운동에 대한 심박수의 반응이 낮아지는 것으로 나타납니다. 그래서 그림과 같이 4주 후에 그린 심박수 직선의 기울기는 감소하게 됩니다.

이때 최대심박수는 운동에 의해 거의 변하지 않으므로 4주 후 새롭게 그려진 심박수 직선과 심박수의 교점에서 수직으로 선을 내렸을 때 이선이 X축에 나타나는 운동강도를 자신의 새로운 최대운동강도(255watts)로 볼 수 있습니다.

이처럼 심박수 그래프를 이용해서 일정 기간 동안의 운동효과를 평가할 수 있습니다. 나아가 자신만의 그래프를 잘 활용하면 더욱 흥미를 갖고 보다 과학적인 운동처방의 원리를 적용시켜 운동할 수 있습니다.

■ 심박수 그래프를 활용한 적정운동 범위 정하기

다음 그림은 또 다른 심박수 그래프입니다. 일반적으로 보통의 체력을 갖고 있는 사람의 다이어트를 위한 운동강도는 여유심박수의 60~80%의 범위가 적절하다고 합니다. 만일 나이가 30세이고, 안정시심박수가 75회/분인 봉식 씨가 여유심박수의 60~80% 범위 내에서 러닝머신으

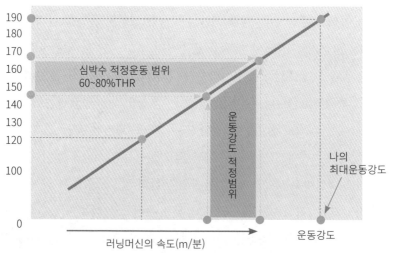

다이어트를 위한 심박수 적정운동 범위 구하기

로 운동하려고 한다면, 그림과 같은 심박수 범위 또는 운동부하의 범위 안에서 운동할 수 있습니다.

우선 봉식 씨의 최대심박수(HRmax)는 220에서 나이 30을 뺀 190회/분으로 추정할 수 있습니다. 그리고 여유심박수(HRR)는 최대심박수 190회/분에서 이미 측정한 안정시심박수 75회/분을 뺀 115회/분이 됩니다.

그러면 60% 수준에서의 목표심박수는 THR=75+(115×0.6)=144회/분이고, 80% 수준에서의 목표심박수는 THR=75+(115×0.8)=167회/분입니다. 즉 심박수를 기준으로 다이어트를 위한 적절한 운동강도의 범위는 144~167회/분의 수준이라고 할 수 있습니다.

운동강도(속도)에 의해서 심박수는 매우 민감하게 반응하기 때문에 달리는 중에 목표심박수보다 심박수가 3~5회/분 이상 떨어지면 다시 조금 속도를 올리고, 반대로 3~5회/분 이상 올라가면 약간 속도를 늦춰주면 심박수는 바로 반응을 보입니다. 이렇게 하면 운동 중 목표심박수를 지속적으로 유지하면서 운동할 수 있습니다.

이처럼 심박수를 이용해서 운동을 하면 심혈관계통에 미치는 운동자극의 크기를 눈으로 확인해가면서 운동할 수 있고, 자신에게 적절한 운동강도를 보다 안전하고 효과적으로 결정할 수 있습니다.

주요 용어정리

갈락토스(galactose) 단당류의 탄수화물. 우유나 모유에 있는 이당류, 즉 젖당을 구성하며 뇌신경세포의 구성분을 이루거나 필요에 따라 포도당으로 전환됨.

고과당콘시럽(HFCS:high fructose corn syrup) 액상과당이라고도 하며, 옥수수전분을 연쇄적으로 효소처리하여 과당의 농도를 높인 시럽.

과당 과일에 많은 단당류의 탄수화물. 단맛이 가장 강하며, 체내에서 포도당으로 전환되거나 지방으로 전환되어 저장됨.

그렐린(ghrelin) 위에서 분비되는 식욕을 촉진하는 호르몬으로, 일명 공복호르몬이라고 함.

글리코겐(glycogen) 탄수화물의 저장형태. 우리가 섭취한 탄수화물은 체내에서 간과 근육에 글리코겐의 형태로 저장됨.

논렘(non-REM)수면 안구운동이 활발하게 보이는 렘수면이 아닌 수면으로서, 상대적으로 깊은 무의식상태의 수면을 말함. 안구운동이 실질적으로 없고, 심박률과 호흡이 두드러지게 감소하는데, 수면 중 렘수면과 교대로 나타남.

단일관절운동 한 개의 관절만이 관여하는 운동으로, 레그 컬이나 트라이셉스 익스텐션과 같은 운동동작.

당부하지수(GI:Glycemic Index) 특정 식품이 얼마나 빨리 혈당을 상승시키는지를 나타내는 혈당지수(GI)에 더하여 그 식품 안에 함유된 탄수화물의 밀도를 함께 고려한 지수.

멜라토닌(melatonin) 뇌 송과체에서 분비되는 호르몬으로, 밤과 낮의 길이나 계절에 따른 일조시간의 변화 등과 같은 광주기를 감지하여 생체리듬에 관여.

라운드숄더(round shoulder) 가슴부위의 대흉근 · 소흉근 등이 과긴장한 반면 등부위의 근육들은 약화되어 가슴을 앞으로 웅크리고 어깨가 둥그렇게 말린 자세. 장시간 앉아서 생활하는 습관이나 잘못된 운동으로 인해 발생함.

렘(REM)수면 급속안구운동(rapid eye movement)을 뜻하는 수면. 각성상태에서와 유사한 매우 활발한 뇌파를 보이며, 대부분의 꿈은 이 렘수면 상태에서 나타남.

렙틴(leptin) 지방조직에서 분비되어 뇌의 식욕중추에 작용하여 식욕을 억제하는 작용을 갖는 호르몬.

렙틴저항성 혈액 중 렙틴의 농도는 높지만, 이를 받아들이는 뇌 시상하부의 렙틴수용체와의 상호작용이 둔화되어 식욕이 잘 억제되지 않는 현상. 주로 비만한 사람에게 잘 나타남.

리포다당류(LPS : lipopolysaccharide) 그람음성균 세포벽의 주성분. 리포다당류는 내독소(內毒素)로서 장벽을 투과해 인체 전반의 염증반응을 유발하며, 특히 혈뇌장벽을 통과하여 치매나 우울증 등을 일으키는 원인이 되는 것으로 알려짐.

발살바(Valsalva)호흡법 무거운 중량을 들 때 성문을 막은 상태에서 호흡을 멈추고 힘을 발휘하는 상태의 호흡법. 흉곽과 횡격막을 견고하게 고정시켜 무거운 중량을 감당하기 위한 방법으로 사용됨.

복막후지방 몸의 허리부분에서 척추의 뒤편에 위치하고 있는 지방조직.

복합관절운동 2개 이상의 관절이 관여하여 행하는 운동. 스쿼트나 벤치프레스 등과 같은 운동을 말함.

사르코페니아(sarcopenia) 노인형 비만. 나이를 먹음에 따라 근육이 급속히 감소하고 체지방률이 높아지는 체형을 의미함.

상지교차증후군(upper crossed syndrome) 몸통의 상부(가슴, 목, 어깨부위)에서 인체 상하 · 전후의 근육들이 과긴장되거나 약화되는 현상이 교차로 나타나는 증상. 근막통증증후군, 거북목증후군, 사각근증후군, 어깨충돌증후군 등을 복합적으로 일으킴.

서키트 트레이닝 근력, 근지구력, 심폐지구력, 협응력, 순발력 등을 향상시키기 위한 운동을 순환하면서 실시하는 훈련방법.

세로토닌(serotonin) 뇌 중추신경계에서 분비되는 신경전달물질로 식욕을 증가시키는 것으로 알려짐. 부족하면 우울증이나 불면증이 초래됨.

소마토메딘(somatomedin, IGF-1) 뇌하수체로부터 분비되는 성장호르몬의 영향에 의해 주로 간에서 분비되며, 인슐린유사 성장인자(insulin-like growth factor)라고도 함. 여러 말초조직에서의 단백질합성, 특히 근단백질과 골밀도 증가와 관련이 있음.

소모지현상 저혈당에 따른 인체의 스트레스반응으로, 다시 혈당을 상승시키기 위한 과정에서 스트레스호르몬의 분비가 촉진되고 이로 인해 정서적·신경증적 증상이 나타나는 현상.

수중체중측정법 물속에 잠긴 상태의 체중을 측정하여 몸의 부피(체표면적)을 재는 방법. 체중을 알고 몸의 부피를 측정하면 몸의 비중을 알 수 있으며, 이 비중이 낮을수록 몸에 체지방이 많은 것을 뜻함.

슈가스파이크(sugar spike) 혈당이 매우 급격하게 상승하는 현상. 주로 단순당류의 섭취로 인해 발생함.

슈가크래쉬(sugar crash) 혈당의 급격한 상승에 뒤이어 인슐린의 과잉분비로 인해 혈당이 다시 급격하게 저하되는 현상.

신경펩타이드 Y(NPY) 중추신경계에서 자율신경 제어, 섭식행동이나 기억, 일주기리듬(circadian rhythm)에 관여하는 신경전달물질.

아드레날린(adrenalin) 에피네프린이라고도 함. 인체의 부신수질(부신속질)에서 분비되는 스트레스호르몬으로서 당원분해·지질분해를 촉진하고 심장흥분, 근혈관확장, 동공확장 등의 반응을 일으킴.

아디포넥틴(adiponectin) 지방조직에서 분비되며 염증을 줄이고 렙틴과 상호 작용하는 일종의 사이토카인(cytokine). 사이토카인은 세포 상호간의 신호를 전달하는 물질로서 면역기능과 깊은 관련을 갖고 있음.

아미노산 풀(amino acid pool) 우리가 섭취한 단백질이나 체단백질이 분해되면 유리아미노산의 형태로 간이나 혈액 중에 존재하는데, 이 유리아미노산의 집합체를 개념적으로 나타내는 말. 유리아미노산은 체구성에 쓰여지거나 대사 에너지로 이용됨.

아민기 아미노산의 질소성분(NH_2)으로서 탄수화물이나 지방은 탄소 · 수소 · 산소로 이루어져 있지만, 아미노산(단백질)은 그 외에 아민기를 더 갖고 있음.

아이리신(irisin) 운동할 때 근육에서 분비되는 호르몬. 갈색지방의 전구세포를 성숙한 갈색지방으로 전환시키는 작용을 함.

앳킨스다이어트법 탄수화물의 섭취는 매우 제한하고 육류나 우유 등을 통한 단백질이나 지방을 위주로 식사하는 다이어트법.

에스트로겐(estrogen) 주로 여성의 난소와 태반에서 분비되는 호르몬. 여성의 2차성징의 생성과 발달에 중요한 역할을 하며, 매우 광범위한 대사기능에 관여함.

여유심박수(heart rate reserve) 개인의 최대심박수에서 안정시심박수를 뺀 값.

의간균 박테로이테데스균. 장 내에 많이 증식하면 비만을 억제하는 역할을 하는 것으로 알려짐.

이상지질혈증 고지질혈증. 혈중 콜레스테롤이나 중성지방 등이 정상범위를 넘어서서 많거나 고밀도지질단백질(HDL-C)이 정상범위 이하인 상태.

인덕션플루(induction flu) 단백질만을 과도하게 섭취하면 그 대사산물인 요산의 과잉생성 · 저혈당 등으로 인해 현기증, 무기력증, 두통 등 감기와 비슷한 증세를 나타낸다고 해서 붙여진 이름.

인슐린(insulin) 이자(췌장)에서 분비되는 호르몬. 혈당이 상승하면 이에 자극을 받아 분비되며, 인슐린은 세포막을 통해 혈당이 유입되도록 돕는 역할을 함.

인슐린수용체 인체 세포막에 존재하는 단백질. 인슐린과 결합하게 되면 일련의 반응이 일어나면서 혈당이 세포 내로 유입됨.

인슐린저항성 인슐린이 분비되어도 세포막에 있는 인슐린수용체와의 상호작용이나 그 이후의 세포 내 신호과정의 이상에 의해 혈당의 세포 내 유입에 장애가 발생하는 현상.

인체정렬(kinetic chain) 인체를 지지하는 관절 중 어느 한 곳에서의 정렬이 비틀어지게 되면 이로 인해 발생하는 스트레스나 부하를 완화시키기 위한 최적의 정렬을 이루려는 인체반응.

인터벌 운동 심폐기능을 주로 훈련하기 위한 방법으로서 짧은 시간의 운동을 반복하면서 그 사이에 불완전한 휴식이나 가벼운 운동을 포함시키는 운동방법.

자유기(free radical) 쌍을 이룬 전자를 갖지 못해 구조적으로 불안정하고 활성이 높은 원자나 원자의 집단을 의미함. 활성산소는 대표적인 자유기로서 인체 세포막이나 세포핵의 DNA 등을 공격하여 세포기능의 저하, 돌연변이 등을 초래하므로 노화나 암을 유발함. 과도한 자외선·적외선·방사선의 노출, 스트레스, 과로 등에 의해 생성될 수 있음.

잔기량 완전히 숨을 내쉰 상태에서 폐 안에 남아 있는 공기량.

장애역치 다른 사람의 도움을 받지 않고 일상생활을 영위할 수 있는 최소한의 근력 수준.

정맥환류량(venous return) 온몸을 순환한 다음 대정맥을 통해 다시 심장으로 돌아가는 혈류량.

중성지방 지방의 저장형태로 유도지방인 글리세롤과 지방산이 결합된 형태. 체내에서는 피하지방이나 내장지방조직에 저장되어 있고, 일부는 혈액 중에 존재함.

지방분해효소 지방조직에 분포된 모세혈관벽에 존재하는 지질을 분해하는 작용을 갖는 효소. 아드레날린과 같은 호르몬에 의해 활성화되기 때문에 호르몬민감성 리파제(HSL : Hormone sensitive lipase)라고 함.

지방산 지방의 기본적인 에너지원으로 이용되며, 탄소사슬에 수소가 완전히 포화되었는지 여부에 따라 포화지방산과 불포화지방산으로 구분됨.

지질단백질 간에서 지질을 운반하기 위해 단백질을 이용하여 만들어내는 구형의 입자로서 혈관의 건강과 관련이 깊음. 초저밀도지질단백질(VLDL), 저밀도지질단백질(LDL), 고밀도지질단백질(HDL) 등이 있음.

카테콜아민(catecholamin) 아드레날린, 노르아드레날린, 도파민을 총칭하는 용어. 교감신경의 흥분에 의해 부신수질에서 분비되며, 스트레스호르몬이라고도 할 수 있음.

케톤체(keton body) 지방의 연소과정에서 발생하는 중간대사산물. 과도하게 생성되어 혈액 중으로 나오면 케톤혈증(ketosis)을 일으킬 수 있음.

코티졸(cortisol) 인체의 부신피질에서 분비되는 스트레스호르몬으로서, 지질 및 단백질분해작용, 뇌로의 포도당유입을 촉진, 항염증작용 등이 있음. 과도한 만성적 스트레스는 코티졸의 과잉분비를 초래하며 근손실, 식욕상승, 면역기능의 저하 등이 나타날 수 있음.

콜레시스토키닌(CCK : cholecystokin) 십이지장과 공장에서 분비되는 물질. 위로부터 음식이 넘어오면 분비되어 미주신경을 통해 뇌 포만중추를 자극하여 식욕을 억제함.

통증유발점(trigger point) 근육 내에서 근육의 늘어나는 정도를 뇌에 보내주는 센서인 근방추가 전기적으로 과활성된 상태로서 근막통증증후군에서 누를 때 심한 통증을 호소하게 되는 지점.

파이토케미컬(phytochemical) 식물에 많은 생리적으로 유익한 활성작용을 갖는 물질의 총칭.

포도당 단당류의 탄수화물로서 가장 기본적인 에너지원. 탄수화물은 혈액 중에 대부분 포도당의 형태로 존재하는데, 이를 혈당이라고 함.

프리바이오틱스(prebiotics) 장 내에서 유익한 작용을 하는 미생물들의 먹이가 되는 식품의 총칭.

프로게스테론(progesterone) 에스트로겐과 함께 생식주기를 조절함. 여성의 몸, 특히 자궁벽을 임신에 맞추어 변화시키며 임신하게 되면 분만까지 임신을 유지하는 역할을 함.

프로바이오틱스(probiotics) 장 내에서 유익한 작용을 하는 미생물을 총칭.

하지교차증후군(lower crossed syndrome) 골반을 중심으로 인체 상하·전후의 근육들이 과긴장되거나 약화되는 현상이 교차로 나타나는 증상. 골반의 전방 또는 후방회전 등 정렬이상에 의하여 나타남.

혈뇌장벽(blood brain barrier) 뇌로 가는 모세혈관벽의 내피 세포들이 단단히 결합되어 있어서 대부분의 화학물질이 뇌로 들어갈 수 없게 차단하여 뇌를 보호하는 기능을 함.

혈당지수(GI 지수) 식품을 먹을 때 그 식품이 얼마나 빨리 혈당을 상승시키는지 나타내는 지수.

후벽균 피로미쿠테스균. 장 내에 지나치게 많아지면 비만을 유발하는 원인이 됨.

일일 칼로리일지 로그(log)

일자	섭취 kcal		소비(활동) kcal	
월 일				
kcal				
에너지균형			누적	
월 일				
kcal				
에너지균형			누적	

일일 칼로리일지 로그(log)

일자	섭취 kcal		소비(활동) kcal	
월 일				
kcal				
에너지균형			누적	
월 일				
kcal				
에너지균형			누적